科学出版社"十三五"普通高等教育本科规划教材

U0237810

普通高等教育基础医学类系列教材

供基础、临床、预防、口腔、护理等医学类专业使用

局部解剖学

（第 二 版）

蔡昌平　主编

科 学 出 版 社

北 京

内 容 简 介

　　局部解剖学是临床医学的重要基础课程之一。为了进一步适应在医教协同背景下我国卫生体制改革和医学教育改革的需要，根据高等医药院校本科生的培养目标和要求而编写此教材。全书分为绪论、头部、颈部、胸部、腹部、盆部与会阴、脊柱区、上肢、下肢等。在内容方面除了借鉴国内外同类教材的优点外，还附有各章学习要点、小结、临床联系知识框、各局部重要断层和数字资源等内容，力求做到科学性、先进性和适用性的统一。

　　本教材可供高等医药院校基础、临床、预防、口腔、护理等医学类专业本科生使用。

图书在版编目（CIP）数据

局部解剖学 / 蔡昌平主编. —2 版 . —北京：科学出版社，2021.3（2022.8 重印）
普通高等教育基础医学类系列教材
ISBN 978-7-03-067984-0

Ⅰ. ①局… Ⅱ. ①蔡… Ⅲ. ①局部解剖学—医学院校—教材 Ⅳ. ① R323

中国版本图书馆 CIP 数据核字（2021）第 024790 号

责任编辑：闵　捷　/责任校对：谭宏宇
责任印制：黄晓鸣　/封面设计：殷　靓

斜 学 出 版 社 出版

北京东黄城根北街 16 号
邮政编码：100717
http://www.sciencep.com

南京文脉图文设计制作有限公司排版
上海当纳利印刷有限公司印刷
科学出版社发行　各地新华书店经销

*

2013 年 8 月　第 一 版　　开本：889×1194　1/16
2021 年 3 月　第 二 版　　印张：15　1/2
2022 年 8 月第八次印刷　　字数：491 000

定价：90.00 元
（如有印装质量问题，我社负责调换）

专家指导委员会

主任委员
李昌龙

副主任委员
孙　俊　余华荣　李红丽　胡华强

委　员
（以姓氏拼音为序）

巴桑卓玛（西藏大学）

高永翔（成都中医药大学）

胡华强（中国科技出版传媒股份有限公司）

李昌龙（四川大学华西基础医学与法医学院）

梁伟波（四川大学华西基础医学与法医学院）

楼迪栋（贵州中医药大学）

唐俊明（湖北医药学院）

吴向未（石河子大学）

杨　美（重庆医科大学）

杨　云（云南中医药大学）

余华荣（重庆医科大学）

张本斯（大理大学）

代荣阳（西南医科大学）

关亚群（新疆医科大学）

李　建（成都大学）

李红丽（陆军军医大学）

刘　娟（宁夏医科大学）

孙　俊（昆明医科大学）

文　彬（川北医学院）

夏　阳（电子科技大学医学院）

杨　平（成都医学院）

姚新生（遵义医科大学）

禹文峰（贵州医科大学）

邹智荣（昆明医科大学）

秘书长
梁伟波（四川大学华西基础医学与法医学院）

第二版前言

为了进一步适应在医教协同背景下我国卫生体制改革和医学教育改革的需要，满足新时期医学人才培养的要求，科学出版社于2018年年底启动了《局部解剖学》及《局部解剖学实验》的再版工作，2019年5月由来自全国10所高等医药院校的专家、教授组成《局部解剖学》(第二版)编写团队。

在本教材编写过程中，编委们通过深入调研和广泛论证，确定了《局部解剖学》(第二版)仍以高等医药院校本科生这一特定的对象为培养目标；以满足高等医学教育标准，有利于学生岗位胜任力培养和促进自主学习能力建设为修订思路。继承第一版教材以学生为中心，突出少而精的特点；保留各章学习要点、小结、临床联系知识框和各局部重要断层等特色；进一步体现"三基"(基础理论、基本知识、基本技能)、"五性"(思想性、科学性、先进性、启发性、实用性)、"三特定"(特定对象、特定要求、特定限制)编写原则；丰富数字资源，加强立体化建设，采用纸质教材+二维码数字资源模式。

为了规范和统一书中解剖学名词，本教材以全国科学技术名词审定委员会2014年公布的《人体解剖学名词》为准规范了全书名词，统一了全书正文和插图中名词的不同称谓；为了促进学生自主学习能力建设，制作了课程PPT、198个动画，增加了自测题，学生通过扫描二维码即可获得相关内容；为了使本教材更具科学性和可读性，纠正和修改了某些错误和不当之处，精练了语言文字，计量单位严格遵循《中华人民共和国法定计量单位》的统一规定。

本次修订得到了川北医学院人体解剖学教研室和各参编院校及同仁的大力支持和帮助；川北医学院康健教授为第二版修订提出了许多宝贵意见；多位第一版的编委由于种种原因不再继续承担这次修订任务，但他们的辛勤付出为此次修订打下了坚实的基础，在此一并表示感谢。

尽管各位编委在编写中认真负责，力求精益求精，但由于水平和时间有限，教材中如有不妥和疏漏之处，敬请广大读者和同仁批评指正。

主　编
2020年10月

第一版前言

为了适应我国高等医学教育改革和发展，满足新时期国家和社会对人才培养的要求，川北医学院组织全国多所高等医学院校的解剖学专家教授精心编写了这本《局部解剖学》教材。本教材立足于高等医药院校本科生这一特定的培养和对象目标，力争做到教师好教、学生好学、理念创新和编写新颖。

全书分为绪论、头部、颈部、胸部、腹部、盆部与会阴、脊柱区、上肢、下肢等。根据多年的解剖学教学经验，借鉴国内外同类教材的优点，针对高等医药院校本科生的实际情况，坚持以学生为中心，突出少而精的特点。在教材结构方面，既保留了局部解剖学教材的基本框架，更体现"三基、五性、三特定"的原则，在各章前提出学习本章知识应达到的目的要求，在各章末尾增加了小结，强调各局部知识的整体性和内在联系，有助于学生理解，力求增强教材的科学性和合理性。在内容方面，突出局部解剖学为临床服务和打基础的特点，在一些知识点后面增加了与本局部知识相关的临床应用，每个章节精选了重要局部的断面，加强理论与应用的联系，注重提高学习兴趣和培养临床思维能力，力求加强教材的适用性和可读性。

本教材编委全都是长期从事解剖教学一线的专家教授，他们不仅具有丰富的教学经验，熟悉教学规律，而且具有较丰富的教材编写经验，有编写本教材的新思路。本教材的完成是大家共同努力的结果，在此，主编衷心感谢本教材各编委单位的领导、各专家编委对编写工作的大力支持和帮助。

衷心希望本教材能够适应高等医药院校本科生的教学实际需要，符合教育改革的要求。由于编者知识水平有限，教材中如存在遗漏和不妥之处，敬请同行和医学生批评指正。

主　编

2013 年 5 月

目　录

第三章　胸部 044

第四章　腹部 072

第八章　下肢 203

索　引 227

主要参考文献 237

绪 论

一、局体解剖学的任务及重要性

局部解剖学（regional anatomy）是研究人体各个局部的层次结构、器官形态位置、毗邻关系、血管神经分布及其临床应用的科学。它是解剖学的分科之一，一般在学习系统解剖学的基础上，通过尸体解剖和观察等手段学习局部解剖学。局部解剖学为临床疾病诊断和手术治疗提供形态知识，它是基础医学与临床医学之间的重要桥梁课程。

二、人体局部的划分及基本结构

人体可自然地划分为八个局部，即头部、颈部、胸部、腹部、盆部与会阴、脊柱区、上肢和下肢。为了有利于研究各局部器官结构之间的关系，可将八大局部根据其组成特点，又进一步划分为若干小的局部。每个器官的形态、位置、毗邻关系、神经血管分布和器官的内部结构等为器官的局部解剖。

全身各局部的基本结构大致相同，由皮肤、浅筋膜、深筋膜、肌和骨骼等构成，各局部、器官有血管和神经分布。

（一）皮肤

皮肤（skin）被覆于全身表面，人体各部皮肤厚薄不一，厚者可达 4 mm，薄者不足 1 mm。项部、背部、手掌和足底的皮肤最厚，而腋窝和面部的皮肤最薄。全身皮肤纹理不一致，做皮肤切口时应注意其特点。

（二）浅筋膜

浅筋膜（superficial fascia）位于皮下，又称皮下组织，遍布全身，为疏松结缔组织，富有脂肪。浅筋膜的厚薄在不同部位差别较大，除眼睑、乳头和男性外生殖器等处的浅筋膜内不含脂肪外，其余各部均含有脂肪。头皮、项部、背部、手掌和足底等部位的浅筋膜致密，使皮肤紧密连于深部结构，其他部位的浅筋膜较疏松并有弹性。

浅筋膜内有皮神经，浅动、静脉和淋巴管。皮神经穿出深筋膜后，走行于浅筋膜内，分布于皮肤。浅动脉细小，浅静脉较粗大，一般浅静脉不与浅动脉伴行。浅静脉多吻合成网，最后穿深筋膜注入深静脉。浅筋膜内有丰富的淋巴管，但均细小，壁薄透明，不易辨认。另外，在头、颈、腋窝和腹股沟等部位的浅筋膜内可见到淋巴结。

（三）深筋膜

深筋膜（deep fascia）是位于浅筋膜深面的一层纤维组织膜。在四肢，深筋膜还深入肌群之间，附着于骨，构成肌间隔。深筋膜包裹肌形成肌鞘，包裹血管、神经形成血管神经鞘，包裹腺体形成腺鞘。在腕部和踝部，深筋膜增厚形成支持带，约束其深面的肌腱。深筋膜、肌间隔与骨之间可形成骨筋膜鞘或筋膜间隙。骨筋膜鞘内有肌、肌腱、血管神经，筋膜间隙内有疏松结缔组织。

（四）骨骼肌

骨骼肌（skeletal muscle）一般由肌腹和肌腱两部分组成。肌腹由肌纤维构成，具有收缩功能；肌腱呈条索状或扁带状，由胶原纤维束构成，肌以腱附于骨面或筋膜上。在某些肌或腱与骨、关节囊的接触处，往往有滑膜囊以减少摩擦。在手足一些与骨面相贴的肌腱表面包有由深筋膜与滑膜囊共同形成的腱鞘。每块肌均由邻近的动脉分支营养，动脉多与支配该肌的神经伴行。

（五）血管

动脉（artery）与伴行静脉相比，其管径较小，壁厚腔圆且有弹性。静脉（vein）管径较大，壁薄腔扁且弹性差。静脉属支多，吻合多。浅静脉多不与动脉伴行，而深静脉多以 2 支伴行于中等动脉的两侧。

动脉的分支或静脉的属支，其数目、行程及静脉的汇入常有变化。因此，血管的形态、数目并非完全一致，有时可出现变异或畸形。

（六）淋巴结与淋巴管

淋巴结（lymph node）为大小不一的圆形或椭圆形小体，呈灰红色。淋巴结常沿血管配布，多位于人体的凹窝或较隐蔽处，如腋窝、腹股沟及胸、腹、盆腔内的大血管周围。淋巴管（lymphatic vessel）形态结构与静脉相似，但管径小，壁薄透明呈乳白色，除淋巴导管和淋巴干以及位于淋巴结附近的淋巴管较易解剖外，其他部位的淋巴管解剖时不易辨认。

（七）神经

神经（nerve）呈白色条索状，除皮神经外，神经常与血管伴行，由结缔组织包绕形成血管神经束。内脏神经常缠绕在脏器和血管壁上形成内脏神经丛，随血管分支分布。

三、解剖器械的准备和使用

（一）解剖器械的准备

解剖器械是尸体解剖操作时必须具备的解剖工具，在进行尸体解剖操作之前必须要准备好解剖器械。常用的解剖器械包括解剖刀、血管钳、解剖镊、解剖剪、肋骨剪等（图 0-1）。

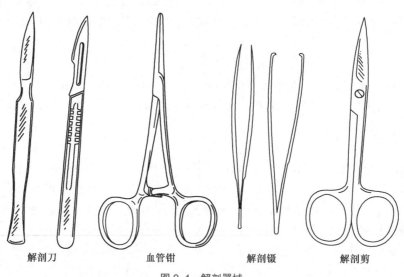

解剖刀　　　　　血管钳　　　　解剖镊　　解剖剪

图 0-1　解剖器械

（二）解剖器械的使用

1. 解剖刀　主要用于切剥皮肤、切断肌、剔除软组织、修洁血管、神经、剖割脏器等。一般用右手持刀，持刀方式可随不同需要而异。做皮肤切口时可用抓持法或执弓法，即用拇指与中指、环指和小指夹持刀柄，示指压于刀背上，形如执小提琴的弓，用均衡的手腕力量切开皮肤。修洁血管神经和其他结构时则常用执笔法，即用拇指、示指和中指三指捏持刀柄前部犹如执笔写字，当手指和手腕运动时，刀尖或刀刃沿血管神经的走行方向进行修洁（图 0-2）。

2. 解剖镊　分为有齿镊和无齿镊两种。前者用于夹持皮肤或较坚韧的结构，后者用于夹持血管、神经和肌等软组织。解剖操作时，一般左手持解剖镊，右手持解剖刀，也可两手同时持解剖镊分离血管、神经。使用解剖镊一般采用执笔法（图 0-3）。

3. 解剖剪　一般用于剪开组织和钝性分离血管、神经和脏器等。正确的持剪方法是将右手的拇指和

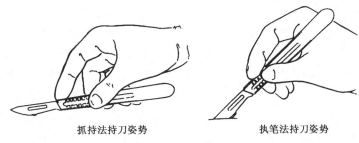

抓持法持刀姿势　　　　　　执笔法持刀姿势

图 0-2　解剖刀持刀法

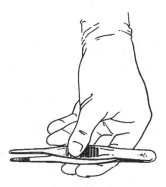

图 0-3　解剖镊持镊法

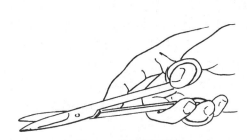

图 0-4　解剖剪持剪法

无名指各伸入解剖剪的一个环内，中指放在环的前方，示指压在解剖剪的运动轴处，起稳定和定向的作用（图 0-4）。

4. 血管钳（或称止血钳）　通常用于分离软组织和血管、神经等，在解剖时也可夹持皮肤、肌腱和韧带等韧性结构，作牵引固定之用。使用方法与解剖剪相同。

5. 其他解剖器械　咬骨钳用来咬断骨并修整骨的断端；肋骨剪用来剪断肋骨；椎管锯用来打开椎管；弓形锯用来锯开颅骨；拉钩一般用来牵拉、暴露和固定结构，以利于解剖操作。

四、人体各种结构的解剖基本技术要领

（一）皮肤切口及剥皮

在尸体皮肤上，按各局部拟定的皮肤切口位置，先用刀背划一痕迹，然后将刀尖垂直于皮肤表面刺入切口的起始处，当感到抵抗力突然减小时，说明刀尖已抵达浅筋膜，此时应将刀刃与皮肤呈 45°角，沿拟定的皮肤切口切开皮肤，切皮时不可损伤皮下结构。

剥皮时，用有齿镊提起切开的皮角，用力拉紧皮肤，用刀尖在皮肤与皮下组织交界处割划，将皮肤与皮下组织剥离。剥皮时不可过深或过浅，以免伤及皮下血管和神经。如果不需要解剖和观察皮下结构时，可将皮肤与皮下组织一并翻起，直接暴露深筋膜。

（二）解剖浅筋膜

解剖浅筋膜主要是解剖浅筋膜内的浅血管和皮神经，并清除皮下组织。首先应了解浅静脉的走向及注入，皮神经和浅动脉穿出深筋膜的位置及走向，然后沿其走向或在穿出深筋膜处切开浅筋膜进行寻找。找到浅血管和皮神经后用无齿镊提起，用刀或剪分离并清除其周围的结缔组织。

浅血管和皮神经的辨认：神经有光泽、呈索状；动脉颜色发白，腔内不含血液；静脉壁塌陷，腔内常含有凝固的血块，色较深。

在某些部位的浅筋膜内有浅淋巴结沿血管成群排列。用刀尖在淋巴结所在部位分开皮下组织，分离出淋巴结，然后用镊子提起淋巴结，小心清除其周围的结缔组织，观察与淋巴结相连的输入淋巴管和输出淋巴管。

保留主要的浅静脉和皮神经，其余结构和皮下组织全部清除，暴露深筋膜。

（三）解剖深筋膜

深筋膜覆盖在肌表面，解剖时用解剖镊提起筋膜，沿肌纤维方向使刀刃紧贴肌表面割划，将深筋膜从肌表面分离并切除。人体各部位的深筋膜有较大差异，腰背部及四肢的深筋膜厚而致密，可成片切除。躯干部的深筋膜大部分与肌紧密结合，只能小片切除。某些部位的深筋膜形成腱纤维鞘或作为肌的起点，则无需除去。

（四）解剖肌

沿肌纤维的方向切开并剥离肌表面的深筋膜，修出肌的边界，观察肌的形态、位置、起止、肌腹与肌腱的配布及肌纤维方向。有时为了便于观察肌深面的结构，需要切断肌，应将刀柄或手指伸入肌的深面，使肌与其深面的结构分离，然后切断肌。切断肌时应注意肌的断端要尽量整齐。

（五）解剖深部血管和神经

深部的血管和神经多被结缔组织包裹。解剖时，应先用刀尖沿血管、神经主干的走向，切开包绕其表面的筋膜，显露出血管和神经的主干。然后用无齿镊提起血管、神经，用刀尖背面或解剖镊、解剖剪沿其两侧分离，去除其周围的结缔组织，解剖出血管、神经的分支，并注意观察其分支有无变异情况。

（六）解剖脏器

打开胸、腹腔后，首先观察脏器的形态、位置、毗邻和浆膜配布情况等，然后解剖其血管、神经，或根据操作要求切断血管、神经及有关的固定装置，取出脏器进一步解剖观察或切开脏器观察其内部结构。

五、局部解剖学的学习要求

（一）尊重人体标本

开始解剖操作前，学生都应怀着敬畏与感恩之心，向遗体捐献者默哀致敬，感谢他们为医学教育所作的无私奉献。在解剖操作过程中，要向对待活体一样尊敬爱护人体标本，注意保护未解剖部位，绝不允许出现任何亵渎人体标本的言行。

（二）提高学习能力

局部解剖学的学习是建立在系统解剖学学习的基础上，学生应以书本知识为指导，通过解剖操作培养预习、复习、归纳和总结等良好学习习惯，提高动手、观察、思考和临床应用等学习能力。

（三）加强团结协作

培养团队精神、加强团结协作是解剖操作质量的重要保证。每次解剖操作之前，小组成员应有明确分工，如主刀、助手、阅读教材、观察记录等。在解剖操作中各司其职，既有分工又密切配合，并在不同局部解剖操作过程中扮好不同角色。

（四）保持清洁卫生

每次解剖操作结束时，应将解剖器械进行清洗、擦干并妥善保存。把人体标本盖好，不得暴露在外，并按时浸泡以防干燥。将解剖台清洁干净，保持实验室的整洁卫生。

（蔡昌平）

绪论数字资源

绪论课件

第一章

头 部

　　掌握：① 额顶枕区与颞区的层次及结构特点；② 颅顶部的血管、神经的来源与分布；③ 海绵窦的位置、毗邻关系及穿过结构；④ 穿经颅底各孔、裂的血管神经；⑤ 面部浅层结构的特点及血管、神经分布；⑥ 腮腺的形态、位置、被膜及穿行腮腺的结构。

第一节　概　述

　　头部包括颅部和面部两部分。颅部容纳脑及其被膜，面部有视器、位听器、口、鼻等器官。

一、境界与分区

　　头部以下颌骨下缘、下颌角、乳突尖、上项线及枕外隆凸的连线与颈部分界。头部又以眶上缘、颧弓上缘、外耳门上缘至乳突的连线为界，分为后上方的颅部和前下方的面部。

二、表面解剖

（一）体表标志
头部的体表标志对于血管、神经、肌等结构的定位具有重要意义（图 1-1、图 1-2）。
　　1. 眉弓（superciliary arch）　位于眶上缘上方、额结节下方的弓形隆起，男性较明显，其内侧份的深面有额窦。
　　2. 眶上切迹（supraorbital notch）　有时为眶上孔（supraorbital foramen），位于眶上缘中、内 1/3 的交界处，距正中线约 2.5 cm，有眶上血管和眶上神经通过。
　　3. 眶下孔（infraorbital foramen）　位于眶下缘中点下方约 1 cm 处，有眶下血管及眶下神经穿过，此处是眶下神经阻滞麻醉部位。
　　4. 颏孔（mental foramen）　位于下颌第二前磨牙根下方，下颌体上、下缘连线的中点，距正中线约 2.5 cm 处。此孔呈卵圆形，开口多向后上方，有颏血管和颏神经通过，为颏神经的麻醉阻滞点。
　　5. 翼点（pterion）　位于颧弓中点上方约两横指处，为额骨、顶骨、颞骨、蝶骨四骨汇合处形成的"H"形的缝。该处骨质较薄弱，其内面有脑膜中动脉前支通过。此处受暴力打击时易发生骨折，常伴脑膜中动脉前支损伤出血，形成硬膜外血肿。
　　6. 颧弓（zygomatic arch）　位于外耳门前方，由颞骨的颧突和颧骨的颞突组成，可触及其全长。颧弓上缘，相当于大脑半球颞叶前端的下缘，颧弓下缘与下颌切迹间形成的半月形中点处，为咬肌神经封闭及上、下颌神经阻滞麻醉的进针点。

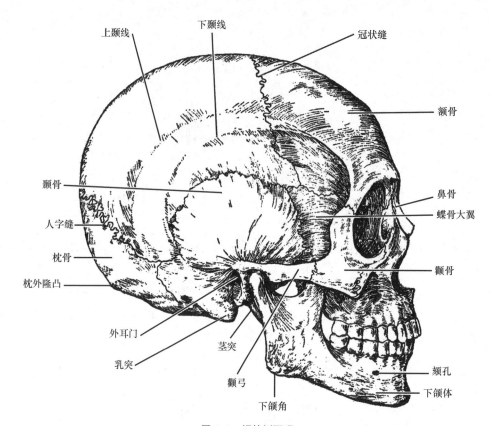

上颞线　下颞线　冠状缝　额骨　颞骨　鼻骨　蝶骨大翼　人字缝　枕骨　颧骨　枕外隆凸　外耳门　茎突　乳突　颏孔　下颌体　颧弓　下颌角

图 1-1　颅的侧面观

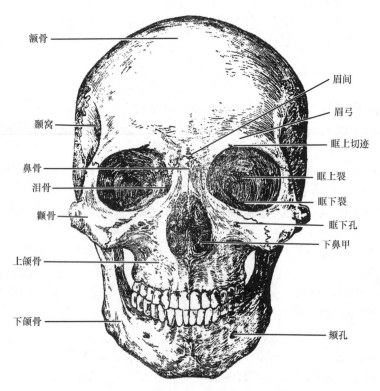

额骨　眉间　眉弓　眶上切迹　颞窝　眶上裂　鼻骨　眶下裂　泪骨　眶下孔　颧骨　下鼻甲　上颌骨　下颌骨　颏孔

图 1-2　颅的前面观

7. 髁突（condylar process） 位于颧弓下方，耳屏前方。张口与闭口运动时，于耳屏前方可触及髁突向前与向后的滑动。

8. 下颌角（angle of mandible） 位于下颌体下缘与下颌支后缘交接处，此处骨质较薄，为下颌骨骨折的好发部位。

9. 乳突（mastoid process） 位于耳垂后方，其根部的前内侧有茎乳孔，面神经由此孔出颅。在乳突后部的内侧面有乙状窦沟，容纳乙状窦。乳突根治术时，应注意勿损伤面神经及乙状窦。

10. 枕外隆凸（external occipital protuberance） 是枕骨后面正中向后的骨性隆起，与枕骨内面的窦汇对应。实施经枕外隆凸的正中切口开颅术时，应注意勿损伤窦汇，以免导致大出血。

11. 上项线（superior nuchal line） 为自枕外隆凸向两侧延伸的骨嵴，与内面的横窦平齐。

（二）体表投影

为描述脑膜中动脉和大脑半球上外侧面主要沟、回的位置及体表投影，首先确定以下 6 条标志线（图 1-3）：① 下水平线：眶下缘与外耳门上缘的连线；② 上水平线：经眶上缘向后的水平线，与下水平线平行；③ 矢状线：从鼻根中点越颅顶正中线到枕外隆凸的弧形线；④ 前垂直线：经颧弓中点所作的垂直线；⑤ 中垂直线：经颞下颌关节中点所作的垂直线；⑥ 后垂直线：经乳突基部后缘所作的垂直线。

1. 中央沟的投影 位于前垂直线和上水平线交点与后垂直线和矢状线交点的连线上，介于中垂直线与后垂直线之间的一段。

2. 中央前、后回的投影 分别位于中央沟投影线前、后各 1.5 cm 宽的范围内。

3. 外侧沟的投影 位于中央沟投影线与上水平线间夹角的平分线上。

4. 大脑下缘的投影 从鼻根中点上方 1.25 cm 处开始向外，经眶上缘、颧弓上缘、外耳门上缘至枕外隆凸的连线。

5. 脑膜中动脉的投影 主干经前垂直线与下水平线的交点；前支通过前垂直线与上水平线的交点，向后上弯曲走向颅顶；后支通过后垂直线与上水平线的交点，斜向顶骨与枕骨相交的人字点。

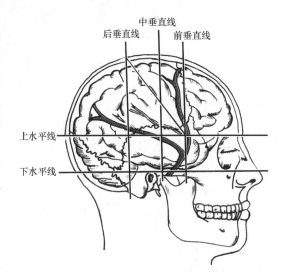

图 1-3 脑膜中动脉和大脑半球主要沟、回的体表投影

第二节 颅 部

颅部由颅顶、颅底、颅腔及其内容物组成。颅顶由软组织及其深面的颅盖骨构成。颅顶借上颞线分为额顶枕区和颞区。颅底有内、外面之分，内面分为颅前窝、颅中窝和颅后窝三部分，有许多重要的孔、裂和管，是神经、血管出入颅的部位。

一、颅顶

（一）额顶枕区

1. 境界 前界为眶上缘，后界为枕外隆凸和上项线，两侧借上颞线与颞区分界。

2. 层次 此区的软组织由浅入深分为 5 层，依次为皮肤、浅筋膜（皮下组织）、帽状腱膜及枕额肌、腱膜下疏松结缔组织和颅骨外膜（图 1-4）。其中浅部三层连接紧密，不易分开，故将此三层合称为"头皮"。深部两层则连接疏松，易于分开。

（1）皮肤：厚而致密，含有大量毛囊、皮脂腺和汗腺，为疖肿、皮脂腺囊肿的好发部位；具有丰富

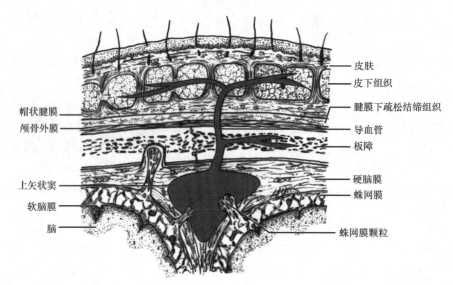

图 1-4　颅顶层次（额状断面）

的血管，外伤时出血多，但伤口愈合较快。

（2）**浅筋膜**：由致密结缔组织和脂肪组织构成，结缔组织形成许多纤维隔，将皮肤与深面的帽状腱膜紧密相连，将脂肪组织分隔为若干小格，小格内有血管和神经穿行。

（3）**帽状腱膜**（epicranial aponeurosis）**及枕额肌**：帽状腱膜厚而坚韧，前连枕额肌的额腹，后连枕腹，两侧逐渐变薄续于颞筋膜。

（4）**腱膜下疏松结缔组织**：又称**腱膜下间隙**，是一层薄而疏松的结缔组织，位于帽状腱膜与颅骨外膜之间，前至眶上缘，后达上项线，两侧至上颞线。

（5）**颅骨外膜**：由致密结缔组织构成，与颅骨表面连接较疏松，容易剥离。但在骨缝处与颅骨结合紧密，不易分开。

临床意义　① 由于浅筋膜内的致密结缔组织将脂肪组织分隔为许多小格，故此层感染时，渗出物不易扩散，早期可压迫神经末梢引起剧烈疼痛。此外，小格内的血管壁多被周围的结缔组织固定，损伤后血管断端不易自行收缩闭合，故出血较多，常需压迫或缝合止血。② 头皮损伤若未伤及帽状腱膜，伤口裂开不明显；若伤及帽状腱膜，特别是横向断裂时，由于枕额肌的收缩，伤口裂开较大。缝合头皮时，应仔细缝合帽状腱膜，以减少皮肤张力，有利于止血和创口的愈合。③ 因头皮借腱膜下间隙与颅骨外膜疏松连接，故头皮撕脱伤多自腱膜下间隙分离。④ 腱膜下间隙范围广，开颅时可经此间隙将皮瓣游离后翻起。腱膜下间隙有出血或化脓性感染时，可迅速扩散至额顶枕区，形成较大的血肿或脓肿。⑤ 腱膜下间隙内的静脉，可经导静脉与颅骨的板障静脉及颅内的硬脑膜窦相通，腱膜下间隙的感染，可经上述途径继发颅骨骨髓炎或向颅内扩散，故腱膜下间隙被称为颅顶的"危险区"。⑥ 因颅骨外膜在骨缝处与颅骨连接紧密，故骨膜下脓肿或血肿，常局限于一块颅骨的范围内。

（二）颞区

1. 境界　位于颅顶两侧，介于上颞线与颧弓上缘之间。

2. 层次　此区的软组织由浅入深分为 5 层，依次为皮肤、浅筋膜、颞筋膜、颞肌和颅骨外膜。

（1）**皮肤**：较薄且移动性大，手术切口易于缝合。

（2）**浅筋膜**：含脂肪组织较少，向上与额顶枕区的浅筋膜相续。

（3）**颞筋膜**（temporal fascia）：较致密，上方附于上颞线，向下至颧弓上方分为浅、深两层，浅层附于颧弓上缘外面，深层附于颧弓上缘内面。两层之间有脂肪组织和颞中动、静脉。

（4）**颞肌**（temporal muscle）：呈扇形，起自颞窝和颞筋膜深面，肌纤维向下集中，经颧弓深面止于下颌骨的冠突。颞肌强厚，与颞筋膜一起，形成对深面结构良好的保护作用。颞肌深面有颞深血管和颞深神经上行进入该肌。

临床意义 颞区为开颅手术常用的入路，开颅时即使切除部分颞骨鳞部后，强大的颞肌仍能对颞区的脑膜和脑组织起到足够的保护作用。

（5）**骨膜**：较薄，紧贴于颞骨表面，故此区很少发生骨膜下血肿。

（三）**颅顶部的血管、神经**

颅顶部的动脉主要来自颈外动脉的分支，神经主要为三叉神经的分支，血管神经多伴行于浅筋膜内，按其位置和分布分为前组、外侧组和后组（图1-5）。

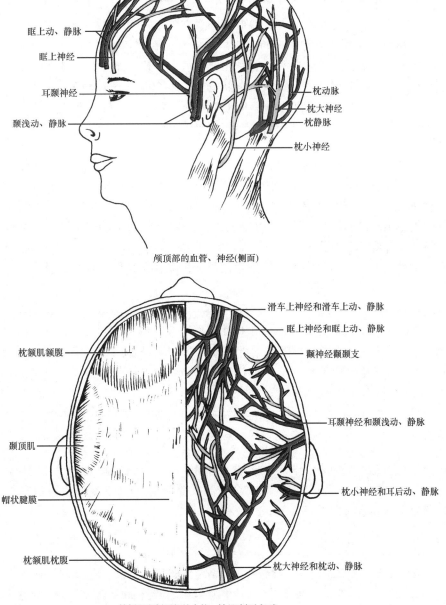

眶上动、静脉
眶上神经
耳颞神经
颞浅动、静脉
枕动脉
枕大神经
枕静脉
枕小神经

颅顶部的血管、神经(侧面)

滑车上神经和滑车上动、静脉
眶上神经和眶上动、静脉
枕额肌额腹
颧神经颧颞支
颅顶肌
耳颞神经和颞浅动、静脉
帽状腱膜
枕小神经和耳后动、静脉
枕额肌枕腹
枕大神经和枕动、静脉

枕额肌和颅顶部的血管、神经(颅顶上面)

图1-5 颅顶部的血管和神经

1. **前组** 距前正中线约 2 cm 处有滑车上血管和滑车上神经。滑车上动脉是眼动脉的终支，滑车上神经为眼神经发出的额神经的分支。两者伴行，于眶上缘内侧浅出，分布于额内侧部软组织。距前正中线约 2.5 cm 处有眶上血管和眶上神经。眶上动脉为眼动脉的分支，眶上神经是额神经的分支。两者伴行，经眶上孔（或切迹）浅出，分布于额顶区软组织。

2. **外侧组** 又分为耳前组和耳后组。耳前组有颞浅血管和耳颞神经，分布于颞区和额顶区。颞浅动脉是颈外动脉的终支之一，耳颞神经来自下颌神经，二者伴行经腮腺上缘穿出达颞区。颞浅静脉与颞浅动脉伴行，向下穿入腮腺，在下颌支后方与上颌静脉汇合成下颌后静脉穿出腮腺。耳后组有耳后血管和枕小神经，分布于颞区后部。耳后动脉是颈外动脉的分支，耳后静脉汇入颈外静脉，枕小神经为颈丛的皮支。

3. **后组** 为枕血管和枕大神经，分布于枕区。枕动脉是颈外动脉的分支，枕静脉汇入颈外静脉，枕大神经为第 2 颈神经后支的分支。

> **临床意义** 颅顶血管、神经的行程与分布特点具有重要的临床意义。① 由于颅顶的神经行于皮下组织内，故局部麻醉时必须将药物注射至皮下组织内。由于皮下组织内有粗大的纤维束，因此注射时阻力较大。同时，因神经分布互相重叠，局部麻醉时，如仅阻滞一支神经难以获得满意的效果，需扩大神经阻滞的范围。② 颅顶的动脉之间有广泛的吻合，不仅左、右侧互相吻合，而且颈内动脉系统和颈外动脉系统间也有吻合，因此，当发生头皮大块撕裂时也不易导致缺血坏死。③ 由于血管、神经呈放射状从四周走向颅顶，故临床上头部手术应做放射状切口，以免损伤血管和神经。此外，开颅手术做皮瓣时，皮瓣的蒂应在下方，以保留蒂内的血管和神经主干，有利于皮瓣的成活。

（四）颅顶骨

颅顶各骨均为扁骨。从前向后分别为额骨、左右顶骨和枕骨。两侧的前方小部分为蝶骨大翼，后方大部分为颞骨鳞部。颅顶各骨间以缝连结，当颅内压增高时，小儿的骨缝可稍分离。

颅顶骨的厚度因性别、年龄、个体和部位而存在差异。成人颅顶骨的平均厚度约 0.5 cm，最厚部位为枕外隆凸，可达 1.2 cm，最薄处为颞区，仅 0.2 cm。由于颅顶骨各部的厚度不一，故开颅钻孔时应予注意。颅顶骨由外板、板障和内板三层构成。外板较厚，耐受张力较大，弧度较小。内板较薄，质地较脆，故又称玻璃样板，耐受张力小。内、外板之间的骨松质为板障，含骨髓及板障静脉。

> **临床意义** ① 当颅顶骨遭受外力打击而发生骨折时，成人骨折线多呈以受力点为中心的放射状，而小儿颅顶骨具有较大的弹性，故多发生凹陷性骨折。② 因外板较内板厚且对张力的耐受性较大，故外伤时外板可保持完整而仅导致内板骨折，或外板线形骨折而内板呈粉碎性骨折。同时，骨折片可刺伤局部的血管、脑膜及脑组织而导致血肿等并发症。

二、颅底内面

颅底内面从前向后有三个阶梯状的窝，分别是颅前窝、颅中窝和颅后窝。颅底具有以下特点：① 颅底各部骨质厚薄不一，从前向后逐渐增厚，颅前窝最薄，颅后窝最厚；② 颅底有血管与神经出入颅腔的孔、裂、管；③ 颅底骨与脑膜紧密愈着。

> **临床意义** ① 因颅底骨与脑膜连接紧密，故颅底骨折常伴硬脑膜撕裂，导致脑脊液外漏。② 颅底某些骨内部形成空腔性结构（如鼻旁窦、鼓室等），这些部位形成颅底的薄弱处，外伤时不但容易骨折，而且常伴有血管与神经损伤。③ 颅底内面与颅外的一些结构（如翼腭窝、咽旁间隙、眶等）关系密切，这些部位的炎症、肿瘤等病变可向颅内蔓延。反之，颅内病变也可使这些部位受累。

（一）颅前窝

颅前窝（anterior cranial fossa）由额骨眶部、筛骨筛板和蝶骨小翼构成，容纳大脑半球额叶。其中部凹陷处为筛骨筛板，构成鼻腔顶；筛板上有筛孔，前部正中有隆起的鸡冠，前外侧部形成额窦和眶的顶部（图1-6）。

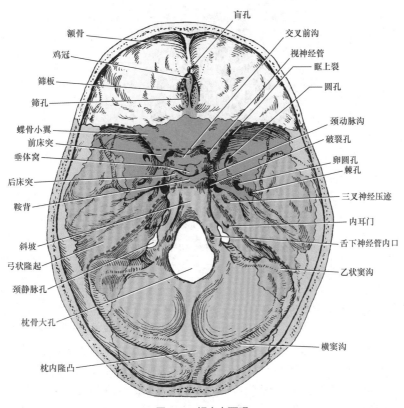

图1-6 颅底内面观

> **临床意义** 颅前窝骨折伤及筛板时，常伴有脑膜和鼻腔顶部黏膜撕裂及嗅神经受损，引起脑脊液鼻漏和嗅觉障碍；骨折线经过额骨眶板时，可出现结膜下或眶内出血的典型症状。

（二）颅中窝

颅中窝（middle cranial fossa）由蝶骨体及大翼、颞骨岩部等构成，分为较小的中央部（蝶鞍区）和左、右较大而凹陷的外侧部。

1. 蝶鞍区 为颅中窝中央部的蝶鞍及其周围的区域，主要结构有垂体、垂体窝及两侧的海绵窦等。

（1）垂体与垂体窝：垂体（hypophysis）位于蝶鞍中央的垂体窝（hypophyseal fossa）内，借垂体柄及漏斗穿过鞍膈连于第三脑室底的灰结节。垂体窝的顶，为硬脑膜形成的鞍膈，鞍膈的前上方有视交叉和经视神经管入颅的视神经。垂体窝的底，仅隔一薄层骨壁与蝶窦相邻。垂体窝的前方为鞍结节，后方为鞍背，两侧为海绵窦。

> **临床意义** ① 垂体前叶肿瘤，可将鞍膈前部推向上方压迫视交叉，出现视野偏盲。② 若垂体肿瘤向下扩大，可使垂体窝加深，甚至侵及蝶窦。③ 垂体肿瘤向两侧扩展，可压迫海绵窦内的动眼神经、滑车神经、展神经，导致眼球运动障碍、上睑下垂、瞳孔开大、眼球突出等。④ 垂体肿瘤向上可突入第三脑室，引起脑脊液循环障碍，导致颅内压增高。由于垂体周围复杂的毗邻关系，因此在实施垂体肿瘤切除时应注意勿损伤视神经、视交叉、海绵窦和颈内动脉等。

（2）海绵窦（cavemous sinus）：位于蝶鞍两侧，前达眶上裂内侧部，后至颞骨岩部的尖端。海绵窦为一对重要的硬脑膜窦，由两层硬脑膜之间的海绵状腔隙构成。窦的外侧壁内，自上而下有动眼神经、滑车神经、眼神经与上颌神经通过，窦内有颈内动脉及展神经通过（图1-7）。

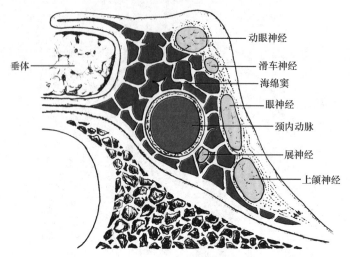

图1-7 海绵窦（冠状断面）

临床意义
① 海绵窦内有许多结缔组织小梁，将窦腔分隔成许多相互交通的小腔隙，故窦中血流缓慢，感染时易形成栓塞。② 海绵窦交通广泛，两侧海绵窦经鞍膈前、后的海绵间窦相交通；窦的前端与眼静脉、翼静脉丛、面静脉和鼻腔的静脉相交通，后端通过岩上、下窦与横窦和颈内静脉、基底静脉丛相连，因此，颅外的感染可扩散到颅内。③ 海绵窦与位于颞骨岩部尖处的三叉神经节相邻，做三叉神经节手术时，应避免损伤海绵窦。④ 当垂体肿瘤向两侧扩展压迫海绵窦时，可导致海绵窦淤血及动眼神经、滑车神经及展神经等受损症状，出现眼球运动障碍、眼睑下垂、瞳孔开大及眼球突出等表现。

2. 颅中窝外侧部　容纳大脑半球的颞叶。前方的眶上裂内有动眼神经、滑车神经、展神经、眼神经及眼上静脉通过。在眶上裂内侧端的后方，由前内至后外有圆孔、卵圆孔和棘孔，分别有上颌神经、下颌神经及脑膜中动脉通过。颞骨岩部中份有弓状隆起，弓状隆起与颞骨鳞部之间为薄层骨质构成的鼓室盖，与深面的中耳鼓室分隔。颞骨岩部尖端处的浅窝为三叉神经压迹，是三叉神经节所在部位。

临床意义
由于颅中窝有多个孔、裂和腔，为颅底骨折的好发部位。① 若眶上裂骨折伤及通过眶上裂的神经时，导致眼球固定、上睑下垂、瞳孔散大、角膜反射消失等临床表现，即眶上裂综合征。② 若蝶骨中部骨折，常同时伤及脑膜和蝶窦黏膜而使蝶窦与蛛网膜下隙相通，血性脑脊液经鼻腔流出。如伤及海绵窦及其内的颈内动脉，可形成动静脉瘘，引起眼静脉淤血。如累及穿过海绵窦的神经，则出现眼球运动障碍和三叉神经刺激症状。③ 若颞骨岩部骨折侵及鼓室盖且伴有鼓膜撕裂时，血性脑脊液可经外耳道流出，如穿经颞骨岩部内的面神经和前庭蜗神经亦同时受累，可出现面神经麻痹和失听等。

（三）颅后窝

颅后窝（posterior cranial fossa）由枕骨内面和颞骨岩部后面构成，窝大而深，容纳小脑、脑桥和延髓。

颅后窝的中央有枕骨大孔，是颅腔与椎管连接处，延髓经此孔与脊髓相接，并有左、右椎动脉和副神经的脊髓根通过。脑的三层被膜在枕骨大孔处与脊髓被膜相移行，但硬脊膜在枕骨大孔处与枕骨紧密愈着，故脊髓的硬膜外隙与颅腔不通。颅后窝骨折时，由于出血和渗漏的脑脊液无排出通道，易被忽视而更具危险性。

枕骨大孔前方为斜坡，承托脑桥和延髓；后上方为枕内隆凸，为窦汇所在处，横窦起自窦汇的两侧，在横窦沟内行向颞骨岩部上缘的后端，续于乙状窦。乙状窦沿颅腔侧壁行向前内下，至颈静脉孔处，续于颈内静脉。因乙状窦与乳突小房之间仅以薄层骨板相隔，乳突手术时应注意勿伤及乙状窦。

在枕骨大孔的前外侧缘有**舌下神经管内口**，舌下神经经此管出颅。颞骨岩部后面中份有**内耳门**，面神经、前庭蜗神经和迷路血管经此出入。枕骨外侧部与颞骨岩部间有**颈静脉孔**，有舌咽神经、迷走神经、副神经和颈内静脉通过。

小脑幕（tentorium of cerebellum）位于大脑半球枕叶与小脑之间的大脑横裂内，由硬脑膜内层折叠形成，呈水平位的半月襞，构成颅后窝的顶（图1-8）。小脑幕的后外侧缘附着于横窦沟与颞骨岩部的上缘，前内侧缘游离，向前延伸附着于前床突，形成**小脑幕切迹**。小脑幕切迹与鞍背共同形成一个环形孔，环绕中脑。

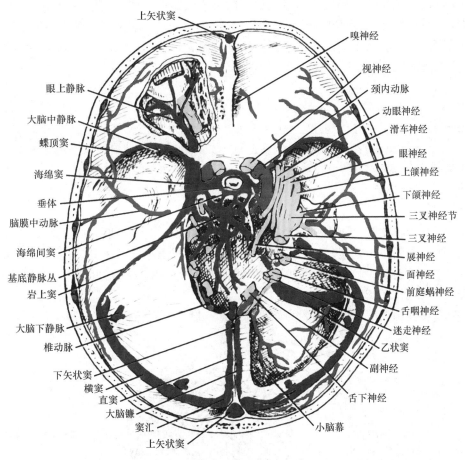

图1-8 颅底内面观

临床意义

①小脑幕切迹上方与大脑半球颞叶的海马旁回及钩紧邻，当颅内占位性病变引起颅内压增高时，可将海马旁回和钩推挤入小脑幕孔并移至小脑幕切迹下方，形成小脑幕切迹疝，压迫中脑大脑脚与动眼神经，导致同侧瞳孔散大、对光反射消失、对侧肢体瘫痪等体征。②枕骨大孔的后上方邻近小脑半球下面内侧部的小脑扁桃体，当颅内压增高时，小脑扁桃体受挤压嵌入枕骨大孔，则形成枕骨大孔疝，压迫延髓内的呼吸中枢和心血管运动中枢，危及患者生命。

第三节　面　　部

面部位于颅部前下方，可分为眶区、鼻区、口区和面侧区。面侧区又分为颊区、腮腺咬肌区和面侧深区。

一、面部浅层结构

（一）皮肤与浅筋膜

面部皮肤薄而富于弹性，含丰富的皮脂腺、汗腺和毛囊，是皮脂腺囊肿和疖肿的好发部位。面部皮肤表面有不同走向的皮纹，故面部皮肤切口应尽可能与皮纹走向一致。浅筋膜由疏松结缔组织构成，在颊部脂肪聚成团块称颊脂体。睑部皮肤最薄，皮下组织少而疏松，易出现水肿。浅筋膜内有表情肌以及神经、血管和腮腺管穿行。由于面部血供丰富，故创口愈合较快，但创伤时出血较多。由于面静脉与颅内的海绵窦借多条途径相通，因此面部感染若处理不当可向颅内扩散。

> **临床意义**
>
> 由于面部没有明显的深筋膜，所以面肌的皮肤附着点之间的皮下组织比较疏松，面部划伤容易导致裂口。为防止瘢痕形成必须仔细缝合皮肤。面部挫伤或炎症时，血液与渗出液容易在松弛的皮下组织聚集而导致非常明显的肿胀。

（二）面肌

面肌又称表情肌，属皮肌，薄而纤细，起自面颅骨或筋膜，止于皮肤，收缩时牵动皮肤而使面部呈现各种表情。面肌主要分布于眼裂、口裂、鼻和耳的周围，有缩小或开大孔裂的作用。面肌由面神经支配，面神经受损时，可导致面瘫。由于面肌薄而表浅，外伤及手术时应仔细缝合，以免影响其功能。

（三）血管、淋巴管及神经

1. 血管　分布于面部浅层的血管主要为面动脉和面静脉，两者伴行（图1-9）。

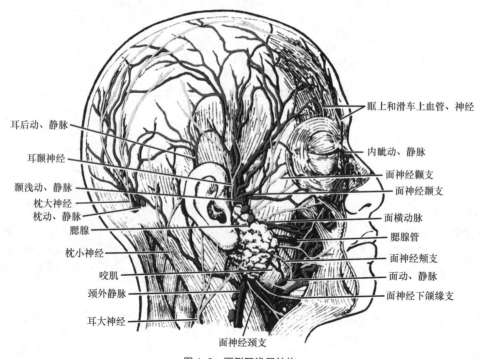

图1-9　面侧区浅层结构

（1）面动脉（facial artery）：起自颈外动脉，行向内上，在下颌下腺深面穿经下颌下三角，在咬肌止点前缘处绕下颌体下缘至面部，在口角及鼻翼外侧迂曲上行至内眦，更名为**内眦动脉**。在下颌骨下缘与咬肌前缘相交处位置表浅，可触及其搏动，当面浅部出血时，可于此处压迫止血。面动脉的分支包括下唇动脉、上唇动脉和鼻外侧动脉等。

（2）面静脉（facial vein）：起自内眦静脉，伴行于面动脉后方，在下颌角下方与下颌后静脉前支汇合，穿深筋膜注入颈内静脉。面静脉经眼静脉与海绵窦相通（图1-10），也可经面深静脉和翼静脉丛等与海绵窦交通。口角平面以上面静脉无静脉瓣，面肌收缩或挤压面静脉可促使血液逆流入颅内。

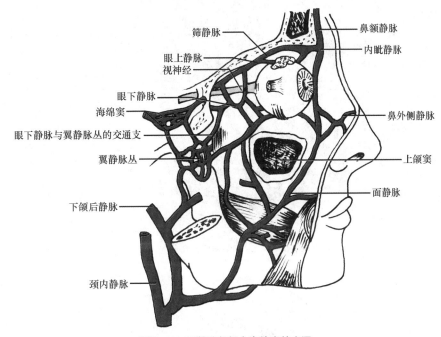

图1-10 面静脉与颅内海绵窦的交通

临床意义 由于面静脉缺乏静脉瓣，因此当面部化脓性感染时，若处理不当（如挤压等），细菌可经眼静脉和翼静脉丛等扩散至海绵窦，导致颅内感染，故临床上将两侧口角与鼻根之间的三角区域称为"危险三角"。

2. 淋巴管 面部的浅淋巴管非常丰富，吻合成网，通常注入**下颌下淋巴结**和**颏下淋巴结**，其输出淋巴管均注入颈外侧深淋巴结。

3. 神经 面部的感觉神经来自三叉神经，面肌则由面神经分支支配。

（1）三叉神经（trigeminal nerve）：为混合性神经，在颅内分为三大支，即眼神经、上颌神经和下颌神经，分别经眶上裂、圆孔、卵圆孔至眶、翼腭窝和颞下窝（图1-11）。三叉神经分布于面部的三条较大的终末支是：

1）眶上神经（supraorbital nerve）：为眼神经的分支，与同名血管伴行。经眶上切迹（或孔）穿出至皮下，分布于额部皮肤。

2）眶下神经（infraorbital nerve）：为上颌神经的分支，与同名血管伴行，经眶下孔穿出，分为数支，分布于下睑、鼻翼及上唇的皮肤。

3）颏神经（mental nerve）：为下颌神经的分支，与同名血管伴行，经颏孔穿出，分为数支，分布于颏部及下唇的皮肤。

三叉神经三大分支在面部的分布以眼裂和口裂为界，眼裂以上为眼神经的分支分布，口裂以下为下颌神经分支分布，两者之间为上颌神经分支分布（图1-12）。

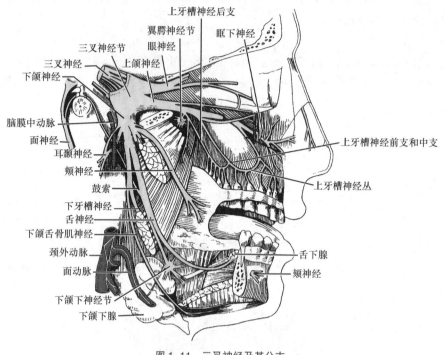

图1-11　三叉神经及其分支

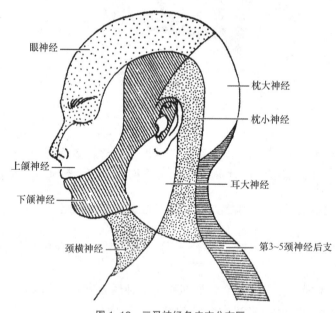

图1-12　三叉神经各皮支分布区

（2）面神经（facial nerve）：由茎乳孔出颅，向前穿入腮腺并分支交织成丛，由丛发出五组分支，支配面肌和颈阔肌。

1）颞支（temporal branch）：多为2支，由腮腺上缘穿出，越过颧弓浅面行向前上方，支配额肌和眼轮匝肌上部。颞支受损，同侧额纹消失。

2）颧支（zygomatic branch）：多为3～4支，由腮腺前缘穿出，支配颧肌、眼轮匝肌下部及上唇诸肌。颧支和颞支共同管理眼睑的闭合，对保护眼球起重要作用。

3）颊支（buccal branch）：多为3～4支，由腮腺前缘穿出，分别沿腮腺管上、下方行向口角，支配颊肌和口裂周围诸肌。颊支受损出现鼻唇沟变浅。

4）下颌缘支（marginal mandibular branch）：多为1～3支，从腮腺下端穿出，行于颈阔肌深面，越过面动、静脉的浅面，沿下颌骨下缘前行，支配下唇诸肌及颏肌。

5）颈支（cervical branch）：多为1～2支，由腮腺下端穿出，在下颌角附近下行于颈阔肌深面，支配该肌。

临床意义 面神经主干或其分支损伤将导致全部或部分面肌瘫痪，面神经损伤的原因包括：创伤性损伤、茎乳孔附近的面神经炎症（导致面神经管内的神经肿胀、受压）、自发性损伤（如开窗睡觉时面部受寒冷刺激）等。面神经的分支因其位置表浅，易受刺伤、刀伤、枪弹伤等。面瘫的主要表现包括：患侧口角低垂，不能鼓腮、吹口哨，流涎，患侧额纹消失，鼻唇沟变浅或消失，闭眼困难，角膜反射消失等。

二、面侧区

面侧区是位于颧弓、鼻唇沟、下颌骨下缘与胸锁乳突肌上部前缘之间的区域，包括颊区、腮腺咬肌区和面侧深区。下面仅叙述腮腺咬肌区和面侧深区。

（一）腮腺咬肌区

腮腺咬肌区的主要结构有腮腺、咬肌以及有关的血管、神经等。其前界为咬肌前缘，后界为乳突和胸锁乳突肌上部的前缘，上界为外耳道和颧弓，下界为下颌骨下缘。

1. 腮腺咬肌筋膜　为颈筋膜浅层向上的延续，在腮腺后缘分为浅、深两层，包绕腮腺形成**腮腺鞘**，两层在腮腺前缘融合，覆盖于咬肌表面称咬肌筋膜。腮腺鞘与腮腺结合紧密，并发出许多间隔伸入腮腺实质内将其分隔为若干小叶。

临床意义 ① 由于腮腺有致密的筋膜鞘包裹，当腮腺化脓性感染时，脓肿压迫神经导致剧烈疼痛。② 腮腺鞘的特点是浅层厚而致密，深层薄而不完整，故腮腺化脓时，脓肿不易穿透浅层而易于穿透深层向深部蔓延，形成咽旁脓肿。③ 由于腮腺鞘与腺体结合紧密并发出间隔分隔腮腺实质，因此，腮腺化脓时形成多个散在的小叶性脓肿。在腮腺脓肿切开引流时，应注意引流每一脓腔。

2. 腮腺

（1）形态：腮腺（parotid gland）略呈楔形，底朝外侧，尖向内突向咽旁，通常以下颌支后缘或以穿腮腺的面神经丛为界，将腮腺分为浅、深两部。浅部多呈三角形，向前延伸覆盖于咬肌后份的浅面；深部位于下颌后窝内及下颌支的深面。

（2）位置和毗邻：腮腺位于外耳道前下方，上缘邻颧弓、外耳道和颞下颌关节；下缘至下颌角；前邻咬肌、下颌支和翼内肌后缘；后缘邻乳突前缘及胸锁乳突肌上份前缘。腮腺的深面与茎突诸肌及深部血管神经相邻。其中，茎突及茎突诸肌，颈内动、静脉，舌咽神经、迷走神经、副神经及舌下神经共同组成"**腮腺床**"（图1-13）。

（3）腮腺管（parotid duct）：自腮腺浅部前缘发出，在颧弓下方约一横指处向前越过咬肌表面，至该肌前缘呈直角转向内，穿颊肌开口于平对上颌第二磨牙的颊黏膜上的**腮腺管乳头**。临床上可经此乳头插管进行腮腺管造影。腮腺管的上方有面神经上颊支及面横动、静脉，下方有面神经下颊支。腮腺管的体表投影位于鼻翼与口角间的中点至屏间切迹连线的中1/3段。

3. 腮腺淋巴结（parotid lymph node）　分浅、深两群，浅群位于腮腺鞘表面，深群位于腮腺实质内。浅淋巴结引流耳郭、颅顶前部和面上部的淋巴；深淋巴结收集外耳道、中耳、鼻、腭和颊深部的淋巴，其输出淋巴管均注入颈外侧淋巴结。

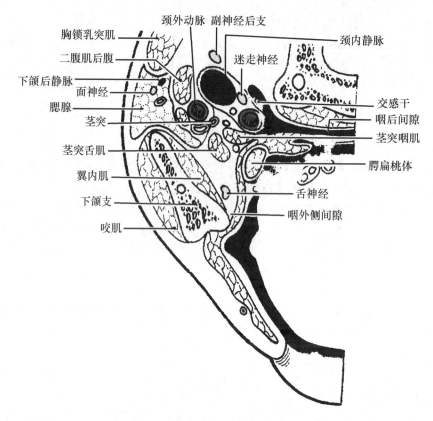

图 1-13　腮腺和面侧区的水平切面

　　4. 穿经腮腺的结构　腮腺内有血管、神经纵横穿行。纵行结构包括颈外动脉、颞浅动、静脉、下颌后静脉及耳颞神经。横行结构有：上颌动、静脉，面横动、静脉和面神经及其分支（图 1-14）。上述血管神经的位置由浅入深依次为：面神经及其分支、下颌后静脉、颈外动脉及耳颞神经（图 1-15）。

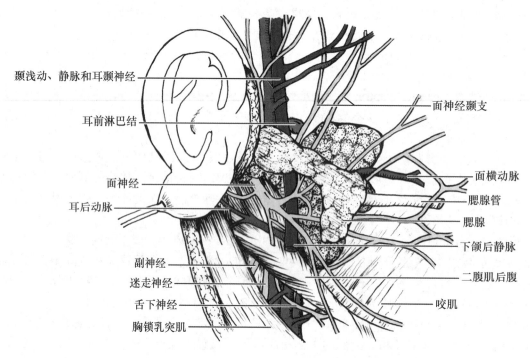

图 1-14　腮腺及穿经腮腺的血管、神经

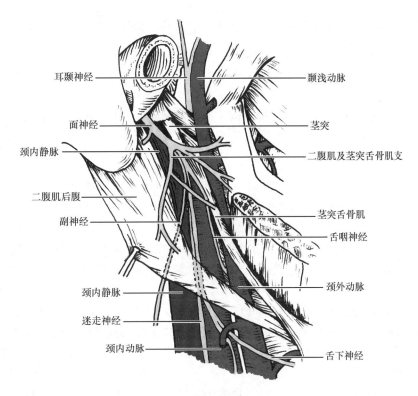

耳颞神经
面神经
颈内静脉
二腹肌后腹
副神经
颈内静脉
迷走神经
颈内动脉

颞浅动脉
茎突
二腹肌及茎突舌骨肌支
茎突舌骨肌
舌咽神经
颈外动脉
舌下神经

图 1-15 腮腺深面的结构

（1）面神经（facial nerve）：其颅外行程因穿腮腺而分为三段。

1）第一段：为面神经干从茎乳孔穿出至进入腮腺前的一段，长 1～1.5 cm，位于乳突与外耳道之间的切迹内，向前经茎突根部的浅面。此段虽被腮腺遮盖，但尚未进入腮腺实质内，故显露面神经主干可在此处进行。

2）第二段：为腮腺内段。面神经干从腮腺后内侧面进入腮腺，在腮腺内行于颈外动脉和下颌后静脉的浅面，分为上、下两干，再发出分支彼此交织成丛，最后形成颞支、颧支、颊支、下颌缘支和颈支五组分支。

3）第三段：为面神经穿出腮腺以后的部分。面神经的五组分支分别从腮腺浅部的上缘、前缘和下端穿出，呈扇形分布于相应区域，支配面肌和颈阔肌。

> **临床意义**　正常情况下，面神经外膜与腮腺组织容易分离，但腮腺病变时则与面神经紧密粘连，手术分离较困难。腮腺切除术时应注意保护面神经，以免损伤而导致面瘫。

（2）下颌后静脉（retromandibular vein）：由颞浅静脉与上颌静脉在腮腺实质内汇合而成，在颈外动脉浅面下行，至下颌角后方分为前、后两支穿出腮腺。前支与面静脉汇合，注入颈内静脉；后支与耳后静脉汇合成颈外静脉。

（3）颈外动脉（external carotid artery）：由颈部上行，经二腹肌后腹和茎突舌骨肌深面入下颌后窝，由深面穿入腮腺，至下颌颈平面分为上颌动脉和颞浅动脉两条终支。上颌动脉经下颌颈内侧入颞下窝；颞浅动脉在腮腺深面发出面横动脉后，越颧弓根部表面至颞区。

> **临床意义**　因颞浅动脉的位置表浅而恒定，临床上常用于监测脉搏和压迫止血。对颌面部恶性肿瘤患者，还可经该动脉逆行插管注入化疗药物。

（4）耳颞神经（auriculotemporal nerve）：为下颌神经分支，经下颌颈内侧由腮腺深面穿入腮腺鞘，在腮腺深面上行，穿出腮腺至颞区。

临床意义
因耳颞神经穿腮腺实质，故腮腺脓肿或腮腺肿瘤时，可压迫耳颞神经导致由颞区向颅顶部放射的剧痛。

5. 咬肌（masseter）　起自颧弓下缘及深面，止于下颌支外侧面和咬肌粗隆。咬肌后上部为腮腺浅部所覆盖，表面覆以咬肌筋膜，浅面有面横血管、腮腺管、面神经颊支和下颌缘支横过。

（二）面侧深区

1. 位置与境界　此区位于颅底下方，口腔及咽外侧。前壁为上颌体的后面，后壁为腮腺深部，外侧壁为下颌支，内侧壁为翼突外侧板和咽侧壁，顶为蝶骨大翼的颞下面，底平下颌骨下缘。

2. 内容

（1）翼内、外肌：翼内肌（medial pterygoid）起自翼窝，肌纤维斜向外下，止于下颌角内侧面的翼肌粗隆。翼外肌（lateral pterygoid）有上、下两个头，上头起自蝶骨大翼的颞下面，下头起自翼突外侧板的外面，两束肌纤维均斜向后外方，止于下颌颈前面的翼肌凹。在翼内、外肌的肌腹及其周围的疏松结缔组织中，有血管和神经穿行。

（2）翼静脉丛（pterygoid venous plexus）：是位于翼内、外肌与颞肌之间的静脉丛，收纳与上颌动脉分支伴行的静脉，最后汇合成上颌静脉，汇入下颌后静脉。

临床意义
翼静脉丛经眼下静脉和面深静脉与面静脉交通，并经卵圆孔网及破裂孔导血管与海绵窦交通，故口、鼻、咽等部的感染，可沿上述途径蔓延至颅内。

（3）上颌动脉（maxillary artery）：在下颌颈后内侧起自颈外动脉，经下颌颈深面入颞下窝，行于翼外肌的浅面或深面，经翼上颌裂入翼腭窝。上颌动脉以翼外肌为标志分为三段（图1-16）。

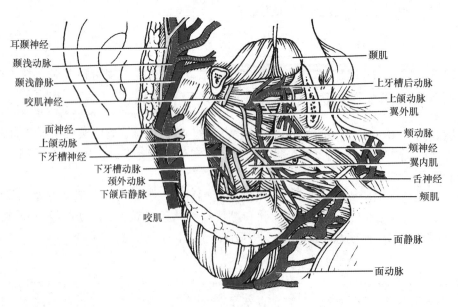

图1-16　腮腺咬肌区深层结构（浅层）

1）第一段：位于下颌颈深面，从起点至翼外肌下缘。主要分支有：① 下牙槽动脉（inferior alveolar artery）经下颌孔入下颌管，分支至下颌骨、下颌牙及牙龈，终支自颏孔穿出，分布于颏部及下唇。② 脑膜中动脉（middle meningeal artery）经翼外肌深面上行，穿耳颞神经两根之间，经棘孔入颅，分为前、后两支，分布于颞顶区的硬脑膜（图 1-17）。

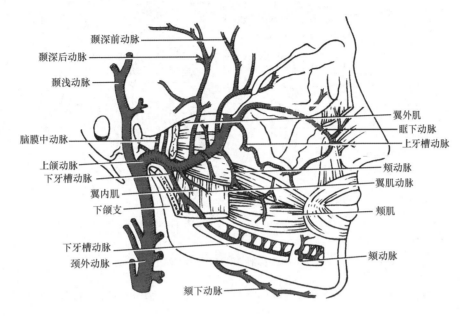

图 1-17 上颌动脉的行程及分支

2）第二段：位于翼外肌的浅面或深面，分支分布于翼内肌、翼外肌、咬肌和颞肌。此外，还发出颊动脉（buccal artery）与颊神经伴行，分布于颊肌及颊黏膜。

3）第三段：位于翼腭窝内，主要分支有：① 上牙槽后动脉（posterior superior alveolar artery）向前下穿入上颌骨后面的牙槽孔，分布于上颌窦、上颌后份的牙槽突、牙及牙龈等。② 眶下动脉（infraorbital artery）经眶下裂、眶下沟入眶下管，出眶下孔至面部，沿途发出分支分布于上颌前份的牙槽突、牙、牙龈、下睑及眶下方的皮肤。

（4）下颌神经（mandibular nerve）：是三叉神经最大的分支，为混合性神经。从卵圆孔出颅至翼外肌的深面。下颌神经除发出咀嚼肌神经支配咀嚼肌外，还发出以下 4 条神经：

1）颊神经（buccal nerve）：经翼外肌两头之间穿出，沿下颌支前缘内侧下行至咬肌前缘，穿颊肌分布于颊黏膜、颊侧牙龈以及颊区和口角皮肤。

2）耳颞神经（auriculotemporalic nerve）：以两根起自下颌神经，两根环绕脑膜中动脉后合为一干，沿翼外肌深面向后，经下颌颈内侧至颞下颌关节后方，再转向上行，穿入腮腺鞘，于腮腺上缘处穿出，分布于外耳道、耳郭及颞区的皮肤。

3）舌神经（lingual nerve）：在翼外肌深面下行，途中接受面神经发出的鼓索（含味觉纤维和副交感纤维），经下颌支与翼内肌之间，达下颌下腺上方转向前行至口底，分支分布于下颌舌侧牙龈、下颌下腺、舌下腺、舌前 2/3 及口底的黏膜。

4）下牙槽神经（inferior alveolar nerve）：位于舌神经后方，伴同名动、静脉，经下颌孔入下颌管，分支分布于下颌骨及下颌牙，自颏孔穿出后称**颏神经**，分布于颏部及下唇的皮肤。

（三）面侧区的间隙

面侧区的间隙位于颅底与上、下颌骨之间，是散在于骨、肌与筋膜之间的间隙，间隙内有血管、神经通过，并由疏松结缔组织填充。由于各间隙彼此相通，故感染可互相蔓延。面侧区的间隙较多，主要有以下 2 个间隙（图 1-18）。

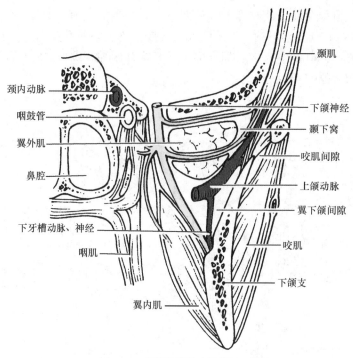

图 1-18　面部的间隙（冠状切面）

1. 咬肌间隙（masseter space）　位于咬肌与下颌支上部之间，分布于咬肌的血管、神经经下颌切迹穿入此间隙而到达此肌。

2. 翼下颌间隙（pterygomandibular space）　位于翼内肌与下颌支之间，与咬肌间隙间仅隔下颌支，两间隙经下颌切迹相通。此间隙内有舌神经、下牙槽神经和同名动、静脉通过。

临床意义　① 咬肌间隙的前方紧邻下颌第三磨牙，牙源性感染（如第三磨牙冠周炎、牙槽脓肿和下颌骨骨髓炎等）可扩散至此间隙。② 因下牙槽神经行于翼下颌间隙内，故常将麻醉药物注入此间隙进行下牙槽神经阻滞；牙源性感染也常累及此间隙。

（余崇林）

第四节　头部断层影像解剖学

一、经半卵圆中心层面

此断面经胼胝体上方，左、右侧大脑半球的髓质断面增至最大，近似呈半卵圆形，故名半卵圆中心（图 1-19）。大脑半球上外侧面由前向后为额上回、额中回、额下回、中央前回、中央沟、中央后回、缘上回、角回和顶上小叶；大脑半球内侧面由前向后为额内侧回、扣带回和楔前叶。半卵圆中心的纤维主要为有髓纤维，包括投射纤维，连接大脑皮质和皮质下诸结构，呈扇形；联络纤维，连接本侧半球各皮质，人脑的联络纤维极为发达；连合纤维，连接左、右大脑半球的相应皮质区。

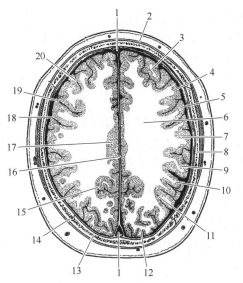
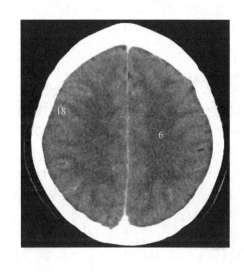

图 1-19 经半卵圆中心的横断层解剖及 CT 图

1. 上矢状窦 2. 帽状腱膜 3. 额中回 4. 额下回 5. 中央前回 6. 半卵圆中心 7. 中央后回 8. 顶骨 9. 缘上回 10. 顶下小叶
11. 顶内沟 12. 顶叶 13. 枕骨 14. 人字缝 15. 顶枕沟 16. 大脑镰 17. 扣带回 18. 中央沟 19. 中央前沟 20. 额下沟

二、经室间孔、内囊、基底核层面

该断面切经室间孔和内囊，分三部分（图 1-20）。前部：有两半球间的大脑纵裂、裂内的大脑镰、镰前端与之相连的上矢状窦断面；半球内侧面有额上回、扣带回及二者之间的扣带沟；半球上外侧面的额上、中、下回。中部：位于胼胝体膝与压部之间，在中线上有透明隔、穹窿柱与第三脑室；在第三脑室两侧有丘脑，丘脑前方的尾状核头，侧脑室前角与室间孔，丘脑后内侧、第三脑室后方的大脑内静脉；尾状核、背侧丘脑与豆状核之间为内囊，可见前肢、膝和后肢；丘脑外侧依次有内囊、苍白球、壳、外囊、屏状核、最外囊与岛叶皮质；岛叶表面与岛盖之间的大脑外侧沟、沟内的大脑中动脉和大脑外侧窝池；颞盖主要有颞横回与颞上回，皮质深面有听辐射；中部最后份、胼胝体压部外侧有侧脑室三角区及

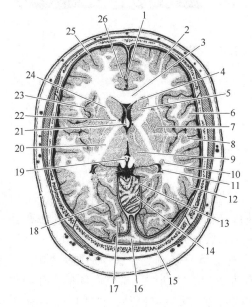
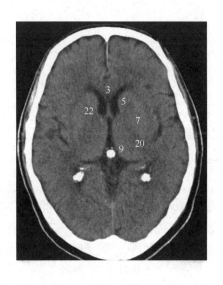

图 1-20 经室间孔、内囊、基底核的横断层解剖及 CT 图

1. 大脑前动脉 2. 额中回 3. 胼胝体膝 4. 侧脑室前角 5. 尾状核头 6. 中央后回 7. 苍白球 8. 缘上回 9. 背侧丘脑
10. 尾状核尾 11. 侧脑室后角 12. 角回 13. 小脑幕 14. 小脑蚓 15. 枕骨 16. 窦汇 17. 枕叶 18. 侧副沟 19. 松果体
20. 内囊后肢 21. 穹窿 22. 内囊膝 23. 外侧沟 24. 内囊前肢 25. 额上沟 26. 扣带沟

其内的脉络丛、前壁内的尾状核尾。后部：位于胼胝体压部后方，两半球之间，中线上为大脑镰及直窦、上矢状窦的断面，在直窦前方出现"V"字形的小脑幕断面；半球内侧面由前向后依次有扣带回峡、扣带沟、舌回、距状沟与楔叶；半球上外侧面有颞中回、颞下回、枕颞外侧回。

三、经垂体层面

该断面沿视神经长轴纵切视神经，并切及前床突、鞍背、小脑中脚与枕内隆凸，分为前、中、后三部与两个侧部（图1-21）。前部：在两侧前床突与眶外侧壁以前，此断面已在颅前窝以下，切及的是鼻腔与眶腔。中线上有鼻中隔及其两侧的筛窦；鼻腔外侧为眶腔，眶内有眼球、视神经、内直肌、外直肌与眶脂体，眼球内晶状体清晰可辨。中部：中部位于前床突与鞍背之间，有蝶鞍中央的垂体及其前外侧的颈内动脉、蝶鞍两侧的海绵窦、窦外侧壁内的动眼神经与滑车神经。后部：位于鞍背后方、两侧小脑幕之间，其内主要结构有桥池、脑桥与小脑。在桥池内中线上有基底动脉及其外侧的展神经、脑桥、小脑及连结二者的小脑中脚，它们共同围成第四脑室。侧部：位于蝶鞍外侧、小脑幕前外侧，主要结构为颞叶下部。在此断面侧脑室下角已经消失，小脑幕后端有横窦的断面。

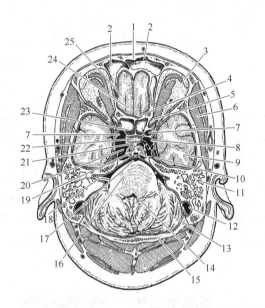 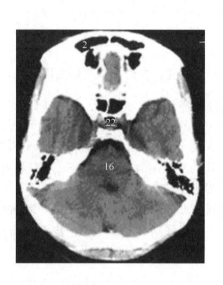

图1-21　经垂体的横断层解剖及CT图

1. 额骨　2. 额窦　3. 泪腺　4. 嗅束　5. 视神经　6. 颞肌　7. 颈内动脉　8. 眼神经　9. 颞叶　10. 三叉神经　11. 乳突小房　12. 乙状窦　13. 小脑半球　14. 第四脑室　15. 枕骨　16. 脑桥　17. 基底动脉　18. 面神经和前庭神经　19. 鞍背　20. 海绵窦　21. 垂体柄　22. 垂体　23. 蝶窦　24. 直回　25. 眶回

四、经枢椎体层面

该断面切经枢椎体，分三部分（图1-22）。前部：大部由固有口腔占据，可见下颌牙槽弓环绕舌体，牙槽弓前外侧有颊肌、颊脂体。中部：以口咽部为中心，其前方有软腭及腭扁桃体；后方为咽后壁，壁内可见咽缩肌；咽两侧在前份可见翼内肌、下颌支与咬肌，翼内肌与下颌支之间仍有翼下颌间隙，咽两侧的后份有腮腺及其内侧的茎突、起于茎突的各肌、二腹肌后腹、颈外动脉与下颌后静脉。后部：以枢椎为中心，其前方仍为椎前肌、颈交感干颈上神经节；颈上神经节后外侧有二腹肌后腹及颈内动、静脉的断面，血管后内侧有第9~11对脑神经，两血管之间仍有舌下神经的断面；椎体两侧横突孔内仍可见椎动、静脉；椎体后方仍为椎管，在管内有脊髓及其被膜、被膜间隙、椎内静脉丛，椎弓后方仍为项部各肌。

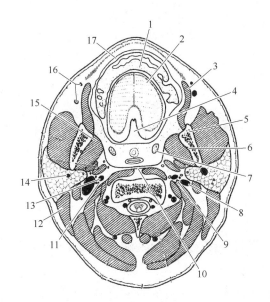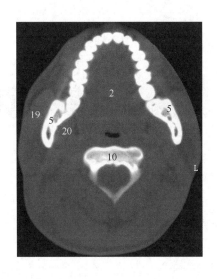

图 1-22　经枢椎体的横断层解剖及 CT 图

1. 牙龈　2. 舌　3. 颊肌　4. 固有口腔　5. 下颌支　6. 下牙槽神经　7. 腭扁桃体　8. 颈内静脉　9. 迷走神经　10. 枢椎和椎前筋膜
11. 颈交感干　12. 胸锁乳突肌　13. 颈内动脉　14. 下颌后静脉　15. 翼内肌　16. 面动、静脉　17. 口腔前庭

小 结

　　头部包括颅部和面部，颅部容纳脑及其被膜，面部有眼、耳、口、鼻等器官。颅部由颅顶、颅底、颅腔及其内容物组成。颅顶分为额顶枕区和颞区，额顶枕区软组织由浅入深分为皮肤、浅筋膜、帽状腱膜及枕额肌、腱膜下疏松结缔组织和颅骨外膜。颅底内面分为颅前窝、颅中窝和颅后窝，有许多神经、血管出入颅的孔、裂、管，颅底不同部位骨折将导致相应结构的损伤。

　　面部分为眶区、鼻区、口区和面侧区，面侧区又分为颊区、腮腺咬肌区和面侧深区。面部浅层的血管主要为面动脉和面静脉，由于面静脉在口角平面以上无静脉瓣，又与颅内相交通，故临床上将两侧口角与鼻根间的三角区称为“危险三角”。面部皮肤由三叉神经分布，面肌由面神经支配，咀嚼肌由下颌神经支配。腮腺咬肌区的主要结构为腮腺，位于外耳道前下方，分为浅、深两部，表面被覆腮腺鞘，其浅层厚而致密，深层薄而不完整，发出许多间隔伸入腮腺实质内将其分隔为若干小叶；腮腺深面的茎突及茎突诸肌，颈内动、静脉及后 4 对脑神经组成“腮腺床”。穿腮腺结构纵行有颈外动脉、颞浅血管、下颌后静脉及耳颞神经，横行有上颌动、静脉，面横动、静脉和面神经及其分支。

（许仕全）

第一章数字资源

第一章动画

第一章课件

第一章自测题

第二章

颈 部

==== **学习要点** ====

掌握: ① 颈部的分区及各区的主要结构;② 颈丛皮支穿出部位;③ 颈筋膜的分布、筋膜间隙及交通;④ 颈动脉鞘的构成及其内容的位置关系;⑤ 甲状腺的被膜、位置、毗邻及甲状腺的动脉与喉的神经的关系;⑥ 颈根部的结构及其位置关系。

第一节 概 述

颈部位于头部与胸部、上肢之间,其前方正中有消化管和呼吸道的颈段,后方正中是脊柱颈段,两侧有纵行排列的大血管和神经;颈根部有胸膜顶、肺尖以及往返于颈部、胸部和上肢之间的血管和神经。颈部各结构之间有疏松结缔组织填充,并形成筋膜鞘和筋膜间隙。颈肌分为颈浅肌、颈前肌和颈深肌三群,数目多,大小不一,可使头、颈灵活运动,参与呼吸、发音和吞咽等生理活动。颈部淋巴结较多,主要沿血管神经束排列,肿瘤转移时常易受累。

一、境界与分区

(一)境界

上方以下颌骨下缘、下颌角、乳突尖、上项线和枕外隆凸的连线与头部分界;下方以胸骨颈静脉切迹、胸锁关节、锁骨上缘和肩峰至第 7 颈椎棘突的连线与胸部及上肢分界。

(二)分区

颈部分为固有颈部和项区。

1. **固有颈部** 即通常所指的颈部,是两侧斜方肌前缘之间与脊柱颈部前方的区域。固有颈部又以胸锁乳突肌前、后缘为界,分为颈前区、胸锁乳突肌区和颈外侧区(图 2-1)。

(1)**颈前区:** 上界为下颌骨下缘,内侧界为颈前正中线,外侧界为胸锁乳突肌前缘。该区以舌骨为标志,分为舌骨上区和舌骨下区。舌骨上区包括颏下三角和左、右下颌下三角,舌骨下区分为左、右颈动脉三角和肌三角。

(2)**胸锁乳突肌区:** 指该肌所覆盖的区域。

(3)**颈外侧区:** 位于胸锁乳突肌后缘、斜方肌前

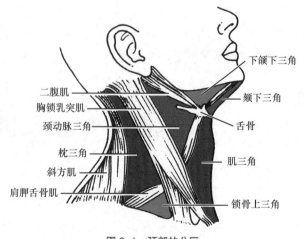

二腹肌
胸锁乳突肌
颈动脉三角
枕三角
斜方肌
肩胛舌骨肌

下颌下三角
颏下三角
舌骨
肌三角
锁骨上三角

图 2-1 颈部的分区

缘和锁骨中 1/3 上缘之间。肩胛舌骨肌下腹将其分为枕三角和锁骨上三角（亦称锁骨上大窝）。

2. 项区 位于两侧斜方肌前缘之后和脊柱颈部后方的区域。

二、表面解剖

（一）体表标志

1. 舌骨（hyoid bone） 位于甲状软骨上方，适对第 3、4 颈椎之间的椎间盘平面。舌骨体两侧可扪到**舌骨大角**，是寻找舌动脉的标志。

2. 甲状软骨（thyroid cartilage） 位于舌骨体下方，上缘平对第 4 颈椎上缘，即颈总动脉分为颈内、外动脉处；其前正中线上的突起称**喉结**（laryngeal prominence）。

3. 环状软骨（cricoid cartilage） 位于甲状软骨下方，环状软骨弓平对第 6 颈椎横突，是咽与食管、喉与气管的分界标志，也是计数气管软骨环的标志。

4. 颈动脉结节（carotid tubercle） 即第 6 颈椎横突前结节，平环状软骨弓，颈总动脉行经其前方，向后压至此结节可暂时阻断颈总动脉血流。

5. 胸锁乳突肌（sternocleidomastoid） 是颈部分区的重要标志。其后缘中点有颈丛皮支穿出，为颈部皮肤麻醉的阻滞点。胸锁乳突肌的胸骨头、锁骨头与锁骨的胸骨端上缘之间为**锁骨上小窝**。

6. 锁骨上大窝（greater supraclavicular fossa） 位于锁骨中 1/3 上方的凹陷处，又称锁骨上三角；在窝底可扪到锁骨下动脉的搏动、臂丛和第 1 肋。

7. 胸骨上窝（suprasternal fossa） 位于胸骨颈静脉切迹上方的凹陷处，是触诊气管的部位。

（二）体表投影

1. 颈总动脉及颈外动脉（common carotid artery and external carotid artery） 下颌角与乳突尖连线的中点至胸锁关节（右侧）或锁骨上小窝（左侧）的连线，即颈总动脉及颈外动脉的体表投影，甲状软骨上缘水平是两动脉的分界标志。

2. 锁骨下动脉（subclavian artery） 右侧自胸锁关节、左侧自锁骨上小窝向外上至锁骨上缘中点的一弧形线，其最高点距锁骨上缘约 1 cm。

3. 颈外静脉（external jugular vein） 位于下颌角至锁骨中点的连线上。是小儿静脉穿刺的常用部位。

4. 副神经（accessory nerve） 自下颌角与乳突尖连线的中点，经胸锁乳突肌后缘上、中 1/3 交点至斜方肌前缘中、下 1/3 交点的连线。

5. 臂丛（brachial plexus） 自胸锁乳突肌后缘中、下 1/3 交点至锁骨中、外 1/3 交点稍内侧的连线。

6. 胸膜顶（cupula of pleura）及肺尖（apex of lung） 位于锁骨内侧 1/3 段上方，最高点距锁骨上缘 2～3 cm。

第二节 颈部的层次结构

一、浅层结构

（一）皮肤
颈部皮肤较薄，移动度较大，皮纹呈横向分布。

（二）浅筋膜
浅筋膜是一层含有脂肪的疏松结缔组织，在颈前外侧部的浅筋膜内有一层菲薄的皮肌，称颈阔肌（platysma）。该肌深面的浅筋膜内有颈前静脉、颈外静脉、颈外侧浅淋巴结、颈丛皮支和面神经颈支等（图 2-2）。

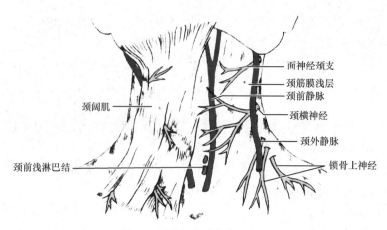

面神经颈支
颈筋膜浅层
颈前静脉
颈横神经
颈外静脉
锁骨上神经
颈阔肌
颈前浅淋巴结

图 2-2　颈阔肌及颈部浅层结构

1. 浅静脉

（1）颈前静脉（anterior jugular vein）：自颏下部沿颈前正中线两侧下行，至胸锁乳突肌下份前缘处，穿入胸骨上间隙转向外侧，并经该肌深面汇入颈外静脉。左、右颈前静脉在胸骨上间隙内借一横支吻合，形成**颈静脉弓**。有时仅有一条颈前静脉，位居中线，称**颈前正中静脉**。

（2）颈外静脉（external jugular vein）：由下颌后静脉后支和耳后静脉在下颌角附近汇合而成，沿胸锁乳突肌浅面斜行向下外，于锁骨上缘中点上方 2～5 cm 处穿颈深筋膜汇入锁骨下静脉或静脉角（图 2-3）。

临床意义

① 由于颈部皮纹呈横向分布，故颈部手术常作横切口，以利于皮肤愈合和术后美观。颈部皮肤色泽接近面部，柔软细腻，是用以修复口腔、颌面部缺损较理想的供体。② 颈阔肌由面神经的颈支支配，神经受损可致皮肤松弛。在颈部手术中，需保护面神经颈支。在缝合颈部伤口时，术者需小心缝合皮肤和颈阔肌，否则皮肤收缩形成较明显的疤痕。③ 颈外静脉末端虽有一对瓣膜，但不能阻止血液逆流；当上腔静脉血流受阻时，可致颈外静脉曲张。颈外静脉在穿深筋膜处与深筋膜紧密结合，当静脉壁受损破裂时，管腔不易闭合，可致气栓。

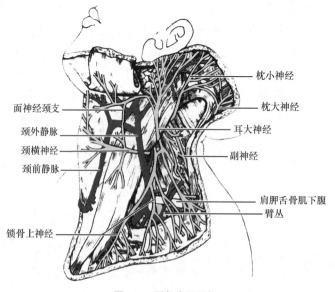

枕小神经
枕大神经
面神经颈支
耳大神经
颈外静脉
副神经
颈横神经
颈前静脉
肩胛舌骨肌下腹
臂丛
锁骨上神经

图 2-3　颈部浅层结构

2. 浅神经　主要有颈丛皮支和面神经颈支。

（1）**颈丛皮支**：在胸锁乳突肌后缘中点浅出，位置表浅且相对集中，常为颈部手术阻滞麻醉的穿刺点。颈丛皮支有（图 2-3）：

1）枕小神经（lesser occipital nerve）：勾绕副神经，沿胸锁乳突肌后缘行向后上，分布于枕部皮肤及耳郭背面上部皮肤。

2）耳大神经（great auricular nerve）：绕胸锁乳突肌后缘，并沿该肌表面伴颈外静脉上行至腮腺，分布于耳郭及腮腺区皮肤。

3）颈横神经（transverse nerve of neck）：经胸锁乳突肌中份浅面横行向前，穿颈阔肌向前分布于颈前区皮肤。

4）锁骨上神经（supraclavicular nerve）：自胸锁乳突肌深面穿出后分为2～4支，行向外下方，在锁骨上缘处浅出，分布于颈前外侧部、胸上部及肩部皮肤。

（2）面神经颈支（cervical branch of facial nerve）：自腮腺下端穿出，下行于颈阔肌深面，支配该肌运动。

二、颈筋膜及筋膜间隙

（一）颈筋膜

颈筋膜（cervical fascia）是位于浅筋膜和颈阔肌深面的深筋膜，包绕颈、项部诸肌和脏器。可分为浅、中、深三层，各层之间的疏松结缔组织构成颈筋膜间隙（图2-4、图2-5）。

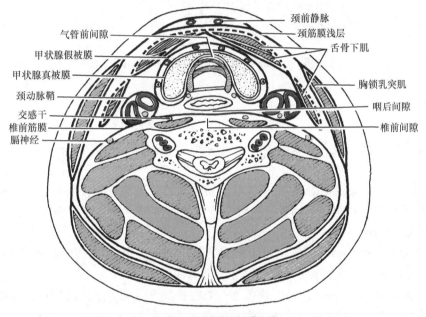

图 2-4 颈筋膜及筋膜间隙

1. **颈筋膜浅层** 即封套筋膜（investing fascia），包绕整个颈部，向上附于头、颈交界处，向下附于颈与胸、上肢交界处，其前部在正中线左、右两侧彼此延续，参与组成颈白线，向两侧包裹胸锁乳突肌和斜方肌，形成两肌的鞘，向后附于项韧带和第7颈椎棘突。此层筋膜在下颌下三角和腮腺区为两层，分别包绕下颌下腺和腮腺，形成两腺的筋膜鞘。在胸骨柄上方，颈筋膜浅层分为前、后两层，分别附于胸骨柄前、后缘。

2. **颈筋膜中层** 又称气管前筋膜（pretracheal fascia）或内脏筋膜，位于舌骨下肌群深面，包绕喉、气管颈部、咽、食管颈部、甲状腺和甲状旁腺等器官，并形成**甲状腺鞘**。前下部覆盖于气管者为气管前筋膜；后上部覆盖颊肌和咽缩肌者称颊咽筋膜（buccopharyngeal fascia）。气管前筋膜向上附于甲状软骨、环状软骨弓和舌骨，向下经气管前方及两侧入胸腔，与心包及进出心脏的大血管外膜相续。

3. **颈筋膜深层** 即椎前筋膜（prevertebral fascia），位于椎前肌及斜角肌前面，上起自颅底，下续前纵韧带及胸内筋膜，两侧覆盖颈交感干、膈神经、臂丛及锁骨下动脉等结构。该筋膜向外下方包绕锁骨下动、静脉及臂丛，并向腋窝走行，形成**腋鞘**。

4. **颈动脉鞘**（carotid sheath） 是颈筋膜向两侧包裹颈总动脉、颈内动脉、颈内静脉以及迷走神经等形成的筋膜鞘。

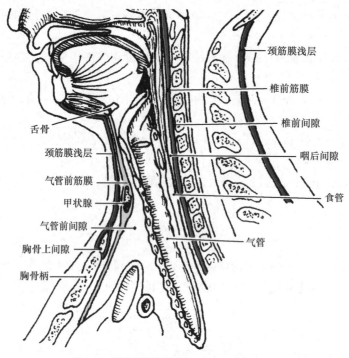

图 2-5　颈筋膜及筋膜间隙（正中矢状切面）

（二）颈筋膜间隙

1. 胸骨上间隙（suprasternal space）为颈筋膜浅层在距胸骨柄上缘 3～4 cm 处分为前、后两层，分别附着于胸骨柄的前、后缘而形成，内有胸锁乳突肌胸骨头、颈前静脉下段、颈静脉弓、淋巴结和脂肪组织等。

2. 气管前间隙（pretracheal space）位于气管前筋膜与气管颈部之间，内有气管前淋巴结、甲状腺下静脉、甲状腺奇静脉丛、甲状腺最下动脉、头臂干及左头臂静脉，小儿还有胸腺上部。此间隙感染、出血或气肿时可蔓延至上纵隔。

3. 咽后间隙（retropharyngeal space）位于椎前筋膜与颊咽筋膜之间，此间隙向上至颅底，向下通后纵隔，其外侧为颈动脉鞘。其位于咽壁外侧的部分称**咽旁间隙**。

4. 椎前间隙（prevertebral space）位于椎前筋膜与脊柱颈部之间。颈椎结核脓肿多积于椎前间隙，向两侧经腋鞘可扩散至腋窝。脓肿溃破后，可经咽后间隙向下蔓延至后纵隔。

第三节　颈前区

颈前区以舌骨为界分为舌骨上区和舌骨下区。

一、舌骨上区

舌骨上区指颈前区舌骨以上的区域，包括颏下三角和左、右下颌下三角。

（一）颏下三角

颏下三角（submental triangle）是由左、右二腹肌前腹与舌骨体构成的三角区。其浅面由浅入深依次为皮肤、浅筋膜和颈筋膜浅层，深面为两侧下颌舌骨肌及其筋膜。此三角内有 1～3 个颏下淋巴结。

（二）下颌下三角

1. 境界　下颌下三角（submandibular triangle）位于下颌骨下缘与二腹肌前、后腹之间，又名二腹肌三角（digastric triangle）。此三角的浅面由浅入深依次为皮肤、浅筋膜、颈阔肌和颈筋膜浅层，三角的底为下颌舌骨肌、舌骨舌肌和咽中缩肌。

2. 内容 主要有下颌下腺、血管、神经和淋巴结等（图2-6）。

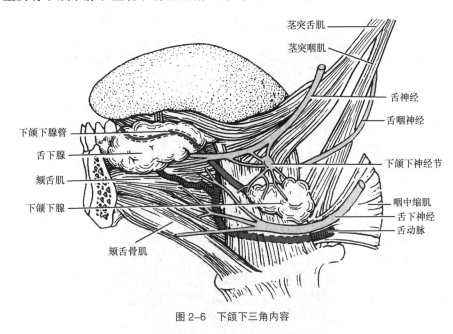

图 2-6 下颌下三角内容

（1）下颌下腺（submandibular gland）：位于颈筋膜浅层所形成的筋膜鞘内，形态不规则，包括较大的浅部和较小的深部两部分。浅部位于下颌舌骨肌浅面，绕该肌后缘伸向前内与位于下颌舌骨肌深面的深部相延续。下颌下腺管由腺深部的前端发出，经下颌舌骨肌与舌骨舌肌之间前行，在舌下腺内侧开口于口底黏膜的舌下阜。

（2）**血管、神经和淋巴结**：面动脉（facial artery）在舌骨大角稍上方起自颈外动脉，经二腹肌后腹深面进入下颌下三角，沿下颌下腺深面前行至咬肌前缘处，绕下颌骨下缘入面部。面静脉（facial vein）与面动脉伴行越过下颌骨下缘入该三角，经下颌下腺浅面汇入颈内静脉。舌下神经（hypoglossal nerve）于二腹肌后腹深面入下颌下三角，位于下颌下腺内下方，经下颌舌骨肌与舌骨舌肌之间行向前上进入舌。舌神经（lingual nerve）在下颌下腺深部内上方，沿舌骨舌肌表面前行入舌。下颌下神经节（submandibular ganglion）位于下颌下腺深部上方，向上连于舌神经，向下发出分支至下颌下腺和舌下腺。在下颌下腺周围分布有4~6个下颌下淋巴结。

二、舌骨下区

舌骨下区是颈前区舌骨以下的区域，包括左、右颈动脉三角和肌三角。

（一）颈动脉三角

1. 境界 颈动脉三角（carotid triangle）位于胸锁乳突肌上份前缘、肩胛舌骨肌上腹和二腹肌后腹之间。其浅面由浅入深依次为皮肤、浅筋膜、颈阔肌及颈筋膜浅层，深面为椎前筋膜，内侧为咽侧壁及其筋膜。

2. 内容 颈动脉三角内主要有颈总动脉及其分支、颈内静脉及其属支、舌下神经及其降支、迷走神经及其分支、副神经和颈深淋巴结等（图2-7）。

（1）动脉

1）颈总动脉（common carotid artery）：位于颈动脉鞘内，居颈内静脉内侧，在甲状软骨上缘处分为颈外动脉和颈内动脉。颈总动脉末端和颈内动脉起始部膨大处称颈动脉窦（carotid sinus），窦壁内有压力感受器；颈总动脉分叉处的后方有颈动脉小球（carotid glomus），是化学感觉器。二者分别有调节血压和呼吸的作用。

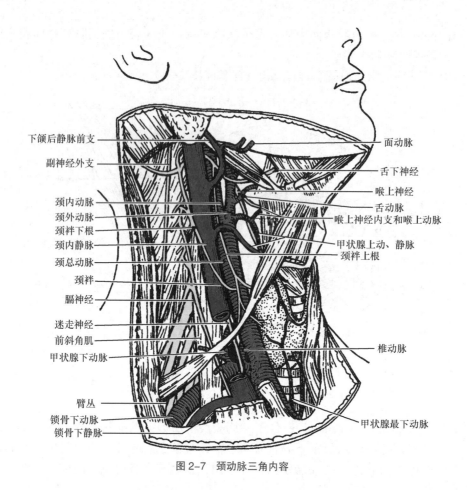

下颌后静脉前支 —— 面动脉
副神经外支 —— 舌下神经
—— 喉上神经
颈内动脉 —— 舌动脉
颈外动脉 —— 喉上神经内支和喉上动脉
颈袢下根 —— 甲状腺上动、静脉
颈内静脉 —— 颈袢上根
颈总动脉
颈袢
膈神经
迷走神经
前斜角肌
甲状腺下动脉 —— 椎动脉
臂丛
锁骨下动脉 —— 甲状腺最下动脉
锁骨下静脉

图 2-7　颈动脉三角内容

2）颈外动脉（external carotid artery）：平甲状软骨上缘处起自颈总动脉，起始后沿颈内动脉前内侧上行，自前壁由下而上依次向前发出甲状腺上动脉、舌动脉和面动脉；近二腹肌后腹下缘处自后壁发出枕动脉；自颈外动脉起始部的内侧壁向上发出咽升动脉。

3）颈内动脉（internal carotid artery）：起始后自颈外动脉的后外方行至其后方，经二腹肌后腹深面至下颌后窝，经颈动脉管入颅。该动脉在颈部无分支。

（2）**静脉**：颈内静脉（internal jugular vein）位于颈总动脉外侧，大部分被胸锁乳突肌所掩盖。其属支自上而下依次有面静脉、舌静脉和甲状腺上、中静脉。

（3）**神经**

1）迷走神经（vagus nerve）：在颈动脉鞘内，居颈内静脉与颈内动脉、颈总动脉之间的后方。自迷走神经上端的下神经节发出喉上神经，在颈动脉三角内还发出心支。喉上神经在舌骨大角高度分为内、外两支。其内支伴喉上动脉穿甲状舌骨膜入喉，分布于声门裂以上的喉黏膜；外支支配环甲肌。心支沿颈总动脉表面下行入胸腔，参与组成心丛。

2）副神经（accessory nerve）：经二腹肌后腹的深面入颈动脉三角，经颈内动、静脉之间行向后外方，至胸锁乳突肌上份深面穿入该肌，发出肌支支配该肌，本干继续行向后下进入枕三角。

3）舌下神经（hypoglossal nerve）：经二腹肌后腹中份的下缘穿出入颈动脉三角，呈弓形越过颈内、外动脉浅面，再经二腹肌后腹前端深面进入下颌下三角。舌下神经在颈内动脉浅面发出降支称**颈袢上根**。颈袢上根沿颈总动脉浅面下行，与第2、3颈神经发出的**颈袢下根**构成**颈袢**。

（4）**二腹肌后腹**（posterior belly of digastric）：是下颌下三角与颈动脉三角的分界，也是颌面部与颈部手术的重要标志性结构。其浅面有耳大神经、下颌后静脉及面神经颈支；深面有颈内动、静脉，颈外动脉、副神经、迷走神经、舌下神经和颈交感干；其上缘有耳后动脉、面神经和舌咽神经等结构；下缘有枕动脉和舌下神经（图1-14、图1-15）。

（二）肌三角

1. 境界　肌三角（muscular triangle）由颈前正中线、肩胛舌骨肌上腹和胸锁乳突肌下份前缘围成。其浅面由浅入深依次为皮肤、浅筋膜、颈阔肌和颈筋膜浅层，深面为椎前筋膜。

2. 内容　肌三角内主要有舌骨下肌群、甲状腺、甲状旁腺、气管颈部和食管颈部等器官。

（1）**舌骨下肌群**：4 对，包括浅层的胸骨舌骨肌和肩胛舌骨肌上腹，深层的胸骨甲状肌和甲状舌骨肌。

（2）**甲状腺**

1）形态与被膜：甲状腺（thyroid gland）呈"H"形，由左、右两侧叶和连结两侧叶的甲状腺峡组成，约 70% 的人甲状腺峡向上伸出一锥状叶，长短不一。

甲状腺表面包有两层被膜：气管前筋膜包裹甲状腺形成甲状腺鞘，又称**甲状腺假被膜**；甲状腺自身的外膜即纤维囊，又称**甲状腺真被膜**。两层被膜之间为**囊鞘间隙**，内有血管、神经、疏松结缔组织及甲状旁腺。在甲状腺两侧叶内侧和峡部的后面，假被膜增厚并与甲状软骨、环状软骨和气管软骨的软骨膜愈着，形成**甲状腺悬韧带**，将甲状腺固定于喉及气管壁上。因此，吞咽时甲状腺可随喉上下移动。

2）位置和毗邻：甲状腺的两侧叶位于喉下部和气管上部的两侧，上极平甲状软骨中点，下极至第 6 气管软骨。有的侧叶下极可伸至胸骨柄后方，称胸骨后甲状腺。甲状腺峡位于第 2~4 气管软骨前方。

甲状腺前面由浅入深依次为：皮肤、浅筋膜、颈筋膜浅层、舌骨下肌群和气管前筋膜。两侧叶的后内侧紧邻喉与气管、咽与食管以及喉返神经。后外侧与颈动脉鞘及其内容以及位于椎前筋膜深面的颈交感干相邻。

> **临床意义**
>
> 　　当甲状腺肿大时，可压迫气管和食管，出现呼吸和吞咽困难；压迫喉返神经引起声音嘶哑；压迫颈交感干，可出现 Horner 综合征，即患侧瞳孔缩小、上睑下垂、眼裂变窄、眼球内陷、面部潮红无汗等。

3）甲状腺的动脉与喉的神经

甲状腺上动脉与喉上神经：甲状腺上动脉（superior thyroid artery）起自颈外动脉起始部的前壁，伴喉上神经外支行向前下方，至侧叶上极附近分为前、后两支。前支沿侧叶前缘下行，分布于侧叶前面；后支沿侧叶后缘下行，沿途发出胸锁乳突肌支、喉上动脉和环甲肌支。其中喉上动脉与喉上神经内支伴行，穿甲状舌骨膜入喉（图 2-8）。

喉上神经（superior laryngeal nerve）为迷走神经的分支，在舌骨大角处分为内、外两支。内支与喉上动脉伴行穿甲状舌骨膜入喉，分布于声门裂以上的喉黏膜，外支伴甲状腺上动脉走行，至侧叶上极约 1 cm 处与动脉分离，弯向内侧，发出肌支支配环甲肌和咽下缩肌。

甲状腺下动脉与喉返神经：甲状腺下动脉（inferior thyroid artery）起自甲状颈干，沿前斜角肌内侧缘上行至环状软骨平面，该动脉在颈动脉鞘与椎动、静脉之间弯向内下，在近甲状腺侧叶下极的后面分为升支和降支，分布于甲状腺、甲状旁腺、气管、食管、喉和咽等。

喉返神经（recurrent laryngeal nerve）是迷走神经的分支，左侧勾绕主动脉弓、右侧勾绕右锁骨下动脉后返回颈部，分别沿两侧的气管食管旁沟上行至咽下缩肌下缘，经环甲关节后方入喉，更名为喉下神经（inferior laryngeal nerve）。其运动纤维支配除环甲肌以外的所有喉肌，感觉纤维分布于声门裂以下的喉黏膜。左喉返神经行程较长，位置较深，多在甲状腺下动脉后方与其交叉。右喉返神经行程较短，位置较浅，多在甲状腺下动脉前方与其交叉或穿行于该动脉的分支之间。甲状腺下动脉与喉返神经交叉的位置约在甲状腺侧叶中、下 1/3 交界处的后方。左、右喉返神经入喉前通常经过环甲关节后方，故甲状软骨下角可作为寻找喉返神经的标志。

甲状腺最下动脉（arteria thyroidea ima）：出现率约 10%，可起自主动脉弓、头臂干或右颈总动脉等，沿气管前面上行至甲状腺峡。

4）甲状腺的静脉：有三对，甲状腺上静脉（superior thyroid vein）与同名动脉伴行，注入颈内静脉。

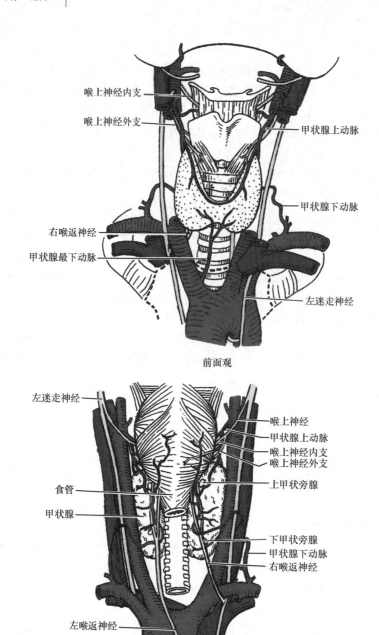

喉上神经内支
喉上神经外支
右喉返神经
甲状腺最下动脉

甲状腺上动脉
甲状腺下动脉
左迷走神经

前面观

左迷走神经
食管
甲状腺
左喉返神经

喉上神经
甲状腺上动脉
喉上神经内支
喉上神经外支
上甲状旁腺
下甲状旁腺
甲状腺下动脉
右喉返神经

后面观

图 2-8　甲状腺的动脉与喉的神经

临床意义　甲状腺次全切除术注意事项：① 切口位置及层次：在颈静脉切迹上方二横指处，沿皮纹横向呈弧形切开皮肤、浅筋膜及颈阔肌，沿正中线切开颈筋膜浅层，平环状软骨高度横断两侧的胸骨舌骨肌和胸骨甲状肌，分离甲状腺假被膜，暴露甲状腺。② 结扎甲状腺上、下动脉位置：因喉上神经外支与甲状腺上动脉伴行至甲状腺侧叶上极约 1 cm 处二者才分开，故手术中应紧贴侧叶上极结扎甲状腺上动、静脉，以免损伤喉上神经外支，造成声音低钝、呛咳等。甲状腺下动脉与喉返神经在甲状腺侧叶中、下 1/3 交界处的后面彼此交叉，关系复杂。因此，结扎甲状腺下动脉应尽量靠近颈总动脉，以免损伤喉返神经，引起声音嘶哑。③ 甲状腺中静脉短而粗，管壁较薄，手术时应仔细结扎，以免出血或形成气栓。④ 保留甲状旁腺：手术中若损伤或误摘甲状旁腺会造成甲状旁腺功能低下，因此手术中应特别注意。

甲状腺中静脉（middle thyroid vein）起自甲状腺侧叶中部外侧缘，横过颈总动脉前方，注入颈内静脉。此静脉有时缺如。甲状腺下静脉（inferior thyroid vein）起自甲状腺侧叶下极，经气管前面下行，注入头臂静脉。两侧甲状腺下静脉在气管前面吻合成**甲状腺奇静脉丛**（图2-9）。

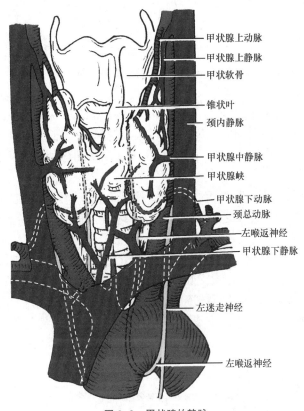

甲状腺上动脉
甲状腺上静脉
甲状软骨
锥状叶
颈内静脉
甲状腺中静脉
甲状腺峡
甲状腺下动脉
颈总动脉
左喉返神经
甲状腺下静脉
左迷走神经
左喉返神经

图2-9　甲状腺的静脉

（3）甲状旁腺（parathyroid gland）：为两对扁圆形小体，直径0.6~0.8 cm，表面光滑。活体上呈棕黄色或淡红色。甲状旁腺位于甲状腺侧叶后面的囊鞘间隙内，但也有位于甲状腺实质内或假被膜之外的气管周围结缔组织中。上一对甲状旁腺多位于甲状腺侧叶上、中1/3交界处的后方，下一对甲状旁腺多位于侧叶下1/3的后方。

（4）气管颈部（cervical part of trachea）：上端自第6颈椎平面起于环状软骨下缘，下端平胸骨颈静脉切迹处移行于气管胸部，全长约6.5 cm，由6~8个气管软骨及其间的软组织构成。气管周围有疏松结缔组织包绕，故活动性较大，当仰头或低头时，气管可上、下移动1.5 cm。气管颈部的上段位置较浅，下段位置较深。气管颈部的前方由浅入深依次为皮肤、浅筋膜、颈筋膜浅层和胸骨上间隙及其内的颈静脉弓、舌骨下肌群及气管前筋膜。第2~4气管软骨前方有甲状腺峡，峡的下方有甲状腺下静脉、甲状腺奇静脉丛、气管前淋巴结和可能存在的甲状腺最下动脉；气管后方为食管颈部；两侧为甲状腺侧叶和位于气管食管旁沟内的喉返神经。气管的后外侧为颈动脉鞘和颈交感干等。

> **临床意义**　在行气管切开术时，头应保持正中位并尽量后仰，使气管接近体表，以利于手术进行，同时可避免伤及食管和周围的血管神经。在婴儿和儿童中，胸腺、左头臂静脉和主动脉弓等常向上高出胸骨颈静脉切迹，做气管切开术时，应注意勿伤及上述结构。

（5）**食管颈部**（cervical part of esophagus）：上端在环状软骨下缘平面与咽相接，下端在胸骨颈静脉切迹平面移行为食管胸部。食管颈部前方与气管相邻，且稍偏向左侧，故食管颈部手术多选左侧入路；后方隔椎前筋膜与颈交感干相邻；两侧邻甲状腺侧叶、颈动脉鞘及其内容物。

第四节 胸锁乳突肌区与颈外侧区

一、胸锁乳突肌区

（一）境界

胸锁乳突肌区（sternocleidomastoid region）是指胸锁乳突肌所在的区域。

（二）内容

1. **颈动脉鞘及其内容** 颈动脉鞘上起自颅底，下至颈根部续于纵隔。鞘内有颈内静脉和迷走神经贯穿其全长，鞘上部有颈内动脉，下部有颈总动脉。在颈动脉鞘的上部，颈内动脉位于前内侧，颈内静脉在后外侧，迷走神经居二者之间的后内方；在鞘的下部，颈总动脉位于后内侧，颈内静脉位于前外侧，迷走神经位于二者之间的后外方。

颈动脉鞘的浅面有胸锁乳突肌、胸骨舌骨肌、胸骨甲状肌、肩胛舌骨肌下腹、颈袢和甲状腺上、中静脉；后方有甲状腺下动脉横过（左侧还有胸导管弓），隔椎前筋膜有颈交感干、椎前肌及颈椎横突等；内侧有甲状腺侧叶、喉与气管、咽与食管及喉返神经等。

2. **颈袢**（ansa cervicalis） 由第 1～3 颈神经前支的纤维组成。第 1 颈神经前支的部分纤维随舌下神经走行，在颈动脉三角内离开舌下神经，沿颈内动脉及颈总动脉浅面下行，称**舌下神经降支**，即**颈袢上根**；第 2、3 颈神经前支的部分纤维组成**颈袢下根**，沿颈内静脉浅面下行。在环状软骨弓平面，颈袢上、下根在颈动脉鞘表面合成颈袢。自颈袢发支支配肩胛舌骨肌、胸骨舌骨肌和胸骨甲状肌。行甲状腺手术时，因肌支多从肌的下部进入，故应平环状软骨切断舌骨下诸肌，可避免损伤颈袢的肌支（图 2-10）。

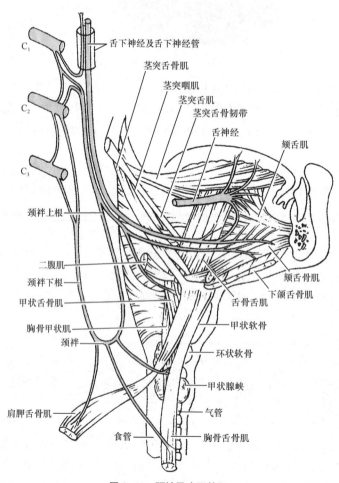

图 2-10 颈袢及支配的肌

3. 颈丛（cervical plexus） 由第1～4颈神经前支构成，位于胸锁乳突肌上部与中斜角肌和肩胛提肌之间。其分支有皮支和肌支。

4. 颈交感干（cervical sympathetic trunk） 位于脊柱颈部两侧，椎前筋膜的后方，由颈上、中、下三个交感干神经节及节间支组成。颈上神经节（superior cervical ganglion）最大，长约3 cm，呈梭形，位于第2、3颈椎横突前方。颈中神经节（middle cervical ganglion）较小，位于第6颈椎横突前方，但不恒定。颈下神经节（inferior cervical ganglion）位于第7颈椎横突前方，多与第1胸神经节融合为颈胸神经节（cervicothoracic ganglion），又称星状神经节（stellate ganglion）。上述三个神经节均发出心支参与心丛的组成，并发出灰交通支进入第1～8颈神经。

二、颈外侧区

颈外侧区又称颈后三角，是由胸锁乳突肌后缘、斜方肌前缘和锁骨中1/3段上缘围成的三角区，此区被肩胛舌骨肌下腹分为上方较大的枕三角和下方较小的锁骨上三角。

（一）枕三角

1. 境界 枕三角（occipital triangle）又称**肩胛舌骨肌斜方肌三角**。位于胸锁乳突肌后缘、斜方肌前缘和肩胛舌骨肌下腹上缘之间。其浅面由浅入深依次为皮肤、浅筋膜和颈筋膜浅层，深面为椎前筋膜及其深面的中、后斜角肌，头夹肌和肩胛提肌等。

2. 内容 枕三角内主要有副神经、颈丛与臂丛的分支等。

（1）副神经：自颈静脉孔出颅后，经二腹肌后腹深面，沿颈内静脉前外侧行向后下方，于胸锁乳突肌上部的前缘进入胸锁乳突肌区，并发支支配该肌。其本干在该肌后缘上、中1/3交界处进入枕三角，然后沿肩胛提肌浅面斜过枕三角中份，在斜方肌前缘中、下1/3交界处进入该肌深面，并支配该肌。

（2）**颈丛和臂丛的分支**：颈丛的皮支自胸锁乳突肌后缘中点处从颈筋膜浅层穿出，分布于头、颈、胸上部和肩上部皮肤。枕三角内亦有颈丛的肌支支配肩胛提肌、斜方肌和椎前肌。臂丛的分支有支配菱形肌的肩胛背神经，支配冈上、下肌的肩胛上神经以及支配前锯肌的胸长神经等。

（二）锁骨上三角

1. 境界 锁骨上三角（supraclavicular triangle）又称肩胛舌骨肌锁骨三角（omoclavicular triangle），位于胸锁乳突肌后缘、肩胛舌骨肌下腹与锁骨中1/3上缘之间，体表呈明显凹陷，故又称**锁骨上大窝**。其浅面由浅入深依次为皮肤、浅筋膜和颈筋膜浅层，其浅筋膜内有锁骨上神经、颈外静脉末段、颈阔肌等，其深面为椎前筋膜及其深面的斜角肌下份等。

2. 内容 锁骨上三角内主要有锁骨下静脉与静脉角、膈神经、锁骨下动脉和臂丛。

（1）锁骨下静脉与静脉角：锁骨下静脉（subclavian vein）在第1肋外缘处与腋静脉相延续，经前斜角肌前面行向内侧，在该肌下端内侧与颈内静脉汇合成头臂静脉，二者汇合处形成向外上方开放的夹角称静脉角（venous angle）。胸导管和右淋巴导管分别汇入左、右静脉角（图2-11）。

（2）锁骨下动脉（subclavian artery）：位于该三角内的是锁骨下动脉的第3段，该动脉经斜角肌间隙进入锁骨上三角并走向腋窝。其下方为第1肋，后上方有臂丛的各干，前下方为锁骨下静脉。锁骨下动脉在锁骨上三角内的直接和间接分支有：肩胛背动脉、肩胛上动脉和颈横动脉，分别至斜方肌深面和肩胛区。

（3）臂丛：由第5～8颈神经前支和第1胸神经前支的大部分纤维组成，经斜角肌间隙进入锁骨上三角。臂丛在锁骨下动脉后上方合成三个干：第5、6颈神经前支合成上干，第7颈神经前支为中干，第8颈神经前支和第1胸神经前支的大部分纤维合成下干。在近锁骨中点处各干均分成前、后两股，经锁骨中份后下方进入腋窝，围绕腋动脉形成内侧束、外侧束和后束。根、干、股组成**臂丛锁骨上部**，其分支有肩胛上神经、肩胛背神经和胸长神经。臂丛和锁骨下动脉均由椎前筋膜形成的筋膜鞘包绕，续于腋鞘。

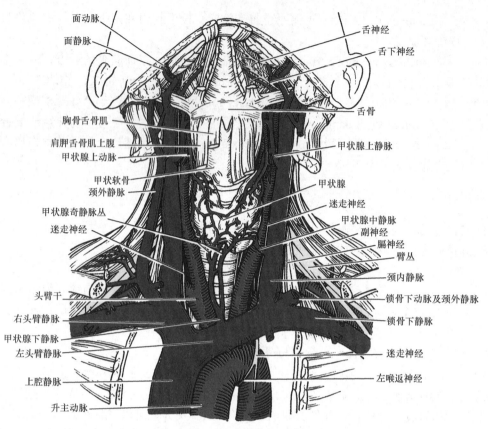

图 2-11 锁骨下静脉和静脉角

面动脉
面静脉
舌神经
舌下神经
胸骨舌骨肌
肩胛舌骨肌上腹
甲状腺上动脉
甲状软骨
颈外静脉
甲状腺奇静脉丛
迷走神经
头臂干
右头臂静脉
甲状腺下静脉
左头臂静脉
上腔静脉
升主动脉
舌骨
甲状腺上静脉
甲状腺
迷走神经
甲状腺中静脉
副神经
膈神经
臂丛
颈内静脉
锁骨下动脉及颈外静脉
锁骨下静脉
迷走神经
左喉返神经

> **临床意义**　行上肢手术时，在锁骨中点上方为臂丛锁骨上阻滞麻醉部位。此处臂丛的上、中、下干位置集中，故阻滞比较完全，但应注意勿伤及邻近的锁骨下动脉，更应避免损伤胸膜顶和肺尖。

第五节　颈根部

颈根部（root of neck）是指颈部与胸部之间的部位，由进出胸廓上口的结构所占据。

一、境界

颈根部的前界为胸骨柄，后界为第 1 胸椎体，两侧为第 1 肋。前斜角肌是颈根部重要的标志，其前内侧有来往于颈、胸之间的纵行结构；前、后方及外侧主要有来往于胸部、颈部与上肢间的横行结构（图 2-12）。

二、内容及毗邻

（一）胸膜顶

胸膜顶（cupula of pleura）为覆盖肺尖的壁胸膜，突入颈根部，高出锁骨内侧 1/3 上缘 2～3 cm，前、中、后斜角肌覆盖其前、后方及外侧。胸膜顶前方有锁骨下动脉及其分支、膈神经、迷走神经、锁骨下静脉；后方紧贴第 1、2 肋、颈交感干和第 1 胸神经前支；外侧邻臂丛；内侧邻气管、食管，左侧还有胸导管和左喉返神经；上方从第 7 颈椎横突、第 1 肋颈及第 1 胸椎至胸膜顶的筋膜称胸膜上膜（suprapleural membrane），又称 Sibson 筋膜，起悬吊作用。当行肺萎陷手术时，切断此筋膜，才能使肺尖塌陷。

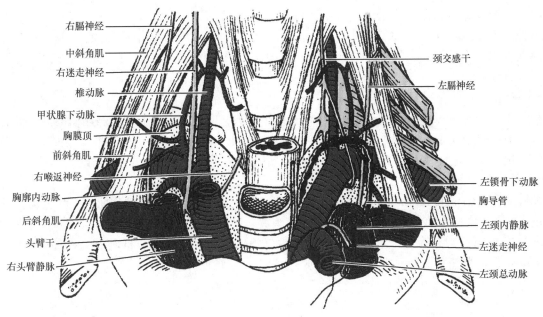

左侧标注（从上到下）：右膈神经、中斜角肌、右迷走神经、椎动脉、甲状腺下动脉、胸膜顶、前斜角肌、右喉返神经、胸廓内动脉、后斜角肌、头臂干、右头臂静脉

右侧标注（从上到下）：颈交感干、左膈神经、左锁骨下动脉、胸导管、左颈内静脉、左迷走神经、左颈总动脉

图 2-12　颈根部结构

（二）锁骨下动脉

锁骨下动脉（subclavian artery）左侧起自主动脉弓，右侧在胸锁关节后方起自头臂干。两侧锁骨下动脉均呈弓形越过胸膜顶的前方行向外侧，穿斜角肌间隙至第 1 肋外侧缘处移行为腋动脉。前斜角肌将其分为 3 段：第 1 段位于前斜角肌内侧，第 2 段位于前斜角肌后方，第 3 段位于前斜角肌外侧缘至第 1 肋外侧缘。锁骨下动脉的主要分支有：

1. 椎动脉（vertebral artery）　起自锁骨下动脉第 1 段，沿前斜角肌内侧上行，穿经上位 6 个颈椎横突孔，经枕骨大孔入颅，分布于脑、脊髓和内耳。

2. 胸廓内动脉（internal thoracic artery）　在胸膜顶的前方，正对椎动脉起始处起自锁骨下动脉第 1段，经锁骨下静脉后方下行入胸腔。

3. 甲状颈干（thyrocervical trunk）　起自锁骨下动脉第 1 段，沿前斜角肌内侧缘上行，其分支有甲状腺下动脉、肩胛上动脉和颈横动脉。

4. 肋颈干（costocervical trunk）　起自锁骨下动脉第 1 或第 2 段，经胸膜顶上方弓形向后至第 1 肋颈处分为颈深动脉和最上肋间动脉。

（三）锁骨下静脉

锁骨下静脉（subclavian vein）于第 1 肋外缘续于腋静脉。在第 1 肋上面，经锁骨与前斜角肌之间向内与颈内静脉汇合成头臂静脉。

> **临床意义**　① 锁骨下静脉管径粗大，管壁与第 1 肋、锁骨下肌和前斜角肌筋膜相愈着而被固定，故损伤后难以自动闭合，易致气栓。② 临床上，可经锁骨内侧端下方和第 1 肋之间做锁骨下静脉穿刺，进行长期输液、心导管插管及中心静脉压测定等。

（四）胸导管与右淋巴导管

胸导管（thoracic duct）经胸廓上口入颈根部，沿食管左缘上行，在第 7 颈椎高度向左呈弓状越过胸膜顶，形成胸导管弓，经颈动脉鞘后方，交感干、椎血管和锁骨下动脉前方，弯向内下注入左静脉角，也可注入左颈内静脉或左锁骨下静脉。左颈干、左锁骨下干和左支气管纵隔干通常注入胸导管末端。右淋巴导管（right lymphatic duct）长约 1 cm，由右颈干、右锁骨下干和右支气管纵隔干汇合而成，注入右静脉角。

（五）迷走神经

迷走神经（vagus nerve）在颈根部，右迷走神经下行于右颈内静脉与右颈总动脉之间，在锁骨下动脉第1段前面发出右喉返神经，勾绕该动脉下面和后面返回颈部。左迷走神经在左颈内静脉和左颈总动脉之间下行入胸腔。

（六）膈神经

膈神经（phrenic nerve）由第3~5颈神经前支纤维组成，向内下方斜行于前斜角肌前面，椎前筋膜深面。其前面有胸锁乳突肌、肩胛舌骨肌中间腱、颈内静脉、颈横动脉和肩胛上动脉，左侧方还邻胸导管弓，内侧有颈升动脉上行。膈神经在胸膜顶前内侧、迷走神经外侧，穿锁骨下动、静脉之间下行入胸腔。

（七）椎动脉三角

椎动脉三角（triangle of vertebral artery）内侧界为颈长肌，外侧界为前斜角肌，下界为锁骨下动脉第1段，尖为第6颈椎横突前结节，后方有第7颈椎横突、第8颈神经前支和第1肋颈，前方有颈动脉鞘、膈神经、迷走神经及胸导管弓（左侧）等。椎动脉三角内主要有胸膜顶、椎动脉、椎静脉、甲状颈干、甲状腺下动脉、颈交感干及颈胸神经节等。

第六节　颈部淋巴结

颈部淋巴结数目较多，除收纳头、颈部淋巴以外，还收纳胸部及上肢的部分淋巴。

一、颈上部的淋巴结

颈上部淋巴结沿头、颈交界处排列，位置表浅，分为五组（图2-13），由前向后依次为：

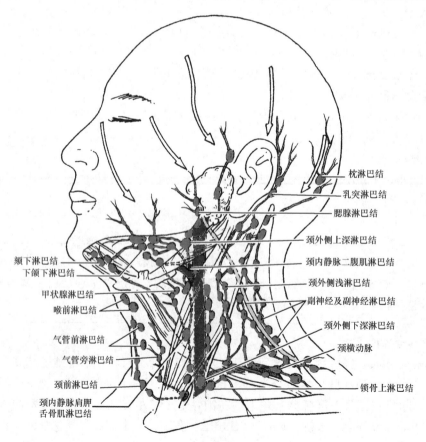

图2-13　颈部的淋巴结

（一）颏下淋巴结

颏下淋巴结（submental lymph node）位于颏下三角内，有1~3个，收纳颏部、下唇中部、口底和舌尖等处的淋巴，其输出淋巴管注入下颌下淋巴结和颈内静脉二腹肌淋巴结。

（二）下颌下淋巴结

下颌下淋巴结（submandibular lymph node）位于下颌下腺附近，有4~6个，收纳面部和口腔器官的淋巴，其输出淋巴管注入颈外侧上深淋巴结。

（三）腮腺淋巴结

腮腺淋巴结（parotid lymph node）位于腮腺表面及其实质内，收纳面部、耳郭、外耳道等处的淋巴，其输出淋巴管注入颈外侧浅淋巴结及颈外侧上深淋巴结。

（四）乳突淋巴结

乳突淋巴结（mastoid lymph node）位于耳后，胸锁乳突肌上端浅面，收纳颞、顶、乳突区及耳郭的淋巴，其输出淋巴管注入颈外侧浅、深淋巴结。

（五）枕淋巴结

枕淋巴结（occipital lymph node）位于枕部皮下，斜方肌起点的浅面，收纳项部和枕部的淋巴，其输出淋巴管注入颈外侧浅、深淋巴结。

二、颈前区的淋巴结

颈前区的淋巴结又称**颈前淋巴结**，位于舌骨下方，两侧胸锁乳突肌和颈动脉鞘之间，可分为颈前浅淋巴结及颈前深淋巴结。

（一）颈前浅淋巴结

颈前浅淋巴结（superficial anterior cervical lymph node）沿颈前静脉排列，收纳舌骨下区的浅淋巴，其输出淋巴管注入颈外侧下深淋巴结，或直接注入锁骨上淋巴结。

（二）颈前深淋巴结

颈前深淋巴结（deep anterior cervical lymph node）位于颈部器官周围，可分为**喉前淋巴结、甲状腺淋巴结、气管前淋巴结**和**气管旁淋巴结**4组，收纳喉、甲状腺、气管颈部、食管颈部等处的淋巴，其输出淋巴管注入颈外侧上、下深淋巴结。

三、颈外侧区的淋巴结

颈外侧区的淋巴结即**颈外侧淋巴结**，分为浅、深两组。

（一）颈外侧浅淋巴结

颈外侧浅淋巴结（superficial lateral cervical lymph node）沿颈外静脉排列，收纳枕部、耳后及腮腺淋巴结引流的淋巴，其输出淋巴管注入颈外侧上深淋巴结。

（二）颈外侧深淋巴结

颈外侧深淋巴结（deep lateral cervical lymph node）有10~15个，沿颈动脉鞘和颈内静脉排列，肩胛舌骨肌下腹将其分为颈外侧上深淋巴结和颈外侧下深淋巴结。

1. 颈外侧上深淋巴结（superior deep lateral cervical lymph node） 位于胸锁乳突肌深面、颈内静脉上段周围。收纳颈外侧浅淋巴结、腮腺淋巴结、颏下淋巴结及下颌下淋巴结的输出淋巴管，亦收纳咽、喉、气管、食管、腭扁桃体和舌的淋巴，其输出淋巴管注入颈外侧下深淋巴结。该群淋巴结中较重要的有：① 颈内静脉二腹肌淋巴结（jugulodigastric lymph node），又称**角淋巴结**，位于二腹肌后腹与颈内静脉交角处，收纳鼻咽部、腭扁桃体及舌根部淋巴，鼻咽癌和舌根部癌常转移至该淋巴结。② 副神经淋巴结（accessory nerve lymph node）位于枕三角内，沿副神经排列，收纳枕部及耳后的淋巴，其输出淋巴管注入颈外侧下深淋巴结或直接注入颈干。

2. 颈外侧下深淋巴结（inferior deep lateral cervical lymph node） 位于颈内静脉下段、臂丛及锁骨下血管周围，收纳颈外侧上深淋巴结引流的淋巴，以及喉前、甲状腺、气管前和气管旁等淋巴结引流的淋巴；其输出淋巴管合成颈干，左侧注入胸导管，右侧注入右淋巴导管。该群淋巴结中较重要的有：① 颈内静脉肩胛舌骨肌淋巴结（juguloomohyoid lymph node）位于颈内静脉与肩胛舌骨肌中间腱交角处，收纳舌尖部的淋巴，故舌尖部癌首先转移至该淋巴结。② 锁骨上淋巴结（supraclavicular lymph node）位于锁骨上大窝，沿颈横血管排列，其中位于前斜角肌前方的淋巴结称**斜角肌淋巴结**，左侧的斜角肌淋巴结又称 **Virchow 淋巴结**，胃癌或食管下段癌转移时，常可累及该淋巴结，可在胸锁乳突肌后缘和锁骨上缘的交角处触到此肿大的淋巴结。

（邹智荣）

第七节　颈部断层影像解剖学

一、经甲状软骨层面

在颈部水平断面上，以颈椎椎体或椎间盘为中心分为前部、后部与两个侧部，其中前部切及椎前肌、喉咽、喉与舌骨下肌群，后部切及椎管及其内容、椎弓后方的项部诸肌，两个侧部包括颈椎横突及起始于横突的斜角肌、肩胛提肌、颈部的大血管、神经与胸锁乳突肌（图2-14）；椎体前面的椎前肌，其中偏内侧的为颈长肌，偏外侧的为头长肌；在椎前肌前方有喉咽，与其前方的喉腔经喉口相通；在喉咽的前方有呈矢状方向的喉前庭，于后壁上有杓状软骨上份的断面；在喉前庭前面与外侧有呈"人"形字的甲状软骨的断面；喉前方有舌骨下肌群各肌。在两侧部，有附于颈椎横突上的中斜角肌和此肌外侧的胸锁乳突肌，在两块肌之间有颈部大血管、神经及颈外侧深淋巴结。后部有椎管，椎管内有脊髓及其被膜与脊神经根；在椎弓板后方、棘突两侧有颈半棘肌、头半棘肌、头最长肌、头夹肌、肩胛提肌与斜方肌等项背部肌。

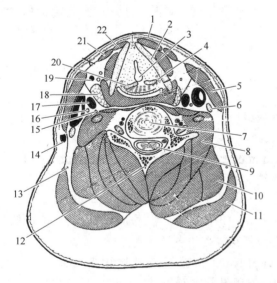
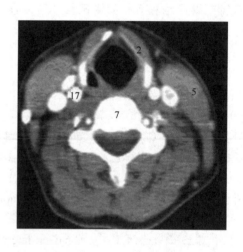

图2-14　经甲状软骨的横断层解剖及 CT 图

1. 颈阔肌　2. 甲状软骨　3. 喉中间腔　4. 甲杓肌　5. 胸锁乳突肌　6. 颈外侧深淋巴结　7. 第5椎间盘　8. 中、后斜角肌　9. 脊髓　10. 肩胛提肌
11. 斜方肌　12. 棘突　13. 副神经　14. 颈外静脉　15. 颈交感干　16. 迷走神经　17. 颈总动脉　18. 甲状腺　19. 甲状腺上动脉　20. 杓状软骨
21. 肩甲舌骨肌上腹　22. 胸骨舌骨肌

二、经环状软骨层面

此断面切及环状软骨及第5颈椎椎体下部（图2-15）。在前部咽腔更进一步缩小，偏向喉腔左后侧；此断面喉腔被切及声襞下份，故喉腔为声门下腔的部分；环状软骨几乎成一完整的软骨环，甲状软骨仅

切及其下角；环状软骨表面的肌为环甲肌，肌表面有甲状腺侧叶断面，腺体前邻舌骨下肌群，前内侧贴近喉、气管、咽、食管，后外侧有颈总动脉、颈内静脉、迷走神经、喉返神经、颈交感干经过，甲状腺肿大时可压迫诸结构；横突孔内仍有椎动、静脉通过，血管后外侧通过的神经应为第6颈神经根，胸锁乳突肌进一步前移；后部仍为椎管及其内容物、项部肌等结构。

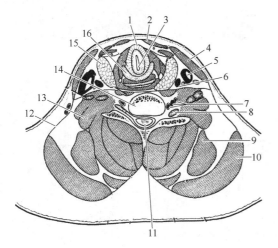 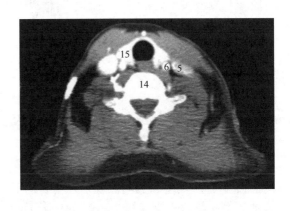

图 2-15 经环状软骨的横断层解剖及 CT 图

1. 甲状软骨 2. 胸骨舌骨肌 3. 声门下腔 4. 胸锁乳突肌 5. 颈内静脉 6. 颈总动脉与迷走神经 7. 椎动、静脉 8. 第7颈神经 9. 肩胛提肌
10. 斜方肌 11. 脊髓 12. 颈筋膜浅层 13. 中斜角肌 14. 第6颈椎 15. 甲状腺 16. 环状软骨板

小 结

颈部介于头与胸和上肢之间，分为项区和固有颈部，后者以胸锁乳突肌为标志分为颈前区、胸锁乳突肌区和颈外侧区。颈浅筋膜内的颈丛皮支在胸锁乳突肌后缘中点浅出。颈筋膜分为浅、中、深三层，浅层包绕整个颈部，形成两肌、两腺的筋膜鞘；中层包绕颈部器官，形成甲状腺鞘；深层即椎前筋膜，形成腋鞘。颈筋膜包绕颈总动脉、颈内动脉、颈内静脉和迷走神经形成颈动脉鞘。颈部各区可划分为许多三角，其中颈前区的舌骨上区分为下颌下三角和颏下三角，舌骨下区分为颈动脉三角和肌三角。下颌下三角内有下颌下腺，其浅面有面静脉，深面有面动脉，内下方有舌下神经和舌血管，内上方有舌神经和下颌下神经节。肌三角内有甲状腺、甲状旁腺、气管颈部和食管颈部等器官。甲状腺呈"H"形，分为两侧叶和峡部，表面被两层被膜；前面由浅入深依次为皮肤、浅筋膜、颈筋膜浅层、舌骨下肌群和气管前筋膜；两侧叶的后内侧紧邻喉与气管、咽与食管以及喉返神经；后外侧与颈动脉鞘及其内容和颈交感干相邻。甲状腺上、下动脉与喉上神经外支、喉返神经关系紧密，手术中结扎动脉时应避免损伤神经。颈根部结构以前斜角肌为标志，其前内侧有来往于颈、胸之间的纵行结构，即椎动脉、胸导管、迷走神经、膈神经、颈交感干及胸膜顶等；前、后方及外侧主要有来往于胸部和上肢之间的横行结构，有锁骨下静脉、锁骨下动脉和臂丛等。

（许仕全）

┌───┐
│ **第二章数字资源**

第二章动画　　　　　第二章课件　　　　　第二章自测题
└───┘

胸　部

━━━━━━━━ 学习要点 ━━━━━━━━

　　掌握：① 胸壁的层次结构、肋间血管神经的分布规律及其临床意义；② 女性乳房的结构及淋巴回流；③ 胸膜、胸膜腔及肋膈隐窝的概念，胸膜的分部，肺和胸膜的体表投影；④ 肺门、肺根、支气管肺段的概念，肺根内结构的位置关系；⑤ 纵隔的概念、分区，纵隔内器官的位置关系；⑥ 心包窦的位置及临床意义。

第一节　概　述

　　胸部（thorax）位于颈部和腹部之间，由胸壁、胸腔及胸腔内容物构成。胸壁以胸廓为支架，外面覆以肌、筋膜和皮肤，内面衬贴胸内筋膜。胸壁和膈围成胸腔，胸腔的两侧容纳肺和胸膜腔，中部为纵隔，内有心包、心及出入心的大血管、食管、气管、胸导管、淋巴结及神经等结构。

一、境界与分区

（一）境界

　　胸部上界为胸骨颈静脉切迹、锁骨上缘和肩峰至第7颈椎棘突的连线；下界相当于胸廓下口；上外侧部以三角肌前、后缘与上肢分界。胸廓下口被膈封闭，由于膈凸向上，故胸腔的实际范围比胸部表面的界限要小。胸壁不仅保护胸腔器官，同时也掩盖腹腔上部部分器官，如肝、脾等，故下胸部外伤时，可累及其深面的腹腔脏器。

（二）分区

　　1. 胸壁（thoracic wall）　通常划分为胸前区、胸外侧区和胸背区（背部）。介于前正中线与腋前线之间为胸前区；腋前线与腋后线之间为胸外侧区；腋后线与后正中线之间为胸背区。

　　2. 胸腔（thoracic cavity）　分为三部，即中部和左、右两侧部。中部被纵隔占据；两侧部容纳肺和胸膜腔。

二、表面解剖

（一）体表标志

　　1. 颈静脉切迹（jugular notch）　平对第2胸椎体下缘，临床常以此切迹检查气管是否偏移。

　　2. 胸骨角（sternal angle）　两侧平对第2肋，是计数肋和肋间隙的标志。胸骨角平对第4胸椎体下缘、气管杈、左主支气管与食管交叉处以及主动脉弓的起、止平面，胸导管在此平面由右转向左行。胸骨角平面还是上、下纵隔的分界面。

3. 剑突（xiphoid process）　向上与胸骨体相接处称剑胸结合，平第 9 胸椎。

4. 乳头（nipple）　男性乳头一般在锁骨中线与第 4 肋间隙交界处，女性乳头略低。

5. 锁骨（clavicle）和锁骨下窝（infraclavicular fossa）　锁骨全长均可在皮下触及。锁骨中、外 1/3 交界处下方有一凹陷，称锁骨下窝，窝深处有臂丛和腋动、静脉通过。

6. 肋弓（costal arch）　为临床上肝、胆囊和脾的触诊标志。

7. 胸骨下角（infrasternal angle）　两侧肋弓与剑胸结合共同围成胸骨下角，角内夹有剑突。剑突与肋弓的交角，称剑肋角，左剑肋角常作为心包穿刺的进针部位之一。

（二）标志线

胸部标志线见图 3-1。

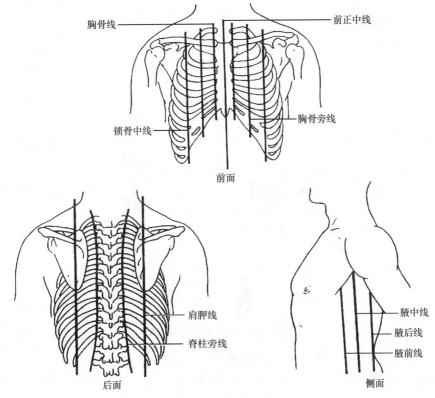

图 3-1　胸部标志线

1. 前正中线（anterior median line）　经身体前面正中所作的垂直线。

2. 胸骨线（sternal line）　经胸骨最宽处外侧缘所作的垂直线。

3. 锁骨中线（midclavicular line）　经锁骨中点所作的垂直线。

4. 胸骨旁线（parasternal line）　经胸骨线与锁骨中线之间连线的中点所作的垂直线。

5. 腋前线（anterior axillary line）　沿腋前襞所作的垂直线。

6. 腋后线（posterior axillary line）　沿腋后襞所作的垂直线。

7. 腋中线（midaxillary line）　沿腋前、后线之间连线的中点所作的垂直线。

8. 肩胛线（scapular line）　经肩胛下角所作的垂直线。

9. 后正中线（posterior median line）　经身体后面正中所作的垂直线。

第二节　胸　壁

胸壁由皮肤、浅筋膜、深筋膜、胸廓外肌层、胸廓和肋间肌以及胸内筋膜等构成。

一、浅层结构

（一）皮肤

胸前区和胸外侧区皮肤较薄，且除胸骨表面皮肤外，均有较大的活动性。胸前区皮肤面积大，质地和颜色与面部相近，可用于颌面部创伤的修复。

（二）浅筋膜

胸前区和胸外侧区的浅筋膜与颈部、上肢和腹部的浅筋膜相续，胸骨前面的浅筋膜较薄，其余部分则较厚。浅筋膜内含脂肪、皮神经、浅血管、浅淋巴管和乳腺（图3-2）。

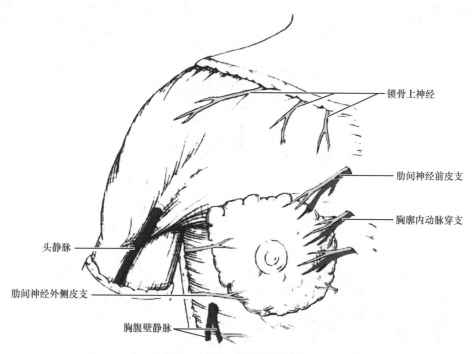

图 3-2　胸前、外侧区浅层结构

1. 皮神经　胸前区和胸外侧区的皮神经来自颈丛和上部肋间神经的分支。

（1）**锁骨上神经**：有 2~4 支，为颈丛的皮支，自颈丛发出后经锁骨前方，分布于胸前区上部和肩部皮肤。

（2）**肋间神经的外侧皮支和前皮支**：肋间神经在腋前线（或腋中线）附近发出外侧皮支，分布于胸外侧区和胸前区外侧部皮肤。在距胸骨外侧缘约 1 cm 处发出前皮支，分布于胸前区内侧部皮肤。

肋间神经的皮支分布具有两个特点：① 明显的节段性：第 2 肋间神经皮支分布于胸骨角平面的皮肤，其外侧皮支还分出肋间臂神经分布于臂内侧部皮肤；第 4 肋间神经分布于乳头平面；第 6 肋间神经分布于剑胸结合平面；第 8 肋间神经分布于肋弓平面；第 10 肋间神经分布于脐平面；肋下神经分布于髂前上棘平面。② 重叠分布：相邻的 3 条皮神经互相重叠，共同管理一带状区的皮肤感觉。

临床意义　① 根据肋间神经皮支的节段性分布特点，有助于判断麻醉平面和脊髓损伤节段。② 由于肋间神经皮支的重叠分布，一条肋间神经受损，其分布区的感觉障碍不明显，只有相邻两条肋间神经同时受损时，才出现这一共同管理带状区的感觉障碍。

2. 浅动脉　主要为胸廓内动脉、肋间后动脉和腋动脉的分支。

（1）**胸廓内动脉穿支**：较细小，伴肋间神经前皮支穿出，分布于胸前区内侧部。女性胸廓内动脉第 2~4 穿支较粗大，还分布于乳房，施行乳腺癌根治术时应注意结扎。

（2）**肋间后动脉的分支**：与肋间神经外侧皮支伴行，分布于胸前区和胸外侧区（包括乳房）。

3. 浅静脉　与胸廓内动脉和肋间后动脉穿支伴行的静脉分别注入胸廓内静脉和肋间后静脉。胸腹壁静脉（thoracoepigastric vein）起于脐周静脉网，沿胸前外侧区上行，汇入胸外侧静脉，收集腹壁上部、胸前外侧区浅层的静脉血。此静脉是上、下腔静脉之间的主要交通之一，当肝门静脉受阻时，借此静脉建立门-腔静脉侧支循环，因血流量增大而产生曲张。

（三）乳房

1. 位置和形态　乳房（mamma）在儿童和男性不发达。女性乳房位于胸肌筋膜前面，胸骨旁线与腋中线之间，平第2～6肋。乳房与胸肌筋膜之间有一疏松结缔组织间隙称**乳房后隙**，使乳房可轻度移动。乳腺癌时，乳房可被固定在胸大肌上。

2. 结构　乳房由皮肤、纤维组织、脂肪组织和乳腺构成（图3-3）。乳房中央为**乳头**，乳头周围色泽较深的环形区为**乳晕**。乳房被结缔组织分隔成15～20个乳腺叶，每个乳腺叶有一条输乳管（lactiferous duct），末端开口于乳头。乳腺叶和输乳管以乳头为中心呈放射状排列。乳房内有许多结缔组织纤维束，两端分别连于皮肤和胸肌筋膜，称**乳房悬韧带**或Cooper韧带。

临床意义　① 乳房脓肿：继发于乳腺炎，脓肿可发生在乳晕下、乳腺内或乳房后隙（图3-4）。一般乳房脓肿均应做放射状切口，以免切断输乳管；乳晕下脓肿可沿乳晕边缘做弧形切开引流；乳房后隙脓肿应沿乳房下皱襞做弧形切开引流。乳房脓细胞常因纤维隔的分隔而呈多房性，手术中应将纤维隔分开，以便引流充分。② 乳腺癌的部分临床表现：由于癌细胞侵及、压迫乳房淋巴管，造成淋巴回流阻塞，引起乳房皮肤水肿。同时癌细胞累及乳房悬韧带，使韧带缩短而牵拉皮肤向深面凹陷，皮肤呈橘皮样改变，以及受累的纤维缩短而牵拉输乳管而出现乳头回缩。

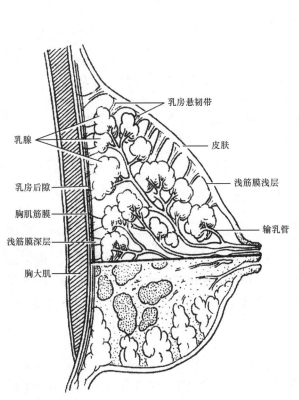

图3-3　女性乳房

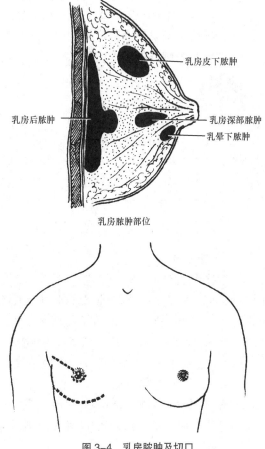

图3-4　乳房脓肿及切口

3. 乳房的血管　乳房的动脉供应主要有来自腋动脉的胸外侧动脉和胸肩峰动脉，来自胸廓内动脉的第2～4穿支及来自肋间后动脉的第3～7外侧穿支。乳房的深静脉与同名动脉伴行，汇入腋静脉、胸廓内静脉和肋间后静脉。

4. 乳房的淋巴回流　女性乳房的淋巴主要回流至腋淋巴结，部分回流至胸骨旁淋巴结、胸肌间淋巴结和膈淋巴结等（图3-5）。

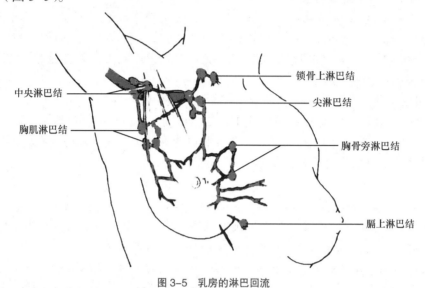

图3-5　乳房的淋巴回流

（1）**乳房外侧部和中央部的淋巴管**：注入胸肌淋巴结，是乳房淋巴回流的主要途径。

（2）**乳房上部淋巴管**：注入尖淋巴结和锁骨上淋巴结。

（3）**乳房内侧部淋巴管**：部分注入胸骨旁淋巴结。

（4）**乳房内下侧部淋巴管**：通过腹前壁上部和膈下的淋巴管，间接地与肝的淋巴管相交通。

（5）**乳房深部淋巴管**：穿过胸肌注入胸肌间淋巴结或尖淋巴结。

（6）**乳房内侧部的浅淋巴管**：与对侧乳房的淋巴管相交通。

临床意义　乳腺癌发生淋巴转移时，可导致所收纳范围内的淋巴回流受阻，使癌细胞转移至更远部位，如对侧乳房、对侧腋淋巴结、腹股沟淋巴结或肝等。乳腺癌根治术除切除整个癌变乳房外，还应同时切除同侧的胸大肌、胸小肌、腋淋巴结及锁骨下淋巴结。在清除腋淋巴结时，应注意勿伤及胸长神经和胸背神经，以免引起前锯肌和背阔肌瘫痪，同时还应注意勿损伤腋静脉和头静脉。

二、深层结构

（一）深筋膜

胸前区和胸外侧区的深筋膜分为浅、深二层。浅层覆盖于胸大肌表面，向上附着于锁骨，向内侧附于胸骨，向下和向后分别与腹部和胸背区深筋膜相延续。深层位于胸大肌深面，上端附于锁骨，向下包裹锁骨下肌和胸小肌，并覆盖于前锯肌表面，其中位于喙突、锁骨下肌和胸小肌上缘之间的部分称锁胸筋膜（clavipectoral fascia）（图3-6），有胸肩峰血管、胸外侧神经、头静脉和淋巴管等穿过。手术切开锁胸筋膜时应注意保护胸外侧神经，以免导致胸大肌瘫痪。

（二）胸廓外肌层

胸廓外肌层包括胸肌和部分腹肌。浅层有胸大肌、腹外斜肌和腹直肌上部；深层有锁骨下肌、胸小肌和前锯肌。胸大肌（pectoralis major）位于胸前区，由胸内、外侧神经支配。前锯肌（serratus anterior）位于胸外侧区，由胸长神经支配。

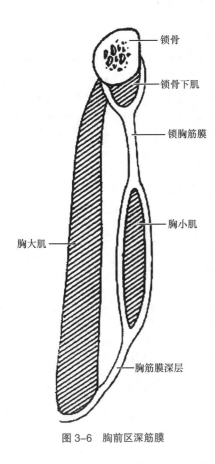

图 3-6　胸前区深筋膜

（三）肋骨和肋间隙

1. 肋骨（costal bone）　共 12 对，弯曲而有弹性。上位肋骨有锁骨和肩胛骨保护，下位肋骨因活动度较大，均不易骨折。第 5～8 肋骨曲度较大，且相对固定，缺乏保护，在暴力作用下易发生骨折。

2. 肋间隙（intercostal space）　肋与肋之间的间隙称肋间隙，其宽窄随体位、部位而有差异，上部肋间隙较宽，下部较窄，前部较宽，后部较窄，肋间隙内有肋间肌、血管、神经和结缔组织等。

（1）**肋间肌**：位于肋间隙内，由浅入深依次为肋间外肌、肋间内肌和肋间最内肌。肋间外肌（intercostales externi）的肌纤维自后上方斜向前下方，在肋骨前端处移行为**肋间外膜**。肋间内肌（intercostales interni）位于肋间外肌深面，其肌纤维由后下方斜向前上方，向后至肋角处移行为**肋间内膜**。肋间最内肌（intercostales intimi）位于肋间隙中份，肋间内肌深面，其肌纤维方向与肌间内肌相同。两肌之间有肋间神经和血管通过。由于肋间最内肌只存在于肋间隙中部，在肋间隙的前、后部，肋间血管和神经直接与其深面的胸内筋膜相邻，故胸膜感染时，可刺激神经引起肋间神经痛。

（2）**肋间血管和神经**

1）肋间后动脉（posterior intercostal artery）：共 9 对，起自胸主动脉，行于第 3～11 肋间隙内，有肋间后静脉和肋间神经伴行。在肋角附近肋间后动脉分为上、下两支，上支为本干的延续，下支较小，沿下位肋骨上缘前行。在肋角前方，肋间后血管和肋间神经进入肋间内肌与肋间最内肌之间沿肋沟走行，在肋间隙前部，肋间后动脉的上、下支与胸廓内动脉的肋间前支吻合（图 3-7）。第 1、2 肋间隙由肋颈干发出的**最上肋间动脉**和腋动脉发出的**胸上动脉**分布。

2）肋间后静脉（posterior intercostal vein）：与肋间后动

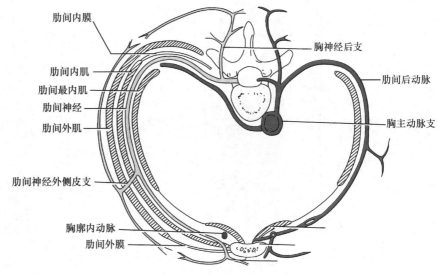

图 3-7　肋间后动脉和肋间神经

脉伴行，向前与胸廓内静脉交通，右侧注入奇静脉、左侧注入半奇静脉或副半奇静脉。

　　3）肋间神经（intercostal nerve）：为胸神经前支，共 11 对。行于肋间隙内，近腋前线处发出外侧皮支。第 2 肋间神经外侧皮支穿腋窝底至臂内侧上部皮肤，称**肋间臂神经**。肋间神经本干至距胸骨外侧缘约 1 cm 处浅出，改名为前皮支。第 12 对胸神经前支行于第 12 肋下方，称**肋下神经**。第 1～6 对肋间神经分布于胸部皮肤和肋间肌，下 5 对肋间神经和肋下神经自胸壁向前下斜行，进入腹前壁，分布于大部分腹肌和腹前壁皮肤。

　　在肋沟处，肋间血管神经的排列顺序自上而下为静脉、动脉和神经（图 3-8）。

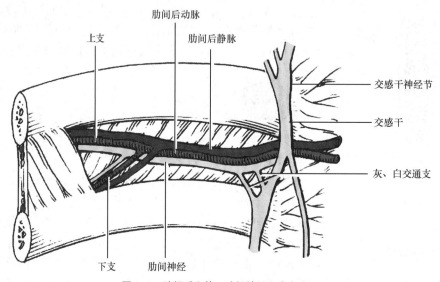

图 3-8　肋间后血管、肋间神经和胸交感干

临床意义　　临床上做胸膜腔穿刺时，为避免损伤肋间血管和神经，常选择在肋角外侧，肩胛线或腋后线处进行。在第 7 或第 8 肋间隙穿刺时，应在下位肋骨的上缘刺入；在肋间隙前部穿刺时，应在肋间隙中点刺入（图 3-9）。

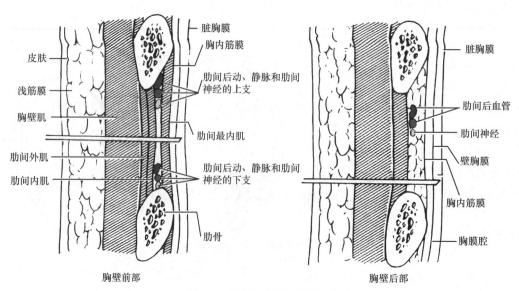

图 3-9　胸膜腔穿刺部位及层次

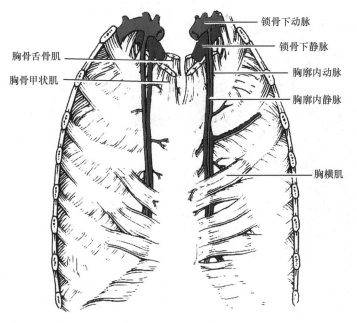

图3-10 胸廓内动脉、静脉

左侧标注：胸骨舌骨肌、胸骨甲状肌

右侧标注：锁骨下动脉、锁骨下静脉、胸廓内动脉、胸廓内静脉、胸横肌

（四）胸廓内血管

胸廓内动脉（internal thoracic artery）起自锁骨下动脉第1段，贴胸膜顶前面入胸腔，沿胸骨外侧约1.25 cm处下行，至第6肋间隙分为**肌膈动脉**和**腹壁上动脉**两终支。沿途发出**心包膈动脉**与膈神经伴行，分布至心包和膈；在肋间隙内发出肋间前支，与肋间后动脉吻合，分布至肋间隙前部；发出穿支伴肋间神经前皮支浅出，分布于胸前区内侧部皮肤。女性第2~4穿支发达，分布至乳房。胸廓内静脉（internal thoracic vein）与同名动脉伴行（图3-10）。

（五）淋巴结

1. 胸骨旁淋巴结（parasternal lymph node） 沿胸廓内血管排列，引流胸前区、乳房内侧部、膈、肝上面的淋巴。其输出淋巴管参与合成支气管纵隔干。

2. 肋间淋巴结（intercostal lymph node） 位于肋间隙内，分为前、中、后组。前组位于肋骨与肋软骨交界处附近，其输出淋巴管注入胸骨旁淋巴结；中组位于腋前线至肋角之间，注入腋淋巴结；后组位于肋角内侧，注入胸导管。

（六）胸横肌和胸内筋膜

胸横肌（transversus thoracis）贴于胸前区内面，起于胸骨体下部，呈扇形向外上止于第2~6肋内面（图3-10）。

胸内筋膜（endothoracic fascia）为薄层致密的结缔组织膜，衬于胸骨、肋和肋间隙内面。向上覆盖于胸膜顶上部称**胸膜上膜**；向下覆盖于膈上面的部分称**膈上筋膜**。

临床意义 胸内筋膜与壁胸膜之间有疏松结缔组织，手术时，将手或器械伸入此层，可使壁胸膜与胸壁分离。位于脊柱两侧的胸内筋膜较厚，临床上可经此处剥离壁胸膜，施行后纵隔手术。

第三节 膈

一、位置和分部

膈（diaphragm）呈穹窿状，位于胸、腹腔之间，封闭胸廓下口。膈上面覆以膈胸膜，与胸膜腔、肺和心包腔相邻，膈下面与肝、胃和脾相邻（图3-11）。

膈中央的腱性部分称中心腱（central tendon），周围部为肌纤维，依其附着可分为**胸骨部**、**肋部**和**腰部**。腰部内侧的肌纤维以左、右膈脚起自上2~3个腰椎体，外侧的肌纤维起自内、外侧弓状韧带。**内侧弓状韧带**为位于第1、2腰椎体侧面与第1腰椎横突之间的腱弓，**外侧弓状韧带**为张于第1腰椎横突与第12肋之间的腱弓（图3-11）。

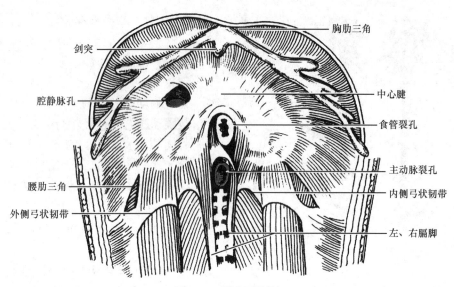

图 3-11　膈（下面观）

二、裂孔和薄弱区

膈的各部之间缺乏肌纤维，常形成肌间裂隙。裂隙上面覆以膈上筋膜和膈胸膜，下面覆以膈下筋膜和腹膜，形成膈的薄弱区。膈的胸骨部与肋部之间为胸肋三角（sternocostal triangle），有腹壁上血管和来自腹壁及肝上面的淋巴管通过；位于膈的腰部与肋部之间的为腰肋三角（lumbocostal triangle）。

膈上有三个裂孔：① 主动脉裂孔（aortic hiatus）平第 12 胸椎，由左、右膈脚和第 12 胸椎围成，内有降主动脉和胸导管通过。② 食管裂孔（esophageal hiatus）平第 10 胸椎，位于主动脉裂孔左前方，内有食管和迷走神经前、后干通过。③ 腔静脉孔（vena caval foramen）平第 8 胸椎，位于食管裂孔右前方，居正中线右侧 2～3 cm 处，内有下腔静脉通过。

> **临床意义**　① 腹腔脏器可经胸肋三角或腰肋三角突向胸腔形成膈疝。② 腰肋三角的前方与肾相邻，故肾的感染可经此三角蔓延至胸腔。腰肋三角的后方为肋膈隐窝，故肾手术时应注意保护壁胸膜，以免撕破而导致气胸。③ 膈的食管裂孔由来自右膈脚的肌束组成，在膈脚肌纤维收缩对食管有钳制作用。若该肌肌环发育不良，腹部脏器可经此处突入胸腔形成食管裂孔疝。

三、血管、淋巴管和神经

（一）血管

膈的血液供应丰富，动脉主要来自膈上动脉、肌膈动脉、心包膈动脉、膈下动脉和下位肋间后动脉。静脉与同名动脉伴行，注入胸廓内静脉、肋间后静脉和下腔静脉。

（二）淋巴管

膈的淋巴管主要汇入膈上、下淋巴结。膈上淋巴结（superior phrenic lymph node）位于膈的上面，可分为前、中、后三组，分别位于剑突后方、膈神经穿膈处附近和主动脉裂孔周围。膈上淋巴结收纳膈、心包下部和肝上面的淋巴，其输出淋巴管注入胸骨旁淋巴结和纵隔后淋巴结。膈下淋巴结（inferior phrenic lymph node）沿膈下血管排列，收纳膈下后部的淋巴，其输出淋巴管注入腰淋巴结；而膈下前部的淋巴管穿过膈注入膈上淋巴结前组。

（三）神经

膈主要由膈神经支配。膈神经起自颈丛，在锁骨下动、静脉之间入胸腔，经肺根前方、心包与纵隔胸膜之间下行至膈。膈神经沿途发出胸骨支、肋支、胸膜支和心包支。其运动纤维支配膈，感觉纤维分布于胸膜、心包和膈下中心腱部的腹膜，右膈神经还有分支至胆囊和肝上面的腹膜。

副膈神经（accessory phrenic nerve）的出现率为48%，多在膈神经外侧，经锁骨下静脉后方下行达胸腔，与膈神经相汇合。

第四节　胸膜和胸膜腔

一、胸膜

胸膜（pleura）属于浆膜，分为脏胸膜和壁胸膜。脏胸膜（visceral pleura）被覆于肺的表面，并伸入肺的叶间裂内。壁胸膜（parietal pleura）贴附在胸内筋膜内面、膈上面和纵隔两侧面，并突至颈根部。根据其分布位置不同分为4部：肋胸膜（costal pleura）、膈胸膜（diaphragmatic pleura）、纵隔胸膜（mediastinal pleura）和胸膜顶（cupula of pleura）。胸膜顶突向锁骨内侧 1/3 段上方 2～3 cm，上面覆以胸膜上膜，起固定和保护作用。

在肺根下方，脏、壁胸膜相互移行形成的双层胸膜构成肺韧带（pulmonary ligament），连于肺和纵隔之间，对肺有固定的作用。

二、胸膜腔

胸膜腔（pleural cavity）为脏、壁胸膜之间的密闭间隙，左、右各一，腔内呈负压，含有少量浆液。

脏、壁胸膜之间大多相互贴附，故胸膜腔是潜在性的腔隙。但在壁胸膜各部相互返折之处，即使在深吸气时，肺缘也不能伸入其内，胸膜腔内的这些部分称胸膜隐窝（pleural recess），主要有肋膈隐窝和肋纵隔隐窝。肋膈隐窝（costodiaphragmatic recess）位于肋胸膜和膈胸膜返折处，呈半环形，自剑突向后下至脊柱两侧，在深吸气时肺下缘也不能伸入其内，是最大的胸膜隐窝，也是胸膜腔的最低处，胸膜腔积液首先积聚于此。肋纵隔隐窝（costomediastinal recess）位于肋胸膜与纵隔胸膜前缘返折处下部，左侧更显著，相当于肺的心切迹部位，在胸骨左侧第 4～5 肋间隙后面、心包前面。

> **临床意义** ① 因肺组织破裂等原因使空气进入胸膜腔称气胸，造成肺被压缩，引起呼吸困难。实施胸膜腔穿刺排气时，应选择胸腔上部，通常在第 2 肋间隙、锁骨中线附近进针。② 由于肋膈隐窝是胸膜腔的最低部位，因此临床上对胸膜腔积液患者进行胸膜腔穿刺抽液时，常选择肩胛线或腋后线第 7 或 8 肋间隙，将针刺入此隐窝内。

三、壁胸膜返折线的体表投影

壁胸膜返折线的体表投影是指壁胸膜各部相互返折处在体表的投影，尤其是前界和下界，在心包穿刺、胸骨劈开、肾手术以及前纵隔手术等具有重要临床意义。

（一）胸膜前界

胸膜前界为肋胸膜前缘与纵隔胸膜前缘间的返折线。两侧均起自胸膜顶，即锁骨内侧 1/3 段上方约 2.5 cm 处，向内下经胸锁关节后至第 2 胸肋关节高度两侧靠拢，于正中线稍外侧垂直下行。右侧至第 6 胸肋关节处移行为下界；左侧至第 4 胸肋关节处斜向外下，沿胸骨外侧 2～2.5 cm 下行达第 6 肋软骨中点后方处移行为下界。

由于两侧胸膜前界在第 2～4 胸肋关节后方相互靠拢，而上、下部彼此分开，因而在胸骨后方形成上、下两个无胸膜覆盖的三角形区域，上方的为**胸腺三角**（胸腺区），儿童较宽，内有胸腺，成人较窄，内有胸腺遗迹和结缔组织。下方的称**心包三角**（心包区），内有心包和心（图 3-12）。

临床意义

① 两侧胸膜前界在第 2～4 胸肋关节后方有时会出现重叠，出现率约为 26%，老年人可高达 39.5%。行开胸手术时，应特别注意，防止损伤胸膜造成双侧气胸。② 右侧胸膜向下可跨过右剑肋角，约占 1/3，故右肋弓下切口时应注意避免损伤胸膜。③ 左侧胸膜前界第 4 胸肋关节以下部分，位于胸骨后方者相对较少，因此，心包穿刺术以左剑肋角处进针较为安全。

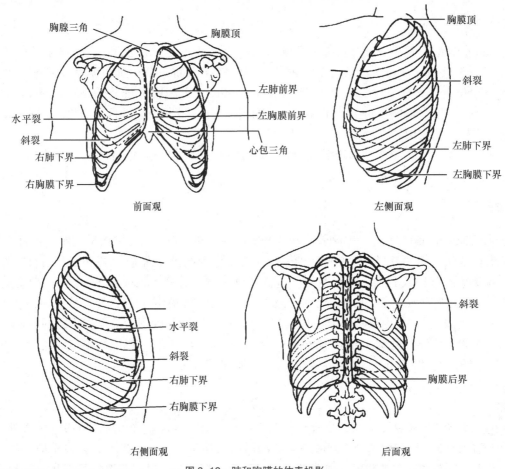

图 3-12　肺和胸膜的体表投影

（二）胸膜下界

胸膜下界为肋胸膜与膈胸膜的返折线。右侧起自第 6 胸肋关节后方，左侧起自第 6 肋软骨中点处后面，两侧均行向外下方，在锁骨中线与第 8 肋相交，腋中线与第 10 肋相交，肩胛线与第 11 肋相交，近后正中线平第 12 胸椎棘突高度（图 3-12）。

四、胸膜的血管、淋巴管和神经

（一）血管

壁胸膜的血液供应主要来自肋间后动脉、胸廓内动脉和心包膈动脉的分支；脏胸膜由支气管动脉和肺动脉终末支供血。静脉与同名动脉伴行，最终汇入上腔静脉和肺静脉。

（二）淋巴管

壁胸膜的淋巴管分别注入胸骨旁淋巴结、肋间淋巴结、膈淋巴结及纵隔前、后淋巴结等；脏胸膜的淋巴管与肺的淋巴管吻合，注入肺门淋巴结。

（三）神经

壁胸膜由脊神经的躯体感觉纤维分布，对机械性刺激敏感，外伤或炎症时可引起剧烈疼痛。脏胸膜由肺丛的内脏感觉神经分布，对牵拉性刺激敏感。肋间神经分支至肋胸膜和膈胸膜周围部；膈神经分支至胸膜顶、纵隔胸膜及膈胸膜中央部。

临床意义　当胸膜受刺激时，疼痛可沿肋间神经向胸、腹壁放射，或沿膈神经向颈、肩部放射，引起牵涉性疼痛。

第五节　肺

肺（lung）位于胸腔内、纵隔两侧，左、右各一，借肺根和肺韧带连于纵隔。左肺由斜裂分为上、下二叶；右肺由斜裂和水平裂分为上、中、下三叶。有的个体肺裂不完全，也可出现额外的肺裂和肺叶。

一、肺的体表投影

肺尖高出锁骨内侧 1/3 上方 2～3 cm。肺的前缘几乎与胸膜前界一致，仅左肺前缘在第 4 胸肋关节高度转向外至胸骨旁线处，再转向外下，至第 6 肋软骨中点处移行为下缘。肺下缘较胸膜下界稍高，平静呼吸时，在锁骨中线与第 6 肋相交，在腋中线越过第 8 肋，在肩胛线与第 10 肋相交，近后正中线处平第 10 胸椎棘突（表 3-1）。小儿肺下缘比成人约高一个肋。

表 3-1　肺和胸膜下界的体表投影

	锁骨中线	腋中线	肩胛线	后正中线
肺下界	第 6 肋	第 8 肋	第 10 肋	第 10 胸椎棘突
胸膜下界	第 8 肋	第 10 肋	第 11 肋	第 12 胸椎棘突

二、肺门和肺根

（一）肺门

肺门（hilum of lung）为肺纵隔面中部的凹陷，临床上常称第一肺门，有主支气管、肺血管、神经和淋巴管等出入。肺叶支气管、动脉、静脉等出入肺叶的部位称第二肺门（图 3-13）。

（二）肺根

出入肺门的结构被结缔组织包绕，构成肺根（root of lung）。两肺根内主要结构的排列由前向后为：肺静脉、肺动脉和主支气管；自上而下，左肺根内为肺动脉、主支气管、肺静脉；右肺根内为上叶支气管，肺动脉，中、下叶支气管和肺静脉（图 3-13）。此外，两肺门处尚有数个支气管肺门淋巴结（bronchopulmonary hilar lymph node），也称肺门淋巴结。

肺根的毗邻：左肺根前方有左膈神经、心包膈血管，后方有胸主动脉和左迷走神经，上方有主动脉弓，下方为肺韧带。右肺根前方有右膈神经、心包膈血管、上腔静脉、右心房和心包（部分），后方有奇静脉和右迷走神经，上方有奇静脉弓，下方为肺韧带。

临床意义　① 结核或肿瘤引起支气管肺门淋巴结肿大时，可压迫支气管，甚至引起肺不张。② 由于肺静脉位置较低，手术切断肺韧带时，应注意保护肺静脉。

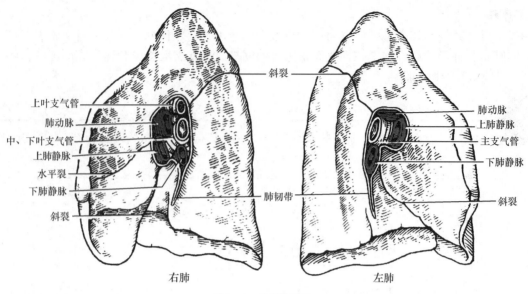

图 3-13　肺门和肺根

三、支气管肺段

气管（trachea）在胸骨角平面分为左、右主支气管。主支气管（principal bronchus）为气管分出的第一级分支。主支气管在肺门处分为肺叶支气管（lobar bronchi），为第二级分支。肺叶支气管经第二肺门入肺叶再分为肺段支气管（segmental bronchi），为第三级分支。一般每侧肺有 10 个肺段支气管，每个肺段支气管再反复分支，管径越分越细，呈树枝状，称支气管树（bronchial tree）。

每一肺段支气管及其所属的肺组织构成支气管肺段（bronchopulmonary segment），简称**肺段**。肺段呈圆锥形，尖朝向肺门，底朝向肺表面。肺段内有肺段支气管、肺段动脉和支气管血管伴行。肺段间除借表面的肺胸膜与胸膜下的小静脉支相连以外，还有少量结缔组织和段间静脉分隔，是肺段切除的标志（图 3-14）。段间静脉收集相邻两肺段的静脉血。

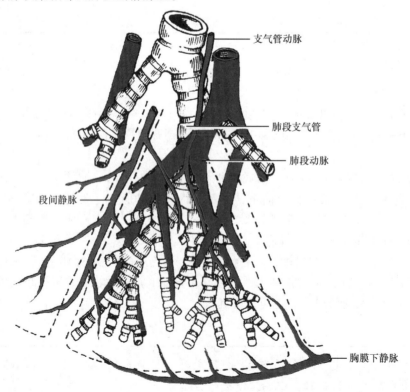

图 3-14　肺段内结构

临床
意义 支气管肺段在形态和功能上有一定的独立性，若某肺段支气管受阻，则该肺段内呼吸完全中断。肺的病变可局限在一个肺段，随着病情发展可蔓延到其他支气管肺段，根据病变范围，按肺段为单位可施行肺段切除术。

右肺有 10 个肺段：上叶 3 段，中叶 2 段，下叶 5 段；左肺上、下叶各 5 段，但左肺上叶的尖段和后段以及左肺下叶的前底段与内侧底段因肺段支气管共干，分别合并为尖后段和内侧前底段，故左肺只有 8 个肺段（图 3-15）。

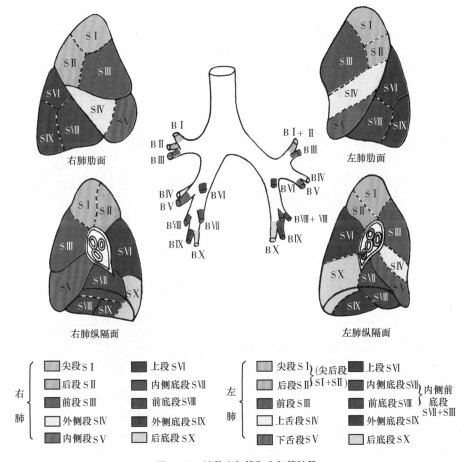

图 3-15 肺段支气管和支气管肺段

四、血管、淋巴管和神经

（一）血管

肺有两套血管：一套是肺动、静脉，是肺的功能性血管，其主要功能是进行气体交换；另一套是支气管动、静脉，是肺的营养性血管，供给肺氧气和进行物质交换。

1. 肺动脉和肺静脉　肺动脉干（pulmonary trunk）起于右心室，在主动脉弓下方分为左、右肺动脉。右肺动脉较长，经升主动脉和上腔静脉后方，奇静脉弓下方入肺门。左肺动脉较短，横过胸主动脉和左主支气管前方入肺门。肺动脉在肺内随支气管的分支而分支，最后到达肺泡壁，形成肺毛细血管网。肺静脉（pulmonary vein）每侧肺有两条，称上、下肺静脉，由肺泡周围毛细血管逐渐汇集而成。上肺静脉位于肺动脉前下方，下肺静脉位于肺门后下部。肺静脉自肺门穿出后汇入左心房。

2. 支气管动、静脉　支气管动脉（bronchial artery）起自胸主动脉或肋间后动脉，有 1～3 支，细小，与主支气管伴行入肺，在肺内分支分布于支气管壁、肺血管壁、肺实质和脏胸膜等。支气管静脉

（bronchial vein）出肺门后，左侧注入半奇静脉，右侧注入奇静脉或上腔静脉。

（二）淋巴管

肺的淋巴管分浅、深两组。浅淋巴管位于脏胸膜深面，深淋巴管位于各级支气管周围。浅、深两组淋巴管主要在肺门处互相交通，最后注入支气管肺门淋巴结。

（三）神经

肺由内脏神经支配。交感神经来自第2～5胸脊髓节段的灰质侧角，副交感神经来自迷走神经。二者在肺根前、后方形成肺丛，随肺根入肺。副交感神经兴奋，使支气管平滑肌收缩，血管舒张和腺体分泌，交感神经兴奋则相反。内脏感觉纤维分布于肺泡、支气管黏膜及脏胸膜。

第六节 纵 隔

一、概述

（一）境界和分区

1. 境界 纵隔（mediastinum）为两侧纵隔胸膜之间所有器官、结构和结缔组织的总称。其前界为胸骨和肋软骨内侧部，后界为脊柱胸段，两侧为纵隔胸膜；上界为胸廓上口，下界为膈。纵隔上窄下宽，偏向左侧，这是由于出生后心向左侧偏移所致。正常情况下，纵隔的位置较固定；纵隔内器官借疏松结缔组织相连，正常吸气时膈下降，纵隔被拉长。在病理情况下，如两侧胸膜腔内压力不等时，纵隔可发生侧方移位。

2. 分区 有以下两种方法。

（1）四分法：解剖学通常采用四分法，即以胸骨角至第4胸椎体下缘平面为界，将纵隔分为上纵隔和下纵隔，下纵隔又以心包的前、后壁为界，分为前、中、后纵隔（图3-16）。

（2）三分法：临床多采用三分法。即以气管、气管杈的前壁为界，将纵隔分为前纵隔和后纵隔，前纵隔又以胸骨角平面为界分为上纵隔和下纵隔。

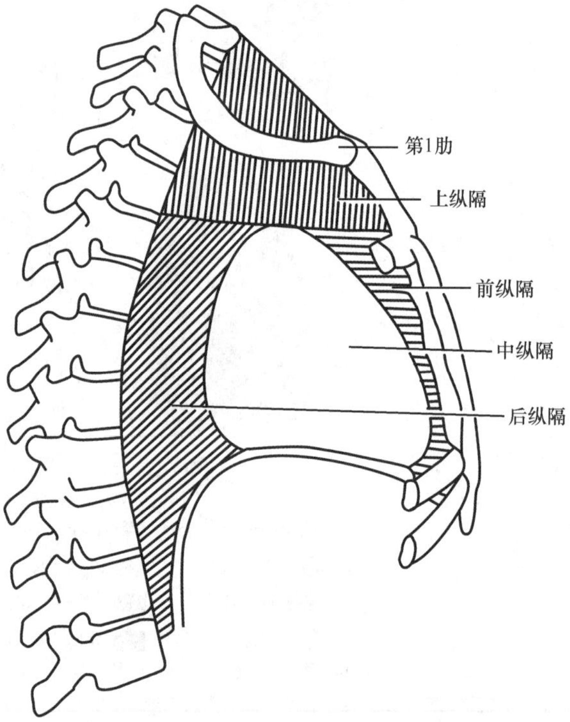

图3-16 纵隔的分区

（图中标注：第1肋、上纵隔、前纵隔、中纵隔、后纵隔）

（二）纵隔的侧面观

1. 右侧面观 纵隔右侧面中部为右肺根，其前方有右膈神经和心包膈血管，前下方有心包形成的隆凸；后方有奇静脉、食管、右迷走神经、右交感干和内脏大神经；上方有右头臂静脉、奇静脉弓、上腔静脉、气管和食管（图3-17）。

2. 左侧面观 纵隔左侧面中部有左肺根，其前方有左膈神经和心包膈血管，前下方为心包形成的隆凸；后方有胸主动脉、左迷走神经，左交感干及内脏大神经；上方为主动脉弓及左颈总动脉、左锁骨下动脉。左锁骨下动脉、主动脉弓与脊柱围成食管上三角，内有胸导管和食管胸部的胸上段。胸主动脉、心包和膈围成食管下三角，内有食管胸部的胸下段（图3-18）。

二、纵隔内容

（一）上纵隔

上纵隔（superior mediastinum）的器官由前向后大致可分为三层，前层主要有胸腺（成人为胸腺遗

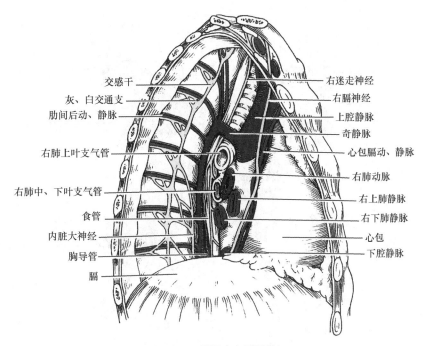

图 3-17　纵隔（右侧面观）

左锁骨下动脉　　　　　　　　　　　　左颈总动脉
胸廓内动脉　　　　　　　　　　　　　胸导管
左膈神经　　　　　　　　　　　　　　副半奇静脉
左迷走神经　　　　　　　　　　　　　主动脉弓
动脉韧带　　　　　　　　　　　　　　肋间后动脉
左肺动脉　　　　　　　　　　　　　　左喉返神经
心包膈动、静脉　　　　　　　　　　　胸主动脉
左上肺静脉　　　　　　　　　　　　　左主支气管
左下肺静脉　　　　　　　　　　　　　内脏大神经
食管丛　　　　　　　　　　　　　　　半奇静脉
心包　　　　　　　　　　　　　　　　交感干
食管

交感干　　　　　　　　　　　　　　　右迷走神经
灰、白交通支　　　　　　　　　　　　右膈神经
肋间后动、静脉　　　　　　　　　　　上腔静脉
　　　　　　　　　　　　　　　　　　奇静脉
右肺上叶支气管　　　　　　　　　　　心包膈动、静脉
　　　　　　　　　　　　　　　　　　右肺动脉
右肺中、下叶支气管　　　　　　　　　右上肺静脉
食管　　　　　　　　　　　　　　　　右下肺静脉
内脏大神经　　　　　　　　　　　　　心包
胸导管　　　　　　　　　　　　　　　下腔静脉
膈

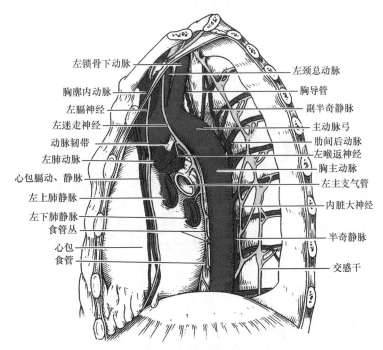

图 3-18　纵隔（左侧面观）

迹），左、右头臂静脉和上腔静脉；中层有主动脉弓及其分支、膈神经和迷走神经；后层有食管、气管、胸导管和左喉返神经等（图 3-19、图 3-20、图 3-21）。

1. 胸腺（thymus）　位于上纵隔前层，胸腺三角内，上达胸廓上口，甚至达颈根部（尤其是小儿），下至前纵隔，前邻胸骨，后面附于心包和大血管。胸腺肿大时可压迫其深面的气管、食管和大血管而出现呼吸困难、吞咽困难和发绀。胸腺略呈锥体状，常分为不对称的左、右两叶。小儿胸腺较发达，青春期后胸腺组织逐渐退化，被脂肪组织代替，成为胸腺遗迹。胸腺具有重要的免疫作用和内分泌功能。

胸腺的动脉来自胸廓内动脉和甲状腺下动脉的分支，其静脉注入头臂静脉或胸廓内静脉。胸腺的淋巴回流至纵隔前淋巴结或胸骨旁淋巴结。胸腺的神经来自迷走神经和颈交感干。

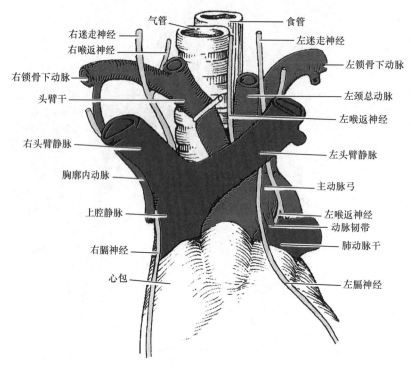

图 3-19 上纵隔

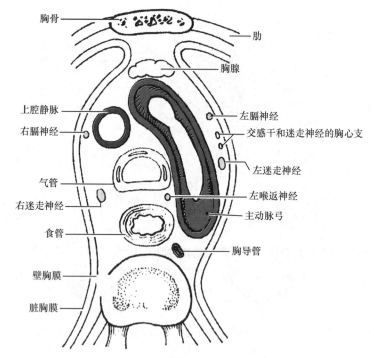

图 3-20 上纵隔横断面（平第四胸椎）

2. 上腔静脉及其属支

（1）上腔静脉（superior vena cava）：位于上纵隔右前部，由左、右头臂静脉在右侧第 1 胸肋结合处汇合而成，沿升主动脉右侧下行，至第 3 胸肋关节下缘处注入右心房。上腔静脉前方有胸膜和肺，后方有气管和右迷走神经，左侧为升主动脉和主动脉弓，右侧有右膈神经、右心包膈血管和右纵隔胸膜。上腔静脉在注入右心房之前，有奇静脉自后方弓形向前跨过右肺根上方注入。

（2）头臂静脉（brachiocephalic vein）：左、右各一，由锁骨下静脉和颈内静脉在胸锁关节后方汇合而成。左头臂静脉长 6～7 cm，向右下斜越左锁骨下动脉、左颈总动脉和头臂干前方。左头臂静脉有时高出

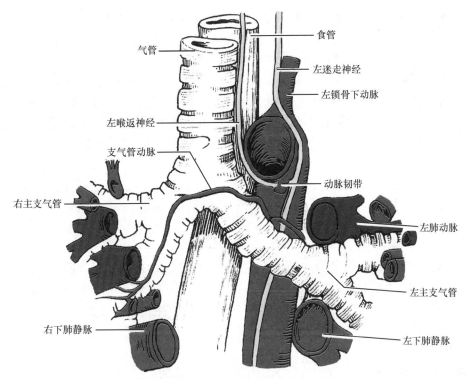

图 3-21　上纵隔后层

胸骨柄上缘，居气管颈部前面，尤以儿童多见，故施行气管切开术时应注意保护高位左头臂静脉。右头臂静脉较短，长约 2.5 cm，前方紧贴胸骨舌骨肌、胸骨甲状肌、锁骨和胸腺，在头臂干和右迷走神经的右前方下行，与左头臂静脉汇合成上腔静脉。

3. 主动脉弓及其分支

（1）位置：主动脉弓（aortic arch）为升主动脉的延续，位于胸骨角平面以上，起自右侧第二胸肋关节上缘水平，呈弓形向左后至第 4 胸椎体下缘左侧续为胸主动脉。主动脉弓凸侧自右向左发出头臂干、左颈总动脉和左锁骨下动脉。婴儿主动脉弓位置略高，靠近胸骨柄上缘，气管切开时应予以注意。

（2）毗邻：主动脉弓左前方有胸膜、肺、膈神经、心包膈血管和左迷走神经等；右后方有气管、食管、左喉返神经、胸导管和心深丛；上方有主动脉弓的三大分支及其前面的左头臂静脉和胸腺；下方有肺动脉、左主支气管、动脉韧带、左喉返神经和心浅丛。

（3）动脉导管三角（ductus arteriosus triangle）：为主动脉弓左前方的三角形区域，其前界为左膈神经，后界为左迷走神经，下界为左肺动脉。此三角内有动脉韧带、左喉返神经和心浅丛（图 3-19），是临床手术寻找动脉导管的标志。动脉韧带（arterial ligament）又称动脉导管索，是连于主动脉弓下缘与肺动脉干分叉处稍左侧的纤维结缔组织索，长 0.5~2.3 cm，是胚胎时期动脉导管的遗迹。

临床意义　① 动脉导管在出生后不久即闭锁，若 1 岁以后仍不闭锁，称动脉导管未闭症，是先天性心脏病之一。② 左喉返神经紧贴动脉导管左侧勾绕主动脉弓上升，施行动脉导管结扎术时，也常以此神经作为寻找动脉导管的标志，同时应注意避免将其损伤。

4. 气管胸部及主支气管

（1）位置：气管胸部（thoracic part of trachea）位于上纵隔中央，上端在颈静脉切迹平面与气管颈部相续，下端在胸骨角平面分为左、右主支气管，分叉处称气管杈（bifurcation of trachea）。气管杈内面向上隆凸形成半月形的气管隆嵴（carina of trachea），是气管镜检时辨认左、右主支气管起点的标志。气管的长度和宽度因年龄和性别而异，男性平均长度为 13.6 cm，女性为 12.11 cm。

（2）毗邻：气管胸部前方为胸骨柄、胸腺遗迹（小儿为胸腺）、左头臂静脉、主动脉弓、头臂干、左颈总动脉和心深丛，后方为食管，后外侧有喉返神经，左侧为左迷走神经和左锁骨下动脉，右侧有奇静脉弓和右迷走神经，右前方有右头臂静脉和上腔静脉等（图 3-19）。

（3）左、右主支气管：左主支气管（left principal bronchus）细长而倾斜，长 4.5～4.8 cm，其下缘与气管中线的夹角为 37.5°。右主支气管（right principal bronchus）粗短而陡直，长 1.9～2.1 cm，其下缘与气管中线的夹角为 23°。左主支气管前方有左肺动脉，后方有胸主动脉、胸导管和食管，上方有主动脉弓跨过。右主支气管前方有升主动脉、右肺动脉和上腔静脉，后上方有奇静脉弓勾绕。

> **临床意义** 由于右主支气管较粗、短、直，且气管隆嵴偏左，因此，气管异物多坠入右主支气管内，支气管镜检查或支气管插管也易置入右主支气管。

（4）血管、淋巴管和神经：气管胸段和主支气管主要由胸廓内动脉、甲状腺下动脉、支气管动脉和肋间后动脉供血。静脉汇入甲状腺下静脉、头臂静脉和奇静脉。气管、主支气管的淋巴管分别汇入气管支气管淋巴结和气管旁淋巴结。神经来自迷走神经和交感干颈中神经节的分支。

5. 食管胸部、胸导管和交感干　位于上纵隔和后纵隔，详见后纵隔。

（二）下纵隔

下纵隔（inferior mediastinum）分为前、中、后纵隔三部分。

1. 前纵隔（anterior mediastinum）　为胸骨体与心包前壁之间的狭窄间隙，内有纵隔前淋巴结、胸腺或胸腺遗迹下部及疏松结缔组织等。由于两侧胸膜接近，故前纵隔较狭窄。

2. 中纵隔（middle mediastinum）　为心包前、后壁之间的区域，内有心包、心、出入心的大血管根部、膈神经、心包膈血管、心丛以及淋巴结等。

（1）心包（pericardium）：包裹心和出入心的大血管根部，由纤维心包和浆膜心包组成（图 3-22）。

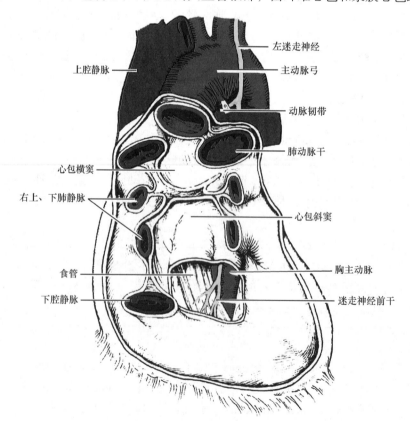

图 3-22　心包后壁

1）纤维心包（fibrous pericardium）：下部与膈中心腱愈着，上方与出入心的大血管外膜相移行。其主要功能是防止心过度扩张和维持心的正常位置。

2）浆膜心包（serous pericardium）：分脏、壁两层，脏层覆盖于心的外面，形成心外膜；壁层衬贴在纤维心包内面并与之紧密愈着，在出入心的大血管根部返折为脏层。

3）心包腔（pericardial cavity）：为浆膜心包脏、壁两层之间狭窄而密闭的间隙，内含有少量浆液，可减少心搏动时的摩擦。心包腔在某些部位形成的间隙称心包窦（pericardial sinus）。位于升主动脉、肺动脉干后方与上腔静脉、左心房前壁之间的间隙称心包横窦（transverse sinus of pericardium），其大小可容纳一手指，心脏手术阻断血流，可经心包横窦钳夹升主动脉及肺动脉干。位于心底后面，两侧上、下肺静脉，左心房后壁与心包后壁之间的间隙称心包斜窦（oblique sinus of pericardium），心包腔积液常积聚于此而不易引流。位于浆膜心包壁层前部与下部移行处的间隙称心包前下窦（anteroinferior sinus of pericardium），深 1～2 cm，位置较低，心包腔积液时，首先积聚于此，为心包穿刺抽液的适宜部位。

> **临床意义**　当心包腔积液、积血或积脓时，由于纤维心包坚韧而缺乏伸展性，不易向外扩张，使心包腔内压力升高而压迫心，需进行心包穿刺。心包穿刺时应注意避免损伤胸膜、胸廓内血管和心。临床上有两个常用的穿刺部位。① 胸骨旁心包穿刺法：穿刺点在胸骨体左侧第 5 或 6 肋间隙，紧靠胸骨左缘进针，不易损伤胸膜和肺。② 剑突下心包穿刺法：穿刺点在左剑肋角，穿刺针与腹壁成 45° 角，向后上经膈刺入心包腔底部，可避免损伤胸膜、肺和胸廓内血管。

4）毗邻：心包前方隔着肺和胸膜与胸骨体以及第 2～6 肋软骨相邻；后面有主支气管、食管、胸导管、胸主动脉、奇静脉和半奇静脉；两侧有纵隔胸膜，膈神经和心包膈血管下行于心包和纵隔胸膜之间；上方有升主动脉、肺动脉干及上腔静脉；下面邻膈和下腔静脉，并与膈中心腱紧密愈合。

5）血管、淋巴管和神经：心包的血供来自心包膈动脉、肌膈动脉和食管动脉等；静脉与同名动脉伴行，分别注入胸廓内静脉、奇静脉和半奇静脉等。心包的淋巴管注入胸骨旁淋巴结、纵隔前、后淋巴结和膈上淋巴结。心包的神经主要来自膈神经、肋间神经、心丛、肺丛和食管丛等。

（2）心（heart）：形似倒置的圆锥体，前后略扁，心底（cardiac base）朝向右后上方，与上、下腔静脉和肺静脉相连。心尖（cardiac apex）朝向左前下方，圆钝游离，其体表投影位于左侧第 5 肋间隙、左锁骨中线内侧 1～2 cm 处。

1）位置与毗邻：心位于中纵隔内，外裹以心包，前面与胸骨体和第 2～6 肋软骨相对，后面平对第 5～8 胸椎体，约 2/3 位于前正中线左侧，1/3 居右侧。心的上方有连于心的大血管，下方为膈，两侧及前面大部分被肺和胸膜所掩盖，只有前面一小部分接胸骨下半左侧及左侧第 4、5 肋软骨，故临床心内注射常在第 4 肋间隙、胸骨左缘处进针。

2）体表投影：心的体表投影可用四点的连线来表示：① 左上点：在左第 2 肋软骨下缘，距胸骨左缘约 1.2 cm 处；② 右上点：在右第 3 肋软骨上缘，距胸骨右缘 1 cm 处；③ 左下点：即心尖的投影，在左第 5 肋间隙左锁骨中线内侧 1～2 cm 或距前正中线 7～9 cm 处；④ 右下点：在右侧第 6 胸肋关节处。①、②点的连线为心上界，③、④点的连线为心下界，②、④点微向右凸的连线为心右界，①、③点微向左凸的连线为心左界（图 3-23）。

3）血管、淋巴管和神经：心的营养血管为左、右冠状动脉。心的静脉大部分注入冠状窦，小部分直接注入右心房。心的淋巴管分别注入气管支气管淋巴结和纵隔前淋巴结。心的内脏神经来自心浅丛和心深丛。心浅丛位于主动脉弓前下方，心深丛位于主动脉弓后方和气管杈前面。心丛分支分布于心肌、传导系和冠状动脉。交感神经兴奋使心跳加快、心收缩力增强和冠状动脉扩张；副交感神经的作用则相反。心的感觉神经随交感神经和迷走神经分别传入脊髓胸 1～4、胸 5 节段和脑干。

（三）后纵隔

后纵隔（posterior mediastinum）位于心包后壁与下位胸椎之间，上界为胸骨角平面，下界为膈。内

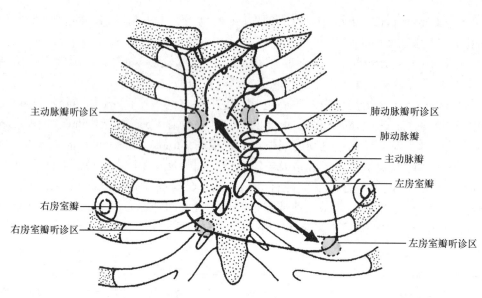

图 3-23　心的体表投影

有食管、胸主动脉、胸导管、奇静脉、半奇静脉、副半奇静脉、迷走神经和纵隔后淋巴结等。

1. 食管胸部（thoracic part of esophagus）　上经胸廓上口与食管颈部相接，下穿膈的食管裂孔续食管腹部。

（1）分段：有两种方法：一是根据食管所在部位分为颈部、胸部、腹部三部，食管胸部又以气管杈下缘为界分为胸上段和胸下段。二是临床上常以主动脉弓上缘和下肺静脉下缘为标志，将食管分为上段、中段、下段三段。上段自食管起始处至主动脉弓上缘，中段自主动脉弓上缘至下肺静脉下缘，下段自下肺静脉下缘至食管末端。

（2）位置：食管胸部在上纵隔后部，位于气管与脊柱之间稍偏左侧，向下越过气管杈后方，位于胸主动脉的右侧；约在第 7 胸椎平面以下，食管再次偏左并在胸主动脉前方向左前下行达膈的食管裂孔处。从前方观察，食管上段偏左，中段偏右，下段偏左，呈现两个轻度侧曲，即上位侧曲凸向左，下位侧曲凸向右（图 3-24）。

（3）毗邻：食管前方有气管、气管杈、右肺动脉、左主支气管、左喉返神经、迷走神经的食管前丛、心包、左心房、膈等；食管后方有迷走神经的食管后丛、胸导管、奇静脉、半奇静脉、副半奇静脉、胸主动脉和肋间后动脉等；食管左侧与左锁骨下动脉、胸导管上段、主动脉弓、胸主动脉和左纵隔胸膜相邻；食管右侧有奇静脉和右纵隔胸膜。

食管左侧只有在食管上、下三角处与纵隔胸膜相贴，右侧除奇静脉弓处外全部与纵隔胸膜相贴。右侧纵隔胸膜在肺根以下常突至食管后方，形成**食管后隐窝**，故经胸行食管下段手术时，可能破入右侧胸膜腔而导致气胸。

临床意义　①左主支气管在平第 4、5 胸椎间跨越食管前方向左，食管在此形成第二个生理性狭窄，是异物嵌顿、穿孔以及食管癌的好发部位。②左心房扩大可压迫食管，食管钡餐造影时出现明显的食管压迹。

（4）血管、淋巴管和神经：食管胸上段的血供来自第 1、2 肋间后动脉和支气管动脉的食管支；食管胸下段的血供主要来自胸主动脉的食管动脉和第 3~7 肋间后动脉的食管支（图 3-25）。

食管壁内静脉很丰富，在黏膜下层和食管周围吻合成食管静脉丛，再汇集成数条食管静脉，注入奇静脉、半奇静脉和副半奇静脉，然后回流至上腔静脉。食管静脉丛向下与胃左静脉的属支有丰富吻合，当肝门静脉高压时，可经此途径建立门腔静脉之间的侧支循环，使食管静脉丛血流量加大，可导致食管静脉曲张，甚至破裂出血（图 3-26）。

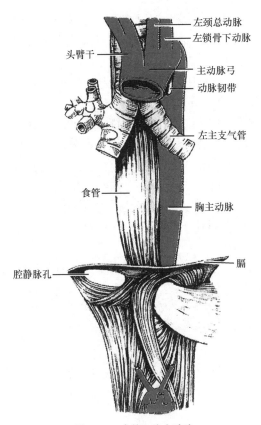

图 3-24 食管和胸主动脉

左颈总动脉
左锁骨下动脉
头臂干
主动脉弓
动脉韧带
左主支气管
食管
胸主动脉
腔静脉孔
膈

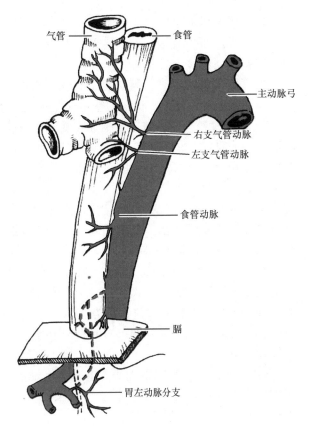

图 3-25 胸主动脉的脏支

气管
食管
主动脉弓
右支气管动脉
左支气管动脉
食管动脉
膈
胃左动脉分支

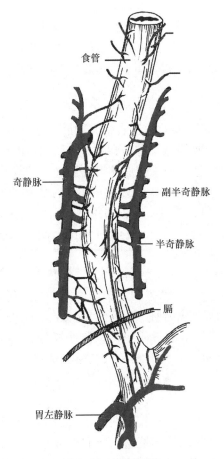

图 3-26 食管的静脉

食管
奇静脉
副半奇静脉
半奇静脉
膈
胃左静脉

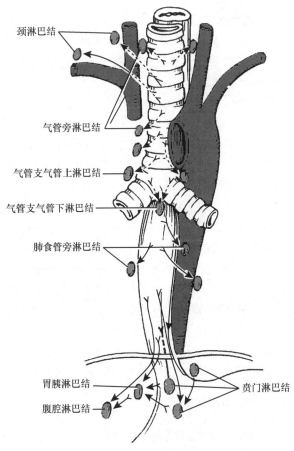

图 3-27 食管的淋巴

颈淋巴结
气管旁淋巴结
气管支气管上淋巴结
气管支气管下淋巴结
肺食管旁淋巴结
胃胰淋巴结
腹腔淋巴结
贲门淋巴结

食管胸上段的淋巴管注入气管支气管淋巴结，胸下段的淋巴管注入纵隔后淋巴结和胃左淋巴结。食管的部分淋巴管可直接注入胸导管，因此，食管癌时癌细胞可经局部淋巴结转移，并可直接注入胸导管而形成血源性转移（图 3-27）。

食管胸部的神经来自胸交感干和迷走神经，食管壁的平滑肌和腺体由交感神经和副交感神经支配，横纹肌由喉返神经支配。食管的感觉神经随交感神经和迷走神经传入脊髓和脑。

2. 迷走神经　左、右迷走神经在胸腔内行程不同。**左迷走神经**在左颈总动脉和左锁骨下动脉之间入胸腔，经主动脉弓的左前方下行至左肺根后方，发出数支组成**左肺丛**。主干下行至食管前面分散形成**食管前丛**，至食管下段又汇合成**迷走神经前干**，经食管裂孔入腹腔。左迷走神经在主动脉弓前下方处发出左喉返神经，后者勾绕主动脉弓下缘并在其后方上行，于气管食管旁沟内上升至喉。**右迷走神经**在右锁骨下动、静脉之间入胸腔，沿气管右侧下行至右肺根后方，分支组成**右肺丛**和**心深丛**。主干下行至食管后方分散形成**食管后丛**，至食管下段又汇合成**迷走神经后干**，经食管裂孔入腹腔。右迷走神经行经右锁骨下动脉前方时，发出右喉返神经。

3. 胸主动脉（thoracic aorta）　在第 4 胸椎体下缘续于主动脉弓，沿脊柱左侧下行，至第 7 胸椎平面以下逐渐转至脊柱前方，平第 12 胸椎穿膈的主动脉裂孔续为腹主动脉（图 3-27）。胸主动脉的前方自上而下邻左肺根、心包和食管，后方有脊柱、半奇静脉和副半奇静脉，右侧有奇静脉和胸导管，左侧与左纵隔胸膜相贴。胸主动脉的分支有壁支和脏支，壁支有肋间后动脉和肋下动脉等，脏支包括食管动脉、支气管动脉和心包支等。

4. 胸导管　平第 12 胸椎下缘起自乳糜池（cisterna chyli），经膈的主动脉裂孔入胸腔后纵隔，在食管后方、胸主动脉与奇静脉之间上行，至第 5 胸椎平面斜行向左，沿食管左缘与左纵隔胸膜之间上行至颈根部，弓形注入左静脉角（图 3-28）。

> **临床意义**
>
> 胸导管上段与左纵隔胸膜相邻，下段与右纵隔胸膜相邻，当食管癌手术损伤胸导管时，上段损伤常合并左侧胸膜破损，淋巴液流入胸膜腔而引起左乳糜胸，下段损伤常引起右乳糜胸。胸导管与右淋巴导管、奇静脉以及肋间后静脉之间有广泛吻合和交通，因此，结扎胸导管一般不会引起严重淋巴淤积现象。

5. 奇静脉、半奇静脉和副半奇静脉　奇静脉（azygos vein）在右膈脚处起于右腰升静脉，在食管后方和胸主动脉右侧上行，至第 4 胸椎高度向前勾绕右肺根上方注入上腔静脉。奇静脉收集右肋间后静脉、食管静脉、支气管静脉和半奇静脉的血液。奇静脉向上与上腔静脉相连，向下借右腰升静脉连下腔静脉，因此，奇静脉是沟通上、下腔静脉的重要通道。半奇静脉（hemiazygos vein）在左膈脚处起于左腰升静脉，沿胸椎体左侧上行，在第 8 胸椎高度经胸主动脉和食管后方，向右越过脊柱前方汇入奇静脉。半奇静脉收集左侧下部肋间后静脉、食管静脉和副半奇静脉的血液。副半奇静脉（accessory hemiazygos vein）由左侧上部肋间后静脉汇合而成，沿胸椎体左侧下行注入半奇静脉或奇静脉。

6. 胸交感干（thoracic sympathetic trunk）　左、右各一，位于脊柱两侧，肋头前方，奇静脉和半奇静脉后外方。每侧胸交感干有 10~12 个交感干神经节。上 5 对胸交感干神经节发出的节后纤维参与组成心丛、肺丛和食管丛。穿经第 5 或第 6~9 胸交感干神经节的节前纤维组成内脏大神经（greater splanchnic nerve），穿过膈脚终于**腹腔神经节**。穿经第 10~12 胸交感干神经节的节前纤维组成内脏小神经（lesser splanchnic nerve），穿过膈脚终于**主动脉肾神经节**。胸交感干与肋间神经之间有灰、白交通支相连，并发分支至胸主动脉、食管、气管和支气管等。

三、纵隔间隙

纵隔间隙为纵隔内各器官之间的间隙，由疏松结缔组织填充，该间隙的结缔组织向上与颈部相连通，向下经膈的裂孔与腹腔相通。纵隔气肿时空气可向上扩散到颈部，纵隔的炎症积液可向下蔓延至腹膜后

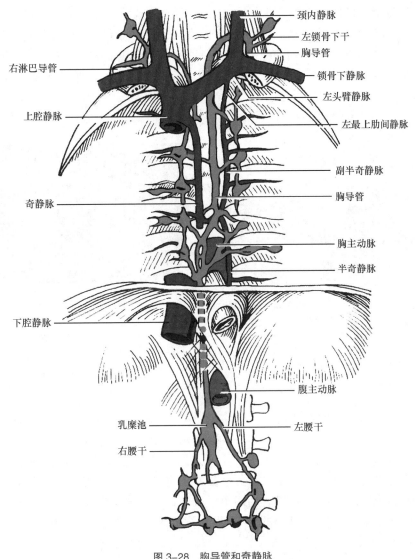

图 3-28 胸导管和奇静脉

隙，而颈部筋膜间隙的渗血、感染也可下延至纵隔。纵隔间隙主要有：胸骨后间隙（retrosternal space）位于胸骨与胸内筋膜之间，该间隙的炎症可向膈蔓延，甚至穿过膈扩散至腹膜外筋膜。气管前间隙位于上纵隔内，气管、气管杈与主动脉弓之间，向上通颈部的气管前间隙。食管后间隙（retroesophageal space）位于上纵隔内，食管与胸后壁的胸内筋膜之间，该间隙内有胸导管、奇静脉和副半奇静脉等结构。向上通咽后间隙，向下可经膈的裂隙与腹膜后隙相通。

（曾昭明）

第七节　胸部断层影像解剖学

一、经胸骨柄层面

此断面切经第 3 胸椎层面（图 3-29）。分为纵隔区、胸膜肺区与胸壁、椎体与椎体后区及肩胛区。纵隔区：此区前界为胸骨柄及两侧的胸锁关节，后界为椎骨的椎体，两侧界为两侧纵隔胸膜。气管居纵中部，其后方有食管断面，前方有头臂干断面，左侧邻左颈总动脉，左后方有左锁骨下动脉断面。头臂干前方的左头臂静脉为斜切面，右锁骨内侧端后方的右头臂静脉为横切面，表明它们走行方向的不同。

胸膜肺区与胸壁：胸壁由胸骨、第1～4肋、胸椎以及肋间肌、前锯肌、胸大肌、胸小肌等构成，在胸后壁则可见第4肋与第4胸椎肋凹构成的肋头关节。纵隔两侧各切及左、右肺上叶，右肺从前到后为前段、尖段与后段，左肺上叶则为前段与尖后段。

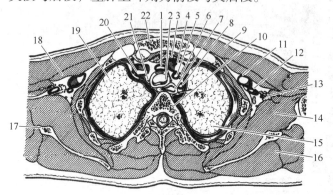
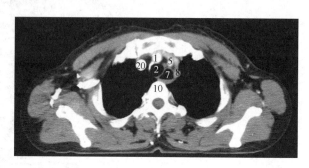

图3-29　经胸骨柄的横断层解剖及CT图

1. 头臂干　2. 气管和左喉返神经　3. 胸腺　4. 左头臂静脉　5. 左颈总动脉　6. 左迷走神经　7. 食管　8. 左锁骨下动脉　9. 胸大肌
10. 胸导管和第3胸椎体　11. 腋静脉　12. 腋动脉　13. 臂丛　14. 肩胛下肌　15. 左肺上叶　16. 冈下肌　17. 肩胛骨　18. 胸小肌　19. 右肺上叶
20. 右头臂静脉　21. 右迷走神经　22. 胸骨柄

二、经主动脉弓层面

为第4胸椎椎体下部层面，此断面恰好通过主动脉弓，仍分为纵隔区、胸膜肺区与胸壁、椎体与椎体后区及肩胛区（图3-30）。纵隔区：前界为胸骨柄与两侧的第1肋软骨连结，后界为第4胸椎椎体，两侧界为纵隔胸膜。纵隔区内气管断面仍然居中，其后方为食管断面，气管左侧为从右前向左后走向的主动脉弓断面，呈腊肠状贴近纵隔左缘；左、右头臂静脉汇合形成上腔静脉，位于气管的右前方。在主动脉弓右侧、上腔静脉后方和气管前方之间的结缔组织间隙，为气管前间隙；在胸骨柄后方，大血管前方的结缔组织间隙为血管前间隙，内有胸腺和脂肪组织。胸膜肺区仍切及两肺上叶。

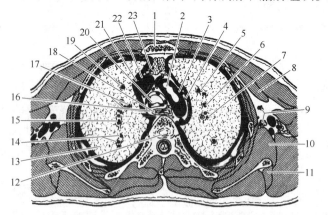
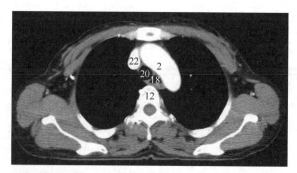

图3-30　经主动脉弓的横断层解剖及CT图

1. 胸骨　2. 主动脉弓　3. 左膈神经　4. 迷走神经　5. 前段支气管和动脉　6. 尖后段静脉　7. 尖后段支气管和动脉　8. 胸小肌　9. 腋淋巴结
10. 肩胛下肌　11. 小圆肌　12. 第4胸椎间盘　13. 右肺上叶　14. 后段支气管和动脉　15. 后段静脉　16. 右迷走神经　17. 尖段支气管和动脉
18. 食管　19. 尖段静脉　20. 气管　21. 右膈神经　22. 上腔静脉　23. 胸腺

三、经气管杈层面

为第5胸椎椎体层面，切经气管隆嵴（图3-31）。由于右主支气管短，故于此断面可见自右主支气管上壁发出右上叶支气管。在纵隔中份确认气管杈与气管隆嵴，气管在此高度分为左、右主支气管；在气管杈前方从右向左有上腔静脉、升主动脉和左肺动脉顶壁的断面；大血管前方同胸骨柄之间的间隙即血管前间隙，为胸腺所占据；气管权后方从右向左有奇静脉及奇静脉弓、食管与胸主动脉，三者与椎骨之间有胸导管断面，它们均位于气管后间隙之内；气管权与上腔静脉、升主动脉之间为气管前间隙，其内除结缔组织外尚有淋巴结；在升主动脉与胸主动脉之间至纵隔左缘，在CT上为低密度空隙称主肺动脉窗，内有动脉韧带、淋巴结和左喉返神经。在胸膜肺区肺断面进一步增大，两肺下叶的上段增大，斜裂前移，肺门即将出现。

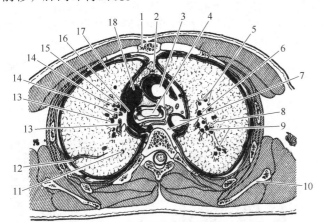
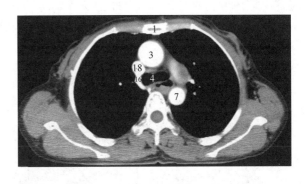

图 3-31 经气管权的横断层解剖及 CT 图

1. 胸骨角　2. 胸腺　3. 升主动脉　4. 气管权和左下气管旁淋巴结　5. 前段支气管、动脉　6. 尖后段静脉段间支　7. 胸主动脉、胸导管
8. 尖后段静脉段内支　9. 尖后段支气管、动脉　10. 肩胛骨　11. 上段静脉上支　12. 右肺斜裂　13. 后段静脉　14. 尖段支气管、动脉　15. 尖段静脉
16. 奇静脉弓　17. 右肺上叶　18. 上腔静脉

四、经上肺静脉层面

为第6、7胸椎椎间盘层面，通过左上肺静脉（图3-32）。左、右主支气管之间的距离加大；在此断面左肺动脉已经消失，右肺动脉经右肺门进入右肺；左主支气管在此断面正好分为上、下叶支气管；在左主支气管分权处前方有出左肺门的左上肺静脉。此断面切及左心房中部、右心耳基部、右心室流出道和主动脉窦；左心房横位于心的后部，两侧有左、右上肺静脉汇入；主动脉窦位于心断面的中央。两肺的斜裂继续前移，肺下叶断面继续增大；在右肺斜裂前方、上叶与中叶之间的无血管区，为上叶与中叶的分界线；在无血管区后方有一横行的肺静脉的属支，是分隔中叶内侧段与外侧段的段间部；在左肺，左主支气管分权前方有行向内侧出肺门的左上肺静脉，其左侧端有从后外行向前内的属支汇入，是分隔上叶前段与尖后段的段间部。

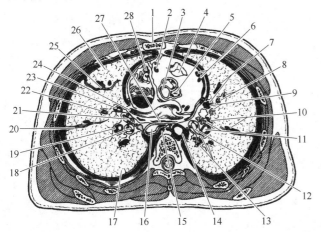
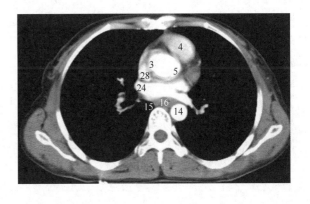

图 3-32 经上肺静脉的横断层解剖及 CT 图

1. 胸骨体　2. 右冠状动脉和心小静脉　3. 主动脉右后窦　4. 右心室流出道　5. 主动脉左后窦　6. 左冠状动脉前室间支和心大静脉　7. 上舌段静脉
8. 上舌段支气管、静脉　9. 下舌段支气管、静脉　10. 下舌段静脉　11. 左肺下叶动脉和肺门淋巴结　12. 左肺下叶支气管　13. 上段支气管、动脉
14. 胸主动脉　15. 奇静脉食管隐窝　16. 食管　17. 右肺下叶　18. 右肺下叶支气管　19. 右肺下叶动脉　20. 右肺斜裂　21. 右肺中叶支气管
22. 外侧段动脉　23. 内侧段动脉　24. 右上肺静脉　25. 水平裂　26. 右肺上叶　27. 心包斜窦　28. 右心房

五、经四腔心层面

为第 7、8 胸椎椎间盘层面，既显示四腔心层面（图 3-33）。此断面的特征是心出现四个腔，故也称四腔心层面。下叶支气管发出上段支气管后即称基底干。在此断面肺下叶的上段消失，下叶内可见基底干的断面，下叶的肺组织可明显区分为前、后、内侧与外侧四个底段。在心包内分辨心的四腔，即右心房、右心室、左心房、左心室；在心房心室交界处有左、右冠状动脉的断面。心包后方即后纵隔区，有食管、胸主动脉、奇静脉与胸导管；在食管前缘与右肺下叶之间有右肺韧带及主动脉前方与左肺下叶之间有左肺韧带。两肺下叶的上段已经消失，四个基底段位置清楚。在右肺中叶有分隔内、外侧段的右肺中叶静脉的一支段间支，在左肺上叶有左上肺静脉舌支的段间部，它从心左缘左侧向外侧横行，分隔前段与上舌段。

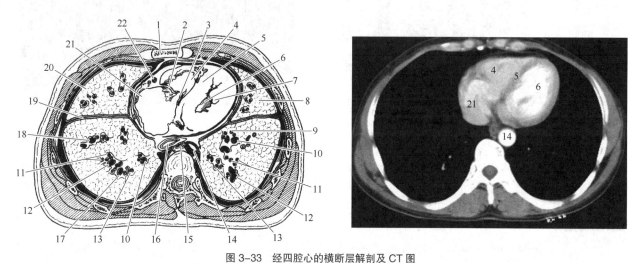

图 3-33 经四腔心的横断层解剖及 CT 图

1. 胸骨体　2. 三尖瓣前尖　3. 三尖瓣后尖　4. 右心室　5. 室间隔　6. 左心室　7. 前乳头肌　8. 左肺上叶　9. 内侧底段支气管、动脉　10. 内侧底段静脉　11. 外侧底段支气管、动脉　12. 外侧底段静脉　13. 后底段支气管、动脉　14. 胸主动脉　15. 奇静脉　16. 食管　17. 后底段静脉　18. 前底段静脉　19. 右肺斜裂　20. 右肺中叶　21. 右心房　22. 右冠状动脉

小　结

胸部由胸壁、胸腔及胸腔内容物构成。胸壁由皮肤、浅筋膜、深筋膜、胸廓外肌层、胸廓和肋间肌、胸内筋膜和壁胸膜等构成。浅筋膜内女性有发达的乳腺组织，女性乳房的淋巴主要回流至腋淋巴结，部分回流至胸骨旁淋巴结、胸肌间淋巴结和膈淋巴结等；深筋膜分为浅、深两层，深层张于喙突、锁骨下肌和胸小肌上缘之间的部分称锁胸筋膜，有胸肩峰血管、胸外侧神经、头静脉等穿过；肋间隙内有肋间血管和肋间神经穿行，在肋沟处自上而下为静脉、动脉和神经。膈介于胸腔与腹腔之间，其上有腔静脉孔、食管裂孔和主动脉裂孔，分别有同名结构通过。胸壁和膈围成胸腔，胸腔的两侧容纳肺和胸膜腔，中部为纵隔。胸膜可分为壁胸膜和脏胸膜，两者在肺根处移行形成胸膜腔，胸膜炎时胸膜腔内的积液常聚积于肋膈隐窝。肺借肺根连于纵隔，肺根内结构由前向后为肺静脉、肺动脉、支气管，由上到下左侧为肺动脉、支气管、肺静脉，右侧为支气管、肺动脉、肺静脉。纵隔以胸骨角平面为界分为上、下纵隔。上纵隔的器官分为三层，前层主要有胸腺，左、右头臂静脉和上腔静脉；中层有主动脉弓及其三大分支、膈神经和迷走神经；后层有食管、气管、胸导管和左喉返神经。在主动脉弓左前方有动脉导管三角，是临床手术寻找动脉导管的标志。下纵隔分为前纵隔、中纵隔和后纵隔，中纵隔被心及心包所占据，后纵隔内有食管、迷走神经、胸主动脉、奇静脉、半奇静脉、胸导管、胸交感干等结构。

（许仕全）

第三章数字资源

第三章动画

第三章课件

第三章自测题

腹　部

掌握：① 腹前外侧壁的层次结构及其血供、神经支配；② 腹股沟区的层次结构特点及与腹股沟疝的关系；③ 腹腔和腹膜腔的概念及腹部分区；④ 腹膜形成的结构；⑤ 腹腔各脏器的位置、毗邻及血液供应；⑥ 肝外胆道的组成及胆总管的分段；⑦ 肝门静脉的组成、属支及侧支循环。

第一节　概　述

一、境界

腹部位于胸部和盆部之间，上界由剑突，两侧肋弓下缘，第 11、12 肋前端至第 12 胸椎棘突的连线围成，下界为耻骨联合上缘、耻骨嵴、耻骨结节、腹股沟、髂前上棘、髂嵴、髂后上棘至第 5 腰椎棘突的连线。

二、腹壁和腹腔

腹部包括腹壁、腹腔和腹腔脏器等内容物。

（一）腹壁

腹壁（abdominal wall）以腋前、后线为界，分为**腹前壁**、**腹侧壁**和**腹后壁**，前两者常被合称为**腹前外侧壁**。腹壁除后正中部的脊柱腰段外，大部分以肌性成分为主，故柔软宽阔，便于通过腹壁触摸腹内脏器以执行诊断治疗措施（如诊断性穿刺、开腹手术等）。腹壁的肌性成分与以下功能有关。

（1）膈与腹前外侧壁肌之间的协调运动，使腹式呼吸得以正常进行。

（2）腹肌收缩时造成的腹压增高，能协助空腔脏器排空。

（3）肌性腹壁的伸缩性在很大程度上参与腹内压的调节。

（4）运动脊柱，使躯干前屈、后伸、侧屈及旋转。

（5）保护腹内脏器，并维持各器官的正常位置。

（二）腹腔

腹腔（abdominal cavity）是腹壁、膈和盆膈共同围成的体腔，上方随膈穹隆高达第 4（右侧）和第 5（左侧）肋间隙水平；下方低入盆腔至盆膈；其前方、侧方和后方分别为腹前壁、腹侧壁和腹后壁。因此，腹腔的实际范围比体表境界所划定的腹部范围要大。在胸下部的贯通伤中，除胸部器官外，腹上部的器官也可能同时被损伤；反之，腹上部损伤时也有合并胸下部器官损伤的可能。

腹腔借骨盆上口可分为上、下两部分，上部分称固有腹腔，下部分称盆腔。临床上通常所说的腹腔是指固有腹腔，一般不包括盆腔。

（三）腹腔脏器

腹腔内有消化器官（大部分）、泌尿器官（部分）及脾、肾上腺、血管、神经、淋巴管等。

三、体表标志及分区

（一）体表标志

1. 骨性标志

（1）耻骨联合：为左、右髋骨在前方的连结处，由纤维软骨构成。耻骨联合上缘是骨盆上口的标志之一。成人的膀胱在空虚状态时位于耻骨联合上缘平面以下。

（2）髂嵴：为髂骨翼的上缘，位于皮下，全长可触及，临床常在此做骨髓穿刺。髂嵴的前端为**髂前上棘**，有腹股沟韧带附着；髂嵴的后端为**髂后上棘**。两侧髂嵴最高点的连线平对第4腰椎棘突，是腰椎穿刺的重要标志。

（3）耻骨结节：位于耻骨联合外侧2～3 cm处，在耻骨结节外上方1～2 cm处有腹股沟管浅环。

2. 软组织标志

（1）脐（umbilicus）：位于腹部前正中线上，相当于第3、4腰椎之间平面。脐平面上方约2.5 cm平对肠系膜下动脉起始处。

（2）白线（white line）：位于腹前壁正中线的深面，是腹前外侧壁扁肌的腱膜在此与对侧互相交织愈合而成。白线上、下两端分别附着于剑突与耻骨联合，其两侧是腹直肌，当腹直肌收缩时，肌发达者可见数条凹陷的横纹，相当于**腹直肌腱划**。

（3）半月线（linea semilunaris）：又称**腹直肌线**，为腹直肌外侧缘的弧形线。右侧半月线与肋弓相交处为胆囊底的体表投影。

（4）腹股沟（inguinal）：是腹前外侧壁与股前部在体表分界的浅沟，其深面有腹股沟韧带。

（二）分区

为便于描述和确定腹腔内脏器的大致位置，临床上需对腹部加以分区，有两种常用的分法（图4-1）。

1. 九分法　用两条水平线和两条垂直线将腹部分为九个区。上水平线为通过两侧肋弓下缘最低点（相当于第10肋）的连线；下水平线为通过两侧髂结节的连线；两条垂直线分别通过左、右侧半月线或腹股沟中点。腹部被分为上部的**腹上区**与左、右**季肋区**；中部的**脐区**与左、右**腹外侧区**（腰区），下部的**腹下区**及左、右**腹股沟区**（髂区）。

2. 四分法　通过脐作水平线及垂直线，将腹部分为左、右上腹部及左、右下腹部。

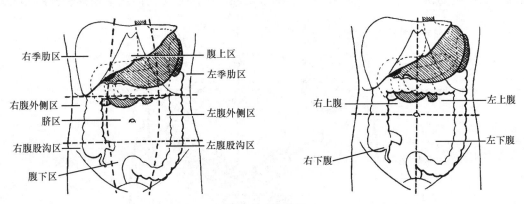

图4-1 腹部分区

四、体表投影

腹腔脏器的体表投影是相对的，因体形、体位、年龄、器官的充盈状况以及腹肌紧张度等因素的差异而变化。一般情况下，成人腹腔主要器官在腹前壁的体表投影见表4-1。

表 4-1　成人腹腔内主要脏器在腹前壁的体表投影

右季肋区	腹上区	左季肋区
① 右半肝大部分	① 右半肝小部分、左半肝大部分	① 左半肝小部分
② 部分胆囊	② 胆囊	② 部分胃
③ 结肠右曲	③ 十二指肠、胰大部	③ 胰、脾
④ 部分右肾	④ 肾、肾上腺及部分胃	④ 结肠左曲、部分左肾
右腹外侧区	**脐区**	**左腹外侧区**
① 升结肠、回肠袢	① 横结肠、十二指肠、空肠、回肠	① 降结肠、空肠袢
② 右肾下部	② 大网膜、输尿管	② 左肾下部
右腹股沟区	**腹下区**	**左腹股沟区**
① 盲肠	① 回肠袢	① 乙状结肠
② 阑尾	② 充盈的膀胱、妊娠子宫	② 部分回肠
③ 回肠末端	③ 乙状结肠、输尿管	

第二节　腹前外侧壁

一、层次结构

（一）皮肤

较薄，富有弹性和延展性，可适应生理或病理性（如妊娠和腹水等）的腹部过度膨隆。皮肤移动性大，但在脐和腹股沟区附近的皮肤移动性较小。腹股沟区附近皮肤有可供吻合的浅血管，临床上常在该区切取皮瓣供移植。

（二）浅筋膜

较厚，由脂肪和疏松结缔组织构成。在脐平面以下的浅筋膜分为浅、深两层（图 4-2）。浅层为富含脂肪组织的**脂肪层**（Camper 筋膜），向上与胸壁浅筋膜连续，向下移行为股部和会阴部的浅筋膜；深层为富含弹性纤维的**膜性层**（Scarpa 筋膜），在中线附于腹白线，向外下紧密附着于髂嵴及腹股沟韧带下方约一横指处的股部阔筋膜，但在耻骨联合与耻骨结节之间却无附着，而向内下与**阴囊肉膜和会阴浅筋膜**

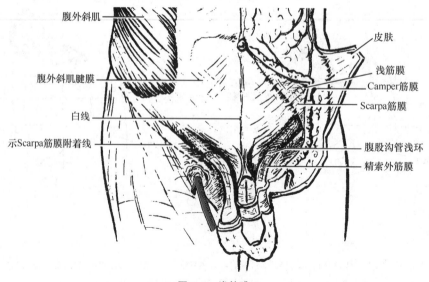

图 4-2　浅筋膜

（Colles 筋膜）相续。因此，Scarpa 筋膜与腹前外侧壁肌层之间的间隙与会阴浅隙相通，当尿道球部破裂时，尿液可经会阴浅隙蔓延到同侧腹前外侧壁 Scarpa 筋膜深面，但不能越过中线到对侧和进入股部。浅筋膜两层之间有腹壁浅血管、淋巴及神经通行。

（三）肌层

由居中线两旁的腹直肌及其肌鞘和居于外侧的三层扁肌（腹外斜肌、腹内斜肌、腹横肌）及其腱膜组成。

1. 腹外斜肌（obliquus externus abdominis） 为腹前外侧壁浅层的扁肌，起于下 8 个肋的外面，肌纤维从外上斜向内下，止于髂嵴、髂前上棘、耻骨结节、耻骨联合等处（图 4-3）。在腹股沟区和腹直肌外侧缘附近移行为腱膜，其下缘张于髂前上棘与耻骨结节之间，并向后上方卷曲增厚形成腹股沟韧带（inguinal ligament）（图 4-4）。

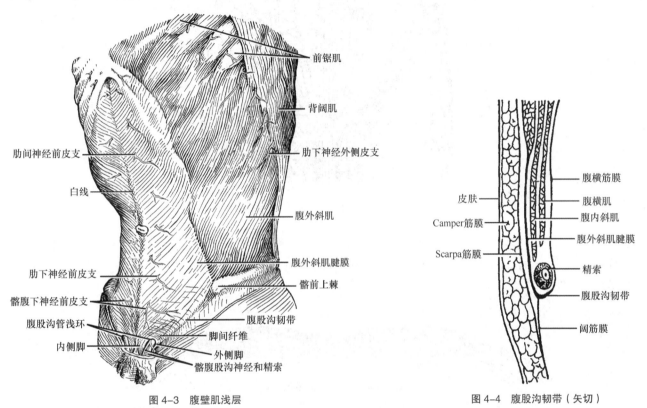

图 4-3 腹壁肌浅层　　　　　　　　　　图 4-4 腹股沟韧带（矢切）

2. 腹内斜肌（obliquus internus abdominis） 位于腹外斜肌深面，起自胸腰筋膜、髂嵴和腹股沟韧带外侧 2/3，肌纤维呈扇形行向内上方（图 4-5），后部纤维止于下位 3 对肋，其余纤维至腹直肌的外侧缘移行为腱膜，分前、后层，包裹腹直肌，分别参与构成腹直肌鞘的前、后层，止于白线。

3. 腹横肌（transversus abdominis） 位于腹内斜肌深面，较薄弱。起自腹股沟韧带外侧 1/3、髂嵴、胸腰筋膜和下 6 对肋软骨的内面，肌纤维大部分为横行，腹股沟区者行向内下方，至腹直肌外侧缘附近移行为腱膜。腱膜的上部与腹内斜肌腱膜后层愈合并经腹直肌的后方至白线，参与构成腹直肌鞘的后层；腱膜的下部则与腹内斜肌腱膜的后层一起经腹直肌的前方至白线，参与构成腹直肌鞘的前层。

4. 腹直肌及腹直肌鞘

（1）腹直肌（rectus abdominis）：位于中线两旁，上宽下窄。起自耻骨嵴和耻骨联合，肌纤维纵行向上止于第 5～7 肋软骨和剑突前面。左、右腹直肌内侧缘在脐上方相距较宽，在脐以下较接近。两侧腹直肌各被 3～4 条由致密结缔组织形成的横行腱划（tendinous intersection）（大部分在脐以上）分为多个肌腹。腱划与腹直肌鞘前层紧密结合，而与腹直肌鞘后层仅疏松附着，易于分离。

（2）腹直肌鞘（sheath of rectus abdominis）：是包裹腹直肌和锥状肌的纤维组织鞘，分前、后两层，前层由腹内斜肌腱膜的前层和腹外斜肌腱膜组成，后层由腹内斜肌腱膜的后层和腹横肌腱膜组成。从脐

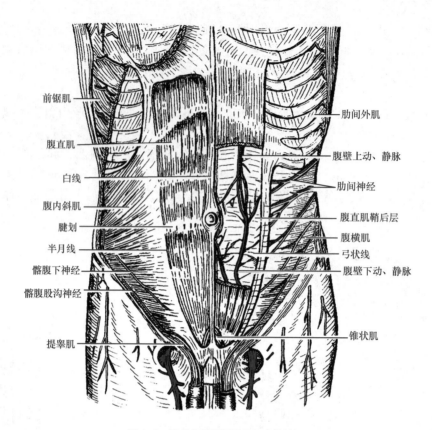

图 4-5　腹前外侧壁肌深层与血管神经

下 4～5 cm 处，三层扁肌的腱膜均移行为腹直肌鞘前层（图 4-6），其后层的下缘呈一凹向下的弓状游离缘称弓状线（arcuate line）或半环线（linea semicircularis）（图 4-5）。故弓状线以下，腹直肌后面直接与腹横筋膜紧贴。

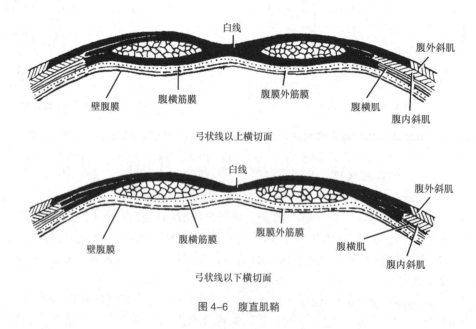

图 4-6　腹直肌鞘

在腹直肌的外侧缘，腹直肌鞘前、后层互相愈着，形成一凸向外侧的半月状结构称半月线。两侧腹直肌鞘前、后层的腱膜纤维在前正中线互相交织形成**白线**（white line）。白线处无肌，坚韧且血管神经分布甚少，临床常在白线进行腹膜腔穿刺或做切口。脐以上的白线宽约 1 cm，脐以下因两侧腹直肌相互靠近而变得很窄。

临床意义 ① 腹内压增高时，脐下白线会增宽，造成结缔组织纤维之间形成一些小孔，腹膜外筋膜等由此突出至皮下，形成白线疝。② 白线的腱膜纤维在脐处环绕脐形成脐环（umbilical ring），若此环发育不良或残留有小裂隙，可发生脐疝。

（四）腹横筋膜

腹横筋膜（transverse fascia）为衬贴于腹横肌深面的薄层纤维膜，在上腹部较薄弱，接近腹股沟韧带和腹直肌外侧缘处较致密，有增强腹股沟区的作用。腹横筋膜上方续于膈下筋膜，下续髂筋膜及盆筋膜，附着于髂嵴内缘及腹股沟韧带外侧半，但在腹股沟韧带内侧半的深面，其随股血管向股部延伸，成为股鞘前壁。

（五）腹膜外筋膜

腹膜外筋膜（extraperitoneal fascia）又称**腹膜外脂肪**、**腹膜外组织**，填充于腹横筋膜与壁腹膜之间，下腹部特别是腹股沟区含有较多脂肪组织。此层向后与腹膜后隙相续，向下与盆筋膜间隙相续。腹壁下血管和旋髂深血管的起始段行于此层内。

临床意义 ① 临床上当腹膜外筋膜发生感染时，脓液可扩散至腹膜后隙和盆筋膜间隙。② 由于腹膜外筋膜的存在，如行膀胱、子宫等手术可经腹膜外途径进行，而无需通过腹膜腔。

（六）壁腹膜

壁腹膜（parietal peritoneum）是腹前外侧壁的最内层，向上与膈下腹膜相移行，向下移行于盆壁的腹膜。

临床意义 腹前外侧壁常用手术切口：① 正中切口：是沿白线所做的纵切口。经过层次为皮肤、浅筋膜、白线、腹横筋膜、腹膜外筋膜、壁腹膜。此切口损伤血管少、出血少、层次简单，是腹部常用的手术切口之一，但血液供应差，愈合后瘢痕不牢固，有时会发生切口疝或切口裂开。② 旁正中切口：是在正中线外侧 1～2 cm 与正中线平行的纵切口。经过层次为皮肤、浅筋膜、腹直肌鞘前层、游离腹直肌内侧缘并拉向外侧、腹直肌鞘后层、腹横筋膜、腹膜外筋膜、壁腹膜。此切口损伤血管、神经和肌少，切口血液供应好，并且有肌保护。③ 经腹直肌切口：是经腹直肌鞘的中央所做的纵切口。经过层次为皮肤、浅筋膜、腹直肌鞘前层、纵行分开腹直肌、腹直肌鞘后层、腹横筋膜、腹膜外筋膜、壁腹膜。此切口损伤血管、神经和肌较多。④ 麦氏（McBurney）切口：是在右髂前上棘与脐连线的中、外 1/3 交点处切开所做的切口。经过层次为皮肤、浅筋膜、腹外斜肌及其腱膜、腹内斜肌、腹横肌、腹横筋膜、腹膜外筋膜、壁腹膜。切口与腹外斜肌纤维走向一致，至肌层时沿肌纤维方向分开三层扁肌。此切口未切断肌和神经，但显露的手术视野范围小，不利于扩大延长，常用于阑尾手术。⑤ 横切口：是在肋弓与髂嵴之间的区域内沿皮纹切开两侧腹前外侧壁的全部肌及腹横筋膜、腹膜外筋膜、壁腹膜所做的切口。此切口显露的手术视野范围大，能满足腹内巨大肿物的切除，缝合张力小，但损伤肌较多。⑥ 胸腹联合切口：常在纵切口的基础上经肋和肋间隙切开胸壁及膈。此切口能较好地显露结肠上区的器官，但操作较复杂，损伤组织多，并且应有开胸的准备。

二、血管、淋巴管和神经

（一）浅血管、浅淋巴管及皮神经

1. **浅动脉** 可分为 3 组：腹前外侧壁浅动脉来自肋间后动脉、肋下动脉和腰动脉的分支，较细小；前正中线附近的浅动脉来自腹壁上、下动脉的分支。下半部有两条较重要的浅动脉：即**腹壁浅动脉**和旋

髂浅动脉，均起自股动脉。腹壁浅动脉越过腹股沟韧带中、内 1/3 交界处走向脐部；旋髂浅动脉走向髂嵴。临床常切取腹下部的带蒂或游离皮瓣，用于修复前臂和手部的伤疤。

2. 浅静脉　较丰富，彼此吻合成丛，脐区尤为显著。脐平面以上的浅静脉经胸腹壁静脉汇入腋静脉；脐平面以下的浅静脉经腹壁浅静脉和旋髂浅静脉注入大隐静脉，再回流入股静脉。因此，腹壁的浅静脉是联系上、下腔静脉系的重要途径（图 4-7），当上腔静脉或下腔静脉阻塞时，血液可经此途径返回心。在脐区，浅静脉还和深部的腹壁上、下静脉以及附脐静脉（paraumbilical vein）相吻合，附脐静脉与肝圆韧带伴行，汇入肝门静脉左支，故肝门静脉高压时，肝门静脉血液可经脐周静脉网流向腔静脉系而呈现脐周静脉曲张，此即"海蛇头征"。

3. 浅淋巴管　腹前外侧壁的浅淋巴管与浅血管伴行，脐平面以上者注入腋淋巴结；脐平面以下者注入腹股沟浅淋巴结。脐部的淋巴管可经肝圆韧带与肝门处的淋巴管相交通。

4. 皮神经　来自第 7～12 胸神经前支及第 1 腰神经的前支，其在腹壁皮肤的分布有明显的节段性（图 4-8）。第 6 胸神经分布于剑胸结合平面；第 8 胸神经分布于肋弓平面；第 10 胸神经分布于脐平面；第 12 胸神经分布于脐与耻骨联合连线中点平面；第 1 腰神经分布于腹股沟韧带上方平面。临床上常根据腹壁皮肤感觉障碍的平面来判断脊髓病变的部位及手术的麻醉平面。

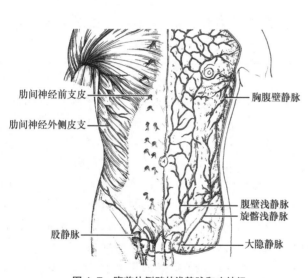

肋间神经前支皮
肋间神经外侧皮支
股静脉
胸腹壁静脉
腹壁浅静脉
旋髂浅静脉
大隐静脉

图 4-7　腹前外侧壁的浅静脉和皮神经

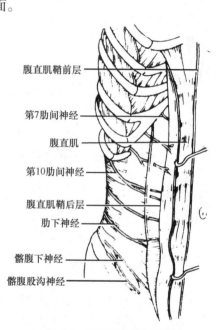

腹直肌鞘前层
第7肋间神经
腹直肌
第10肋间神经
腹直肌鞘后层
肋下神经
髂腹下神经
髂腹股沟神经

图 4-8　腹前外侧壁的神经

（二）深血管、淋巴管及神经

1. 动脉　腹前外侧壁深层的动脉有腹壁上、下动脉，下 5 对肋间后动脉，肋下动脉及旋髂深动脉等。

（1）腹壁上动脉（superior epigastric artery）：行于腹直肌与腹直肌鞘后层之间，系胸廓内动脉的终末支之一。

（2）腹壁下动脉（inferior epigastric artery）：在近腹股沟韧带中点稍内侧起自髂外动脉，在腹股沟管深环内侧的腹膜外筋膜内行向内上方，经弓状线前面上行于腹直肌鞘后层与腹直肌之间（图 4-9），在脐附近与腹壁上动脉相吻合，并与肋间后动脉的终末支在腹直肌外侧缘相吻合。腹壁下动脉的体表投影为腹股沟韧带中点稍内侧至脐的连线。约有 20% 的个体，腹壁下动脉耻骨支直接延续为闭孔动脉，此即异常闭孔动脉（abnormality obturator artery）。

临床意义　① 临床上做腹膜腔穿刺时，宜在腹壁下动脉体表投影的外上方，以避免损伤此动脉。② 异常闭孔动脉从腹壁下动脉起始后紧贴腔隙韧带后面下行，股疝手术切开腔隙韧带时极易误伤，应注意保护。

（3）旋髂深动脉（deep iliac circumflex artery）：与腹壁下动脉约在同一水平起自髂外动脉，在腹膜外筋膜内行向髂前上棘，在距髂前上棘不远处发出数支上行于腹内斜肌与腹横肌之间，分布于腹前外侧壁三层扁肌、腰大肌和髂肌等（图4-10）。做阑尾切除术时，如需向外侧延伸切口，需注意勿伤及旋髂深动脉。

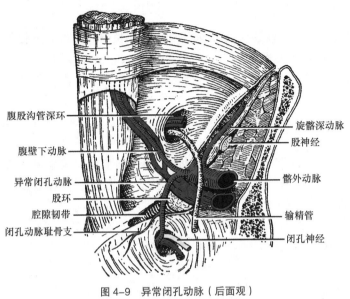

图4-9 异常闭孔动脉（后面观）

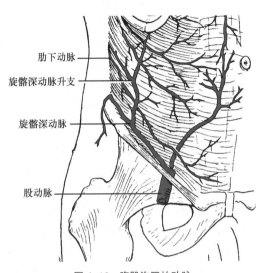

图4-10 腹股沟区的动脉

（4）其他动脉：除上述动脉外，还有下5对肋间后动脉、1对肋下动脉（subcostal artery）及4对腰动脉，主要走行于腹内斜肌和腹横肌之间，分布于腹壁各层次。

2. 静脉　腹前外侧壁的深静脉与同名动脉伴行，汇入上腔静脉系和下腔静脉系。

3. 淋巴管　腹前外侧壁上部的深淋巴汇入肋间淋巴结或胸骨旁淋巴结；腹壁中部者汇入腰淋巴结；腹壁下部者汇入髂外淋巴结。

4. 神经　腹前外侧壁深层的神经来自第7～12胸神经前支、髂腹下神经、髂腹股沟神经和生殖股神经的生殖支等。

（1）第7～12胸神经前支：与肋间血管伴行，在腹内斜肌和腹横肌之间行向前下方，至腹直肌外侧缘处进入腹直肌鞘。沿途发出肌支，支配腹前外侧壁诸肌，在腋中线和前正中线附近分别发出外侧皮支和前皮支，分布于腹前外侧壁的皮肤（图4-8）。

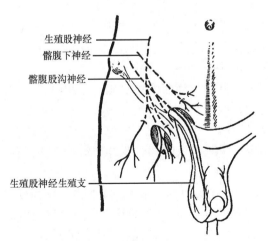

图4-11 腹股沟区的神经

临床意义　第7～12胸神经前支支配腹前外侧壁的全部层次，当腹膜受刺激时，相应节段的腹壁肌将呈现强直性收缩，此即"肌卫"现象。临床上刺激皮肤观察腹壁肌有无收缩运动，有助于检查反射通路是否完整。

（2）髂腹下神经（iliohypogastric nerve）：为腰丛分支，先行于腹内斜肌和腹横肌之间，于髂前上棘前内侧约2.5 cm处穿过腹内斜肌，向内下方走行于腹外斜肌腱膜深面，至皮下环上方约2.5 cm处穿出至皮下，其前皮支分布于耻骨联合上方的皮肤（图4-11）。

（3）髂腹股沟神经（ilioinguinal nerve）：为腰丛分支，在髂腹下神经下方约一横指处与之平行，进入腹股沟管后位于精索的前上方，随精索穿出腹股沟管浅环，分布于男性阴囊或女性大阴唇前部的皮肤（图4-11）。

临床意义 临床在做腹股沟疝修补手术时，应注意避免损伤髂腹下神经和髂腹股沟神经，以免造成腹壁肌功能受损，导致疝的复发。

（4）生殖股神经（genitofemoral nerve）：为腰丛分支，从腰大肌前面穿出后并在其前面下行，于腹股沟韧带上方分为生殖支和股支。生殖支穿腹股沟管深环入腹股沟管，沿精索外侧下行穿出腹股沟管浅环，分布于阴囊肉膜、提睾肌，终末支为皮支，分布于大腿内上方的皮肤。股支经腹股沟韧带深面（股动脉外侧）进入股部，分布于股三角区域的皮肤。

三、腹股沟区

腹股沟区为腹前外侧壁下部两侧的三角形区域，由腹直肌外侧缘、腹股沟韧带和髂前上棘至腹直肌外侧缘的水平线围成。此区是腹壁的薄弱区，其原因是：① 腹外斜肌在此处移行为较薄的腹外斜肌腱膜，其下方形成一裂口，即腹股沟管浅环。② 腹内斜肌与腹横肌的下缘均未达到腹股沟韧带的内侧部，因而在腹股沟韧带内侧半上方没有肌遮盖，形成一个肌与筋膜之间的间隙，有精索或子宫圆韧带（女性）通过。③ 当人体站立时，腹股沟区承受的腹内压力比平卧时高约三倍，故腹壁疝多发生于此区。

（一）层次结构

1. 腹外斜肌腱膜　此区腹外斜肌腱膜纤维走向与肌纤维相同，并在耻骨结节外上方形成一三角形的裂隙，即腹股沟管浅环（superficial inguinal ring）（**皮下环**），正常成人仅能容纳一小指尖，男性有精索、女性有子宫圆韧带穿出。腹外斜肌腱膜随精索自腹股沟管浅环向内下延续并包裹精索，形成精索外筋膜（external spermatic fascia）。腹股沟管浅环内上部的纤维称内侧脚（medial crus），止于耻骨联合；外下部的纤维称外侧脚（lateral crus），止于耻骨结节；外上方连结两脚之间的纤维称脚间纤维（intercrural fiber），有加强腹股沟管浅环的作用（图4-12）。

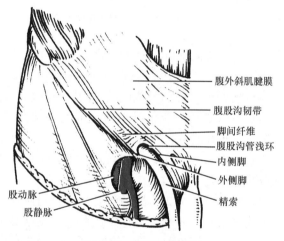

图4-12　腹股沟区浅层

腹外斜肌腱膜下缘张于髂前上棘与耻骨结节之间的腹股沟韧带，其内侧端行向后下方，并向外侧转折形成腔隙韧带（lacunar ligament）（**陷窝韧带**）；腔隙韧带向外侧延续为附于耻骨梳的耻骨梳韧带（pectineal ligament）（Cooper韧带）（图4-13）。腹股沟管浅环外侧脚的部分纤维经精索及其被膜和内侧脚的后方，斜向内上方终于白线，称反转韧带（reflected ligament），可加强腹股沟管浅环的后壁。

2. 腹内斜肌和腹横肌　两肌的下缘均呈弓状行于精索的上方，其中腹横肌的下缘稍高于腹内斜肌下缘。两肌在腹直肌外侧缘均移行为腱膜，在精索后内方，两者呈腱性结合，形成腹股沟镰（inguinal falx）[联合腱（conjoined tendon）]，止于耻骨梳韧带（图4-14）。有时两肌仅相结合而未成为腱性组织称**结合肌**。腹股沟镰居腹股沟管浅环深面，有防护腹股沟管浅环的作用。两肌下缘的部分肌纤维沿精索向下移行，成为菲薄的提睾肌（cremaster），收缩时可上提睾丸。

3. 腹横筋膜　在腹股沟区特别增厚，参与形成腹股沟管的后壁。在腹股沟韧带中点上方约一横指处，呈漏斗状向外突出，其起始处呈卵圆形的孔为腹股沟管深环（deep inguinal ring）（**腹环**）。腹横筋膜在深环处延续贴在提睾肌深面形成精索内筋膜（internal spermatic fascia）。在深环内侧有一些纵行的纤维束称凹间韧带（interfoveolar ligament）（图4-15），可加强腹横筋膜，当腹横肌收缩时，此韧带有上提和缩小深环的作用。

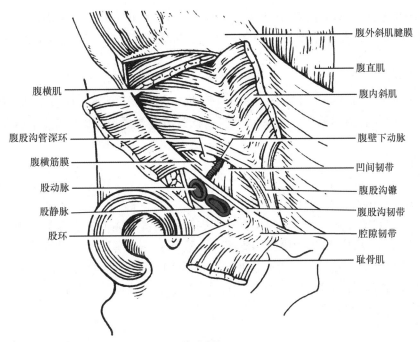

图 4-13　腹股沟区深层

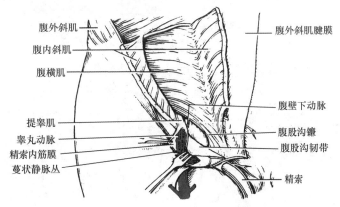

图 4-14　精索的被膜

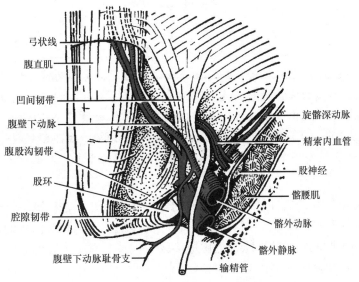

图 4-15　腹股沟区的结构（后面观）

4. 壁腹膜　在腹股沟区形成腹壁下动脉襞及腹股沟内、外侧窝，腹股沟内、外侧窝分别与腹股沟管浅环和深环相对应。此外，在腹股沟韧带稍下方，壁腹膜覆盖股环所成的浅窝称股小凹（femoral foveola）。

（二）腹股沟三角

腹股沟三角（inguinal triangle）又称 Hesselbach 三角，由腹壁下动脉、腹直肌外侧缘和腹股沟韧带内侧半围成。三角内无腹肌，腹横筋膜又较薄弱，加之腹股沟管浅环位于此三角，因此，此三角是腹壁又一薄弱区。

（三）腹股沟管

腹股沟管（inguinal canal）是位于腹股沟韧带内侧半上方的肌与筋膜间的裂隙，与腹股沟韧带平行，成人长 4～5 cm，男性有精索、女性有子宫圆韧带通过。

腹股沟管有两口和四壁（图 4-16）。两口：外口为**腹股沟管浅环（皮下环）**，为腹外斜肌腱膜在耻骨结节外上方形成的三角形裂隙；内口为**腹股沟管深环（腹环）**，位于腹股沟韧带中点上方约 1.5 cm 处，腹壁下动脉的外侧，是腹横筋膜随精索向外突出形成的一个卵圆形孔。四壁：前壁为腹外斜肌腱膜，外侧 1/3 处有腹内斜肌的起始部；后壁为腹横筋膜，内侧 1/3 处有腹股沟镰（联合腱）；上壁为腹内斜肌和腹横肌的弓状下缘；下壁为腹股沟韧带。

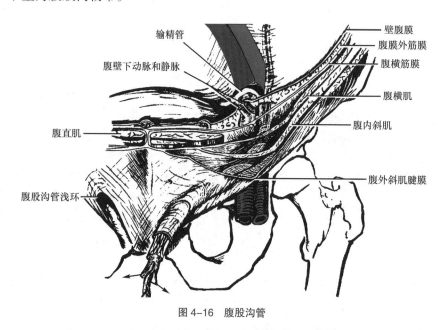

图 4-16　腹股沟管

临床意义　凡器官或结构从先天或后天形成的裂口或薄弱区脱出者称为**疝**。腹腔脏器（如肠管或大网膜等）从腹股沟区脱出形成的疝称**腹股沟疝**。腹股沟疝又分为直疝和斜疝。**斜疝**是腹腔脏器从腹壁下动脉的外侧经腹股沟管深环脱出，在精索内筋膜内经腹股沟管出浅环，最后进入阴囊（也可不进入阴囊）。**直疝**是腹腔脏器从腹壁下动脉的内侧经腹股沟三角向前顶出，因不经过腹股沟管深环，故在精索被膜之外。因此，临床上腹壁下动脉是手术时鉴别斜疝与直疝的重要标志之一。

腹股沟区的内下部虽然缺乏肌性结构，是腹壁的薄弱区，但在正常情况下，仍有一定的生理保护作用。由于腹股沟管是一斜行的肌筋膜裂隙，因此，当腹内压增加时，腹股沟管的前、后壁会靠拢；腹壁肌收缩时，腹内斜肌和腹横肌的弓状下缘接近腹股沟韧带，使弓状缘下方的裂隙近于消失；又由于腹横肌的收缩，腹股沟管深环也会移向外上方，使环口缩小。

（四）精索及其被膜

精索（spermatic cord）为位于腹股沟管深环至睾丸上端的一对圆索状结构，由输精管、输精管动脉、输精管静脉、睾丸动脉、蔓状静脉丛、生殖股神经的生殖支、淋巴管及腹膜鞘突的残余部分等组成，全长 11～15 cm。精索有三层被膜包绕：① **精索内筋膜**：在腹股沟管深环处，由腹横筋膜延伸形成；② **提睾肌及其筋膜**：是腹内斜肌和腹横肌及其筋膜的延续；③ **精索外筋膜**：在腹股沟管浅环处，由腹外斜肌腱膜及其筋膜延伸形成。

（五）睾丸下降与腹股沟疝的关系

胚胎早期，睾丸位于腹后壁脊柱两侧，居腹横筋膜与壁腹膜之间。在睾丸下降之前，腹膜向外突出形成一个囊袋称腹膜鞘突（vaginalis processes of peritoneum），睾丸下端与阴囊之间有一条结缔组织索，即**睾丸引带**。引带不断缩短，睾丸逐渐下降，至胚胎第 3 个月末睾丸降至髂窝，第 7 个月达腹股沟管深环，第 7～9 个月降至腹股沟管浅环，出生前后降入阴囊。此后，腹膜鞘突上部（从深环至睾丸上端）闭锁形成鞘韧带（vaginal ligament）；下部不闭锁而围绕睾丸和附睾形成睾丸鞘膜（tunica vaginalis of testis），该鞘膜分壁层和脏层，脏、壁两层间的腔隙形成鞘膜腔（vaginal cavity），内有少量浆液（图 4-17）。

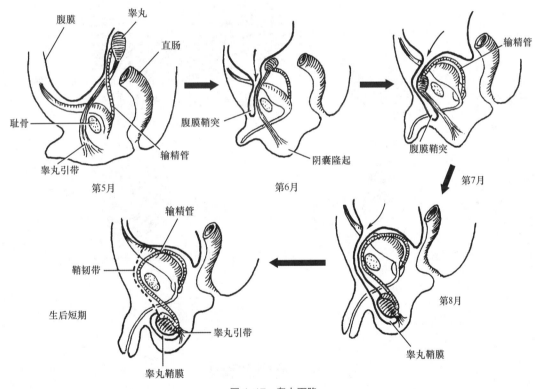

图 4-17　睾丸下降

临床意义

① 睾丸有时在出生后仍未降入阴囊，而停滞于腹腔或腹股沟管等处称**隐睾症**，宜在儿童期进行手术，将睾丸拉入阴囊。② 睾丸降入阴囊后，如睾丸以上的腹膜鞘突仍未闭锁，睾丸鞘膜腔与腹膜腔相通，则形成先天性交通性鞘膜积液，同时易并发先天性腹股沟斜疝（图 4-18）。

随着腹膜鞘突和睾丸降入阴囊，使腹前外侧壁的各层向下延续为阴囊皮肤至睾丸鞘膜的各层（图 4-19，表 4-2）。

表 4-2　腹壁与阴囊和精索被膜的层次关系

腹股沟区层次	阴囊层次	精索被膜
皮肤	皮肤	皮肤
浅筋膜	肉膜（内含平滑肌）	
腹外斜肌腱膜及其筋膜	精索外筋膜	精索外筋膜
腹内斜肌 腹横肌	提睾肌	提睾肌
腹横筋膜	精索内筋膜	精索内筋膜
腹膜外筋膜	蜂窝组织	
壁腹膜	睾丸鞘膜（脏层、壁层）	鞘韧带

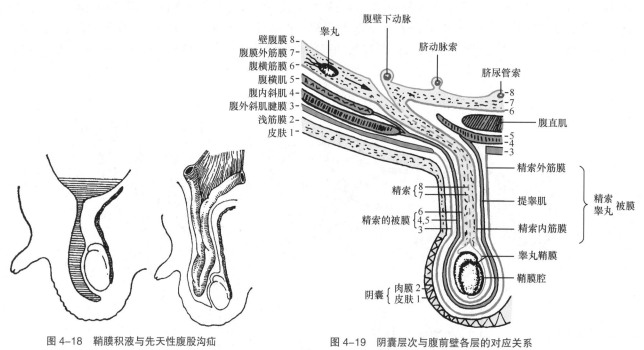

图 4-18　鞘膜积液与先天性腹股沟疝　　　　图 4-19　阴囊层次与腹前壁各层的对应关系

（张　潜）

第三节　腹膜和腹膜腔

一、概述

（一）腹膜和腹膜腔的概念

腹膜（peritoneum）是覆盖于腹、盆腔各壁内面和腹、盆腔脏器表面的浆膜。由表面的间皮细胞和深层的少量结缔组织构成，呈半透明状，表面光滑润泽。衬于腹、盆腔壁内面的腹膜称壁腹膜或**腹膜壁层**；覆盖于腹、盆腔脏器表面的部分称脏腹膜（visceral peritoneum）或**腹膜脏层**（图 4-20）。

腹膜腔（peritoneal cavity）是由壁腹膜和脏腹膜互相移行，围成的不规则的潜在性腔隙，腔内仅有少量浆液。男性腹膜腔为封闭的腔隙；而女性腹膜腔则经输卵管腹腔口、输卵管、子宫和阴道与外界间接相通。

腹腔（abdominal cavity）是由膈、盆膈、腹壁和盆壁围成的体腔，又以骨盆上口分为上方的固有腹腔

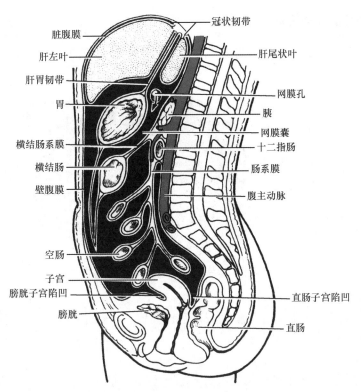

图 4-20 女性腹腔正中矢状面腹膜与腹膜腔示意图

图中标注：冠状韧带、脏腹膜、肝左叶、肝胃韧带、胃、横结肠系膜、横结肠、壁腹膜、空肠、子宫、膀胱子宫陷凹、膀胱、肝尾状叶、网膜孔、胰、网膜囊、十二指肠、肠系膜、腹主动脉、直肠子宫陷凹、直肠

（ proper abdominal cavity ）和下方的盆腔（ pelvic cavity ）。

腹膜腔和腹腔在解剖学上是两个不同而又相关的概念，但临床上习惯把腹膜腔简称为腹腔。实际上，腹膜腔是套在腹腔内，被覆在腹、盆腔脏器表面的腹膜囊，而这些脏器均位于腹腔之内、腹膜腔之外。临床上对腹膜腔和腹腔的区分并不严格，但有的手术（如肾和膀胱的手术）常在腹膜外进行，并不需要通过腹膜腔，因此手术者应对两腔的概念有准确的理解。

（二）腹膜的特性

腹膜疏松结缔组织内的巨噬细胞和淋巴细胞较多，并有丰富的微血管和淋巴管。因此，腹膜具有分泌、吸收、支持、再生和防御等功能。① 分泌少量浆液（100～200 ml），可润滑和保护脏器，减少摩擦。当炎症刺激或静脉压增高时，可使腹膜渗出液增加形成腹水。② 腹膜能吸收腹腔内的液体、颗粒状物质和空气等。一般认为，上腹部特别是膈下区的腹膜吸收能力较强，加之呼吸时膈的运动可促进上腹部的血液循环。③ 腹膜形成的韧带和系膜等结构有支持和固定脏器的作用。④ 防御功能，腹膜内的巨噬细胞可吞噬细菌和有害物质，腹膜内的淋巴细胞也参与细胞和体液免疫机制；当腹腔感染时，该器官周围的腹膜和大网膜可迅速发生粘连，使病变局限。⑤ 腹膜有较强的修复和再生能力，腹膜分泌的浆液中含有纤维素，其粘连作用可促进伤口的愈合和炎症的局限化。

临床意义　① 临床上腹膜有感染或某些手术后，患者应取半坐卧位，使腹膜腔的分泌物向下流至下腹部，延缓有害物质的吸收，避免累及上腹部更多器官或形成膈下脓肿。② 腹膜腔注射可作为一种给药途径，某些药物可注入腹膜腔，通过腹膜吸收进入血液。③ 临床上可利用腹膜腔进行腹膜透析。腹膜作为透析膜隔开血液和注入腹膜腔内的透析液，通过扩散、渗透和过滤作用，达到清除体内毒素、尿酸等代谢过程中产生的废物，并保持水、电解质及酸、碱平衡。④ 腹腔器官手术切口，若浆膜层缝合良好，创口容易生长愈合；但若手术操作粗暴或在空气中暴露时间过长，则腹膜可受到损伤，刺激浆液产生。浆液中的纤维蛋白原转变成纤维素，形成术后腹膜粘连而引起并发症。

二、腹膜与腹、盆腔脏器的关系

根据脏器被腹膜覆盖程度的不同，可将腹、盆腔脏器分为三类（图 4-21）。

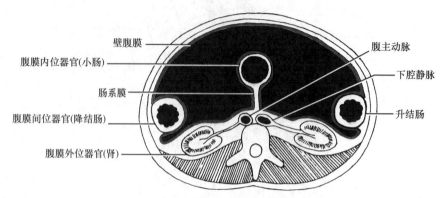

图 4-21　腹膜与脏器的关系示意图（横切面）

（一）腹膜内位器官

器官表面几乎全被腹膜所覆盖者称腹膜内位器官，如胃、十二指肠上部、空肠、回肠、盲肠、阑尾、横结肠、乙状结肠、脾、卵巢和输卵管等。

（二）腹膜间位器官

器官表面大部分被腹膜所覆盖者称腹膜间位器官，如肝、胆囊、升结肠、降结肠、直肠上部、子宫和膀胱等。

（三）腹膜外位器官

器官仅一面被腹膜所覆盖者称腹膜外位器官，如胰、十二指肠降部和水平部、直肠中下部、肾、肾上腺和输尿管等。

> **临床意义**
> ① 了解脏器与腹膜的关系，具有重要的临床意义，如腹膜内位器官的手术必须通过腹膜腔；而实施肾、输尿管等腹膜外位器官的手术则不必打开腹膜腔，从而避免腹膜的感染和术后粘连。
> ② 腹膜构成了大部分腹腔脏器的外膜，当某个脏器发炎时，常常伴有局部性腹膜炎。当空腔脏器发生穿孔时，其内容物或炎性液体流入腹膜腔，可引起弥漫性腹膜炎。

三、腹膜形成的结构

壁腹膜与脏腹膜之间或脏腹膜之间互相转折移行，形成网膜、系膜、韧带和皱襞等，这些结构不仅对器官起着连接和固定的作用，也是血管、神经、淋巴管等出入脏器的途径。

（一）网膜

网膜（omentum）是与胃大、小弯相连的腹膜结构，包括小网膜和大网膜（图 4-22）。

1. 小网膜（lesser omentum）　是由肝门向下移行于胃小弯和十二指肠上部的双层腹膜结构。其左侧大部分从肝门连于胃小弯，称肝胃韧带（hepatogastric ligament），内有胃左、右血管，淋巴结和神经等。右侧小部分从肝门连于十二指肠上部，称肝十二指肠韧带（hepatoduodenal ligament），其内主要有右前方的胆总管、左前方的肝固有动脉和两者后方的肝门静脉。肝胃韧带和肝十二指肠韧带间无明显分界。小网膜的右缘游离，其后方为网膜孔，经此孔可进入网膜囊。

> **临床意义**
> 外伤性肝破裂或肝手术大出血时，可立即压迫肝十二指肠韧带内的血管，进行暂时止血。

2. 大网膜（greater omentum）为连于胃大弯和横结肠之间的腹膜结构，形似围裙覆盖于空肠、回肠和横结肠的前方。胃前、后壁的腹膜自胃大弯和十二指肠上部向下延伸构成大网膜的前两层，下垂至横结肠表面时与横结肠愈着，这一段大网膜前两层称胃结肠韧带（gastrocolic ligament），内含胃网膜左、右血管。大网膜前两层下降至脐平面稍下方向后返折向上形成大网膜的后两层，向后上连于横结肠并延续为横结肠系膜贴于腹后壁。大网膜前两层与后两层之间的潜在性腔隙是网膜囊的下部，随着年龄的增长，大网膜前两层与后两层常粘连愈着，其间的网膜囊下部消失。在大网膜血管及其分支附近有丰富的脂肪和巨噬细胞，后者有重要的防御功能。

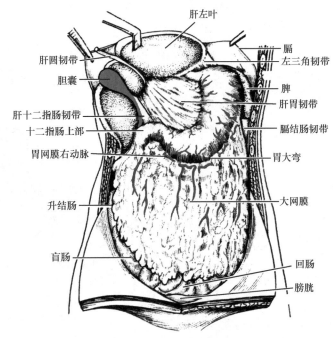

图 4-22　大网膜和小网膜

> **临床意义**
> ① 活体上大网膜可移动位置，当腹腔器官发生炎症时，大网膜可移至病灶部位形成粘连，包绕病灶而限制炎症扩散。故有"腹腔卫士"之称，临床上也可借此寻找病灶部位。② 小儿的大网膜较短，一般在脐平面以上，因此当阑尾炎或其他下腹部炎症时，病灶区不易被大网膜包裹而局限化，常导致弥漫性腹膜炎。③ 由于大网膜具有粘连与修复功能，因此，临床上常将大网膜铺盖在术后创面上，以促进其愈合。④ 整形外科常使用带血管蒂的大网膜片铺盖胸、腹壁或颅骨创面，作为植皮的基础。⑤ 大网膜的血管常用作冠状动脉搭桥术中的供体血管。

3. 网膜囊（omental bursa）是小网膜和胃后壁腹膜与腹后壁腹膜之间的一个扁窄间隙（图 4-23、图 4-24），是腹膜腔的一部分。网膜囊的上壁为肝尾状叶和膈下方的腹膜；下壁为大网膜前、后层的愈着处；前壁为小网膜、胃后壁的腹膜和胃结肠韧带；后壁为横结肠及其系膜以及覆盖在胰、左肾、左肾上腺等处的腹膜；左侧为脾、胃脾韧带和脾肾韧带；右侧借网膜孔通腹膜腔的其余部分。

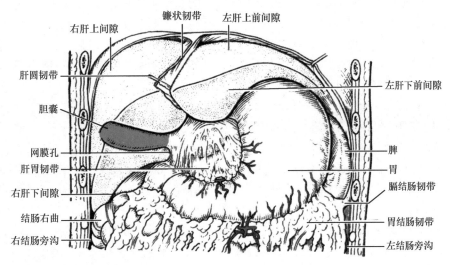

图 4-23　结肠上区

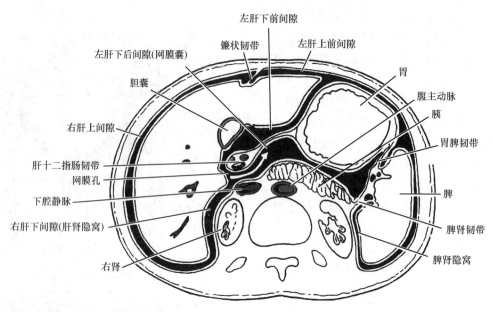

左肝下前间隙
镰状韧带
左肝上前间隙
左肝下后间隙(网膜囊)
胆囊
右肝上间隙
胃
腹主动脉
胰
胃脾韧带
肝十二指肠韧带
网膜孔
下腔静脉
右肝下间隙(肝肾隐窝)
脾
脾肾韧带
脾肾隐窝
右肾

图 4-24　腹腔横断面（平网膜孔）

4. 网膜孔（omental foramen）　又称 Winslow 孔，位于小网膜游离缘的后方，其高度约在第 12 胸椎至第 2 腰椎体的前方，成人可容 1～2 手指通过，网膜孔是网膜囊的唯一孔道。其上界为肝尾状叶；下界为十二指肠上部；前界为肝十二指肠韧带；后界为覆盖在下腔静脉表面的腹膜。

临床意义

① 临床上肝或胆囊手术时，若遇肝门附近动脉出血，可将示指伸入网膜孔内，拇指在小网膜游离缘前方加压，进行暂时止血。② 网膜囊位置较深，胃后壁穿孔或某些炎症导致囊内积液（脓）时，早期常局限于囊内，给诊断带来一定困难。晚期或因体位变化，则可经网膜孔流至大腹膜腔，引起炎症的扩散。

（二）系膜

系膜是指将肠管连于腹后壁的双层腹膜结构，其内含有出入该器官的血管、神经、淋巴管和淋巴结。主要的系膜有肠系膜、阑尾系膜、横结肠系膜和乙状结肠系膜（图 4-25）。

1. 肠系膜（mesentery）　是将空肠和回肠连于腹后壁的双层腹膜结构，面积较大，整体呈扇形，其附于腹后壁的部分称肠系膜根（radix of mesentery），长约 15 cm，起自第 2 腰椎左侧，斜向右下跨过脊柱及其前方结构，止于右骶髂关节前方。肠系膜长而宽，使空、回肠具有较大的活动度，对消化和吸收有促进作用，但其活动异常时也易发生肠扭转、肠套叠等。肠系膜的两层腹膜间含有肠系膜上血管的分支和属支、淋巴管、淋巴结、神经丛和脂肪等。

2. 阑尾系膜（mesoappendix）　呈三角形，将阑尾连于肠系膜下方。阑尾的血管行于系膜的游离缘内，故阑尾切除时，应从系膜游离缘进行血管结扎。

3. 横结肠系膜（transverse mesocolon）　是将横结肠连于腹后壁的双层腹膜结构，其根部起自结肠右曲，向左跨过右肾中部、十二指肠降部、胰前缘至左肾中部，止于结肠左曲。横结肠系膜内含有中结肠血管的分支和属支、淋巴管、淋巴结和神经丛等。通常以横结肠及其系膜为标志将腹膜腔划分为结肠上区和结肠下区。

4. 乙状结肠系膜（sigmoid mesocolon）　是将乙状结肠固定于左下腹的双层腹膜结构，其根部附着于左髂窝和骨盆左后壁。该系膜较长，故乙状结肠活动度较大，易发生肠扭转。系膜内含有乙状结肠血管、直肠上血管、淋巴管、淋巴结和神经丛等。

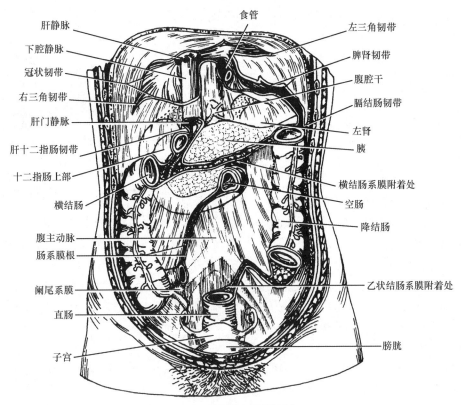

图4-25　腹后壁腹膜的配布

（三）韧带

腹膜形成的韧带是指连接腹壁、盆壁与脏器之间或连接相邻脏器之间的腹膜结构，对脏器起固定作用。

1. 肝的韧带　肝的下方有肝胃韧带和肝十二指肠韧带（已如前述），上方有镰状韧带、冠状韧带和左、右三角韧带（图4-26）。

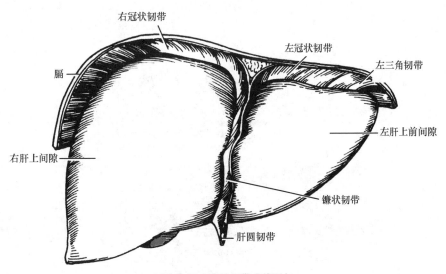

图4-26　肝的韧带（前面）

镰状韧带（falciform ligament）呈矢状位，是腹前壁上部和膈下面连于肝上面的双层腹膜结构，位于前正中线右侧。其下缘游离，内含脐至肝门的肝圆韧带，肝圆韧带是胚胎时脐静脉闭锁后的遗迹。由于镰状韧带偏中线右侧，脐以上腹壁正中切口需向下延长时，应偏向中线左侧，以避免损伤肝圆韧带及伴其行走的附脐静脉。

冠状韧带（coronary ligament）呈冠状位，由膈下面的壁腹膜返折至肝上面所形成的双层腹膜组成。上、下两层之间无腹膜被覆的肝表面称**裸区**（bare area）。冠状韧带的左、右两端，上、下两层腹膜彼此汇合形成左、右三角韧带（left and right triangular ligament）。

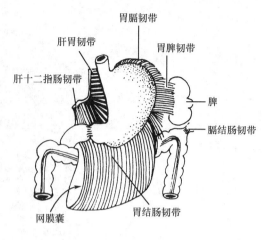

图 4-27　胃的韧带示意图

2. **胃 的 韧 带**（图 4-27）　包括肝胃韧带、胃结肠韧带、胃脾韧带和胃膈韧带等，前二者已如前述。胃脾韧带（gastrosplenic ligament）是连于胃底和胃大弯上份与脾门之间的双层腹膜结构。胃膈韧带（gastrophrenic ligament）是胃贲门左侧和食管腹部连于膈下面的双层腹膜结构。此外，在膈与结肠左曲之间还有膈结肠韧带（phrenicocolic ligament），固定结肠左曲并从下方承托脾。

3. **脾 的 韧 带**　包括胃脾韧带、脾肾韧带、膈脾韧带等。脾肾韧带（splenorenal ligament）为脾门至左肾前面的双层腹膜结构，内含胰尾、脾血管、淋巴结及神经丛等。膈脾韧带（phrenicosplenic ligament）为脾肾韧带的上部，由脾上极连至膈下。偶尔在脾下极与结肠左曲之间有脾结肠韧带（splenocolic ligament）。

（四）皱襞、隐窝和陷凹

皱襞是腹壁、盆壁与脏器之间或脏器与脏器之间腹膜形成的隆起，其深面常有血管走行。在皱襞之间或皱襞与腹壁、盆壁之间形成的凹陷称**隐窝**，大于隐窝的凹陷称**陷凹**。

1. **腹后壁的皱襞和隐窝**　十二指肠上襞（superior duodenal fold）位于十二指肠升部左侧，相当于第2腰椎平面，呈半月形，下缘游离。皱襞深面为开口向下的十二指肠上隐窝（superior duodenal recess），其左侧有肠系膜下静脉通行于壁腹膜深面。此隐窝下方为三角形的十二指肠下襞（inferior duodenal fold），其上缘游离。此皱襞深面为开口朝上的十二指肠下隐窝（inferior duodenal recess）（图 4-28）。盲肠后隐窝（retrocecal recess）位于盲肠后方，盲肠后位阑尾常位于其内。乙状结肠间隐窝（intersigmoid recess）位于乙状结肠左后方，乙状结肠系膜与腹后壁腹膜之间，其后壁内有左输尿管经过。上述隐窝一般均较浅小，但可为腹腔残余脓肿的积存部位。如果较深，则有发生内疝的可能。在肝右叶后下方与右肾之间有肝肾隐窝（hepatorenal recess），仰卧时为腹膜腔的最低部位，上腹部的脓液及渗出液易先聚积于此处。

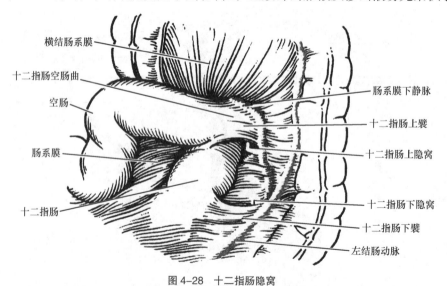

图 4-28　十二指肠隐窝

2. **腹前壁的皱襞和隐窝**　在脐以下腹前壁内面有5条腹膜皱襞（图 4-29）：位于正中线，由脐连到膀胱尖之间者为脐正中襞（median umbilical fold），内含脐尿管闭锁后形成的脐正中韧带。一对脐内侧襞（medial umbilical fold）位于脐正中襞的两侧，内含脐动脉闭锁后形成的脐内侧韧带。一对脐外侧襞（lateral

umbilical fold）分别位于脐内侧襞的外侧，内含腹壁下动脉，故又称**腹壁动脉襞**。在腹股沟韧带上方，上述 5 条皱襞之间形成 3 对浅凹，由中线向外侧依次为膀胱上窝（supravesical fossa）、腹股沟内侧窝（medial inguinal fossa）和腹股沟外侧窝（lateral inguinal fossa）。腹股沟内侧窝和外侧窝分别与腹股沟管浅环和深环的位置相对应。在腹股沟韧带及腹股沟内侧窝下方，有一浅凹称股凹（femoral fossa），易发生股疝。

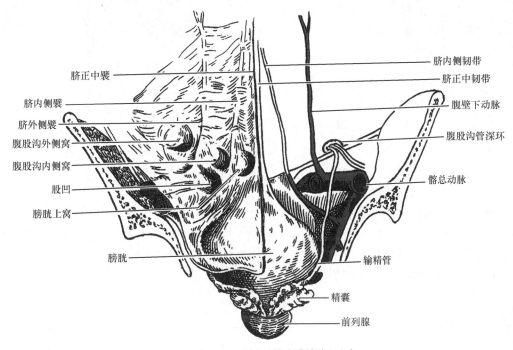

图 4-29　腹前外壁内面的腹膜皱襞和隐窝

> **临床意义**　腹膜隐窝所在位置是腹壁相对薄弱的部位，也是容易发生疝的部位。一般情况下，经腹股沟内侧窝突出的包块，多为半球形，为腹股沟直疝；经腹股沟外侧窝（腹股沟管深环）、腹股沟管及浅环突出的梨形包块，为腹股沟斜疝；经股凹突出的包块为股疝。

　　3. 腹膜陷凹　主要的腹膜陷凹位于盆腔内，在男性，膀胱与直肠之间有直肠膀胱陷凹（rectovesical pouch），凹底距肛门约 7.5 cm。在女性，膀胱与子宫之间有膀胱子宫陷凹（vesicouterine pouch）；直肠与子宫之间有直肠子宫陷凹（rectouterine pouch）又称 Douglas 腔，较深，凹底距肛门约 3.5 cm，与阴道后穹之间仅隔以阴道后壁和腹膜。

> **临床意义**　站立或坐位时，男性的直肠膀胱陷凹和女性的直肠子宫陷凹是腹膜腔的最低部位，故腹膜腔内的积液多聚存于此，临床上可进行直肠穿刺或阴道后穹穿刺以进行诊断和治疗。

四、腹膜腔的分区和间隙

腹膜腔以横结肠及其系膜为界，可分为结肠上区和结肠下区。

（一）结肠上区

结肠上区又称膈下间隙（subphrenic space），为膈与横结肠及其系膜之间的区域，此区又以肝为界分为肝上间隙（suprahepatic space）和肝下间隙（subhepatic space）（图 4-30）。

　　1. 肝上间隙　位于膈与肝上面之间。此间隙借镰状韧带分为左肝上间隙和右肝上间隙。左肝上间隙

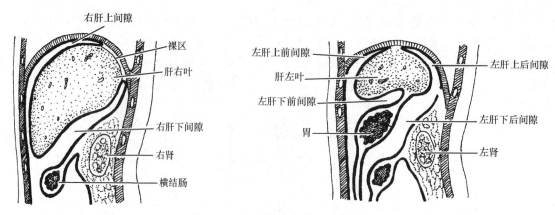

图 4-30　膈下间隙示意图（矢状切面）

以左三角韧带为界，分为左肝上前间隙和左肝上后间隙，两间隙在左三角韧带游离缘相交通。右肝上间隙位于镰状韧带右侧、右冠状韧带上层的前方，右侧向下与右结肠旁沟交通。冠状韧带上、下层，膈和肝裸区之间的间隙，称为**膈下腹膜外间隙**。

2. 肝下间隙　位于肝下面与横结肠及其系膜之间，借肝圆韧带分为左肝下间隙和右肝下间隙，后者即肝肾隐窝（图 4-31），向上可达肝右叶后面与膈之间，向下通右结肠旁沟。左肝下间隙以小网膜和胃分为左肝下前间隙和左肝下后间隙。左肝下前间隙位于肝左叶下面腹膜与胃前壁腹膜和小网膜之间，左肝下后间隙即网膜囊，位于小网膜和胃后方。

临床意义

① 膈下间隙的任何一个间隙发生脓肿，均称膈下脓肿，其中以右肝上、下间隙脓肿较为多见。如未及时治疗，则可穿膈入胸膜腔，造成严重的胸部并发症。② 网膜囊位置较深，当胃后壁穿孔或某些炎症导致网膜囊内积液（脓）时，早期常局限于囊内，给诊断带来一定困难，晚期，随着脓液的增多或因体位变化，可经网膜孔流至肝肾隐窝。

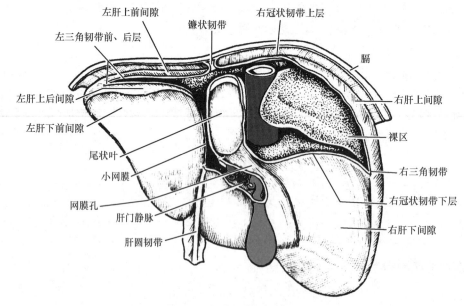

图 4-31　肝的韧带与膈下间隙

（二）结肠下区

结肠下区为横结肠及其系膜与骨盆上口之间的区域，常以肠系膜根和升、降结肠为标志分为四个间隙，即左、右结肠旁沟和左、右肠系膜窦（图 4-32）。

1. 结肠旁沟 左结肠旁沟（left paracolic sulcus）位于降结肠与左侧腹壁之间，其上方因有膈结肠韧带而不与膈下间隙交通，向下则经左髂窝、骨盆上口与盆腔相通。右结肠旁沟（right paracolic sulcus）位于升结肠与右侧腹壁之间，其上方通右肝下间隙，向下经右髂窝、骨盆上口与盆腔相通。

2. 肠系膜窦 分为左、右两个肠系膜窦。左肠系膜窦（left mesenteric sinus）为肠系膜根、横结肠及其系膜的左 1/3 部与降结肠之间的斜方形间隙，向下通盆腔，如有积液可沿乙状结肠向下流入盆腔。右肠系膜窦（right mesenteric sinus）为肠系膜根与升结肠、横结肠及其系膜的右 2/3 部之间的三角形间隙，下方有回肠末端相隔，故窦内感染积脓时不易扩散。

腹膜腔的分区和间隙见下表 4-3。

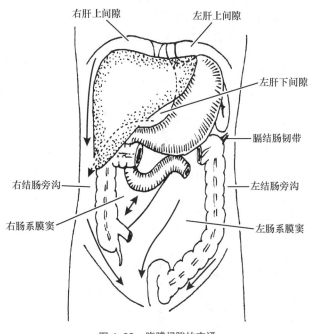

图 4-32 腹膜间隙的交通

表 4-3 腹膜腔的分区和间隙

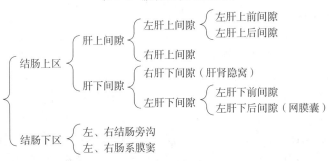

（余 彦）

第四节 结肠上区

结肠上区位于膈与横结肠及其系膜之间，此区主要有食管腹部、胃、肝、肝外胆道和脾等器官及膈下腹膜外间隙。十二指肠大部分和胰位于腹膜后隙，但为了叙述方便，将列于结肠上区介绍。

一、食管腹部

食管腹部（abdominal part of esophagus）长 1～2 cm，介于膈的食管裂孔与胃的贲门之间，在第 10 胸椎高度、正中矢状面左侧 2～3 cm 处。食管右缘与胃小弯之间无明显界限，而左缘借贲门切迹与胃底之间明显分界。食管腹部的前、后面分别有迷走神经前、后干经过。食管腹部的动脉供应来自膈下动脉和胃左动脉的食管支。

二、胃

（一）位置与毗邻

胃（stomach）中度充盈时，大部分位于左季肋区，小部分位于腹上区，贲门在第 11 胸椎左侧与食管腹部相接，幽门在第1腰椎右侧与十二指肠相接。在活体，胃的位置可因体位、呼吸和充盈状态而变化。

胃前壁右侧部邻接肝左叶，左侧上部邻膈，下部与腹前壁相贴，此部移动性大，通常称胃前壁的游离区。胃后壁隔网膜囊与胰、左肾上腺、左肾、脾、横结肠及其系膜相邻，这些器官共同形成胃床（图4-33）。

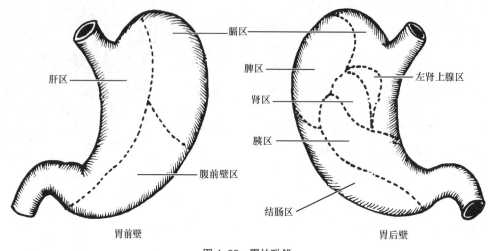

图4-33 胃的毗邻

（二）血管、淋巴管和神经

1. **动脉**　来自腹腔干及其分支，先在胃大、小弯各形成一动脉弓，再由弓上发出许多分支至胃前、后壁，在胃壁内进一步分支，吻合成网（图4-34）。

（1）胃左动脉（left gastric artery）：起于腹腔干，向左上方行至贲门附近转向前下，在肝胃韧带内沿胃小弯右行，终支多与胃右动脉吻合。胃左动脉在贲门处发出食管支营养食管腹部，沿胃小弯右行时发5～6支至胃小弯前、后壁。

（2）胃右动脉（right gastric artery）：由肝总动脉或肝固有动脉发出后，向下行至幽门上缘，在肝胃韧带两层之间沿胃小弯左行，终支多与胃左动脉吻合成动脉弓，沿途分支至胃前、后壁。

（3）胃网膜右动脉（right gastroepiploic artery）：由胃十二指肠动脉发出后，在胃结肠韧带内沿胃大弯行向左，终支与胃网膜左动脉吻合，沿途分支至胃前、后壁和大网膜。

（4）胃网膜左动脉（left gastroepiploic artery）：起于脾动脉末端或其脾支，经胃脾韧带进入胃结肠韧带内，沿胃大弯右行，终支多与胃网膜右动脉吻合，形成胃大弯动脉弓，沿途分支至胃前、后壁和大网膜。

（5）胃短动脉（short gastric artery）：起于脾动脉末端或脾支，一般3～5支，经胃脾韧带至胃底前、后壁。

（6）胃后动脉（posterior gastric artery）：出现率为60%～80%，大多1～2支，起于脾动脉，上行于网膜囊后壁的腹膜后方，经胃膈韧带至胃底后壁。

> **临床意义**　胃大部切除术常在胃左动脉的第1、2胃壁分支间切断胃小弯，从胃网膜左动脉的第1胃壁支与胃短动脉间切断胃大弯。偶尔肝固有动脉左支或副肝左动脉起于胃左动脉，故胃手术时应注意，勿将其误扎。此外，左膈下动脉也可发1～2支分布于胃底上部和贲门，这些小支对胃大部切除术后保证残留胃的血供有一定意义。

2. **静脉**　多与同名动脉伴行，最后均汇入肝门静脉系统。胃左静脉沿胃小弯左行，至贲门处转向右下，注入肝门静脉或脾静脉。胃右静脉沿胃小弯右行，注入肝门静脉，途中接收幽门前静脉。幽门前静脉在幽门与十二指肠交界处前面上行，是辨认幽门的标志。胃网膜左静脉沿胃大弯左行，注入脾静脉。

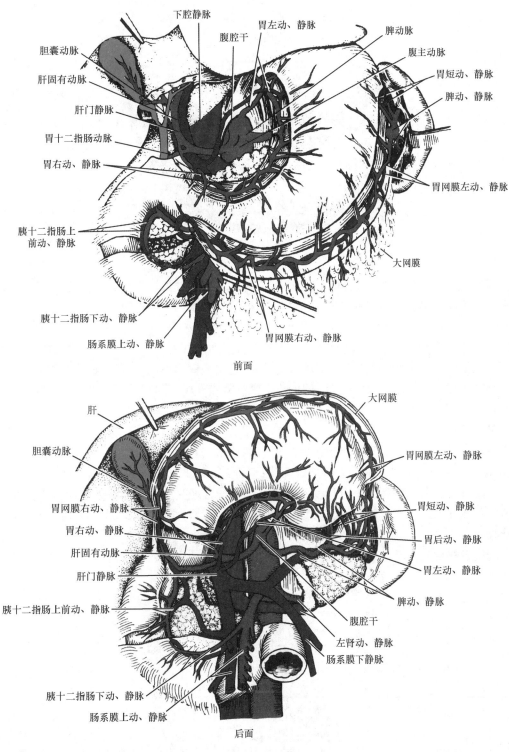

胆囊动脉
肝固有动脉
肝门静脉
胃十二指肠动脉
胃右动、静脉

胰十二指肠上
前动、静脉

胰十二指肠下动、静脉
肠系膜上动、静脉

下腔静脉
腹腔干
胃左动、静脉

脾动脉
腹主动脉
胃短动、静脉
脾动、静脉

胃网膜左动、静脉

大网膜

胃网膜右动、静脉

前面

肝
胆囊动脉

胃网膜右动、静脉
胃右动、静脉
肝固有动脉
肝门静脉

胰十二指肠上前动、静脉

胰十二指肠下动、静脉
肠系膜上动、静脉

大网膜

胃网膜左动、静脉

胃短动、静脉
胃后动、静脉
胃左动、静脉

脾动、静脉
腹腔干
左肾动、静脉
肠系膜下静脉

后面

图 4-34 胃的动脉

胃网膜右静脉沿胃大弯右行，注入肠系膜上静脉。胃短静脉来自胃底，经胃脾韧带注入脾静脉。胃后静脉由胃底后壁上部经胃膈韧带和网膜囊后方注入脾静脉。

3. 淋巴管　胃的淋巴管分别向胃大、小弯侧血管周围的淋巴结群引流，这些淋巴结的输出淋巴管均注入腹腔淋巴结（图 4-35）。

（1）**胃左、右淋巴结**：沿同名血管排列，分别引流同名动脉分布区域的淋巴，其输出淋巴管注入腹腔淋巴结。

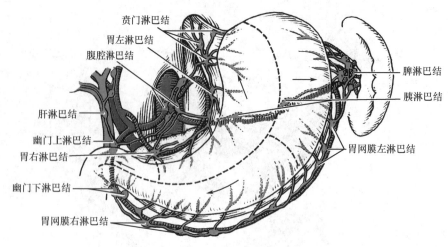

图4-35 胃的淋巴管和淋巴结

（2）**胃网膜左、右淋巴结**：沿同名血管排列，引流同名动脉分布区域的淋巴。胃网膜左淋巴结的输出淋巴管注入脾淋巴结，胃网膜右淋巴结的输出淋巴管注入幽门下淋巴结。

（3）**贲门淋巴结**：位于贲门周围，引流贲门附近的淋巴。

（4）**幽门上、下淋巴结**：位于幽门上、下方，引流幽门部的淋巴。幽门下淋巴结还引流胃网膜右淋巴结以及十二指肠上部和胰头的淋巴。幽门上、下淋巴结的输出淋巴管注入腹腔淋巴结。

（5）**脾淋巴结**：位于脾门附近，引流胃底部和胃网膜左淋巴结的淋巴，其输出淋巴管通过脾动脉胰支起始处周围的胰上淋巴结注入腹腔淋巴结。

（6）**其他途径**：胃的淋巴管还可通过食管的淋巴管和胸导管逆流至左锁骨上淋巴结。胃的淋巴管与邻近器官亦有广泛交通，故胃癌细胞可向邻近器官转移。

4. **神经** 分布于胃的神经有交感神经、副交感神经和内脏感觉神经。

（1）**交感神经**：其节前纤维来自脊髓第6～10胸节段，经交感干、内脏大神经至腹腔神经节交换神经元，其节后纤维随腹腔干的分支至胃壁。交感神经抑制胃的分泌和蠕动，增强幽门括约肌的张力，并使胃的血管收缩。

（2）**副交感神经**：其节前纤维来自迷走神经前、后干，两干沿食管下行入腹腔（图4-36）。

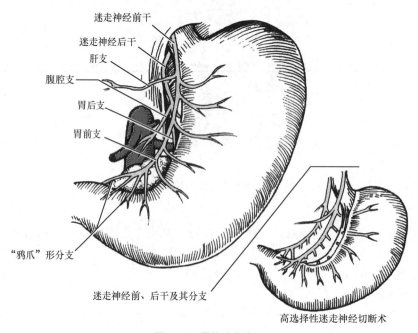

图4-36 胃的迷走神经

1）迷走神经前干：左迷走神经在食管下段延续为前干，在食管腹部的前面、浆膜的深面下行，在贲门附近分为肝支和胃前支。肝支经肝丛入肝；胃前支沿胃小弯右行，沿途发出 4～6 条小支至小弯侧的胃前壁，最后在胃角切迹附近呈"鸦爪"形分支分布于幽门窦及幽门管前壁。

2）迷走神经后干：右迷走神经在食管下段延续为后干，在食管腹部右后方、浆膜的深面下行，在贲门附近分为腹腔支与胃后支。腹腔支沿胃左动脉右行加入腹腔丛；胃后支沿胃小弯深面右行，沿途发出 4～6 条小支至小弯侧的胃后壁，亦以"鸦爪"形分支分布于幽门窦及幽门管后壁。

迷走神经各胃支与在胃壁内的副交感神经节交换神经元，发出节后纤维支配胃腺和胃壁的平滑肌，促进胃酸和胃蛋白酶的分泌，并增强胃的运动。

（3）**内脏感觉神经**：其纤维分别随交感、副交感神经进入脊髓和延髓。胃的痛觉冲动主要随交感神经通过腹腔丛、交感干传入脊髓第 6～10 胸节段，胃的牵拉感和饥饿感冲动则经迷走神经传入延髓。

临床意义 ① 高选择性迷走神经切断术是保留肝支、腹腔支和胃前、后支的"鸦爪"形分支，而只切断胃前、后支的其他全部胃壁分支的手术。此手术方法既可减少胃酸分泌，达到治疗溃疡的目的，又可保留胃的排空功能及避免肝、胆、胰、肠等的功能障碍。② 胃手术时，封闭腹腔丛可阻滞痛觉的传入，若过度刺激胃，可强烈刺激迷走神经，偶可引起心搏骤停，应予重视。

三、十二指肠

十二指肠（duodenum）为小肠的第一段，长约 25 cm，其上端始于胃的幽门，下端至十二指肠空肠曲续于空肠，全长呈"C"形弯曲并包绕胰头。除起端和末端外，均位于腹膜后方，紧贴腹后壁第 1～3 腰椎的右前方。按其走向将十二指肠分为上部、降部、水平部与升部（图 4-37）。

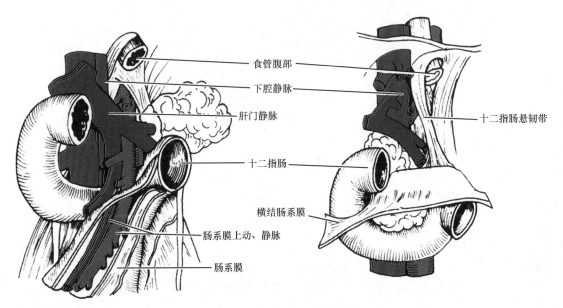

食管腹部
下腔静脉
肝门静脉
十二指肠悬韧带
十二指肠
横结肠系膜
肠系膜上动、静脉
肠系膜

图 4-37 十二指肠毗邻

（一）分部与毗邻

1. **上部**（superior part） 长 4～5 cm，位于第 1 腰椎右侧。自胃的幽门向右后上方走行，至胆囊颈的后下方转向下移行为降部，转弯处形成十二指肠上曲。上部起始处有大、小网膜附着，属腹膜内位器官，活动度较大。上部的前上方与肝方叶及胆囊相邻，近幽门处小网膜右缘后方为网膜孔；下方紧邻胰头和胰颈；后方有胃十二指肠动脉、胆总管、肝门静脉和下腔静脉走行。

　　十二指肠上部近侧段黏膜面平坦无皱襞，称十二指肠球，是十二指肠溃疡的好发部位，其前壁穿孔时可累及结肠上区，后壁穿孔则累及网膜囊或腹膜后隙。胆囊炎时胆囊常与十二指肠上部发生粘连，手术时应予注意。

　　2. 降部（descending part）　长 7～8 cm，始于十二指肠上曲，沿脊柱右侧下行至第 3 腰椎下缘处转向左移行为水平部，转弯处形成十二指肠下曲。降部为腹膜外位器官，前方有横结肠及其系膜跨过，将其分为上、下两段，分别与肝右叶及小肠袢相邻；后方与右肾门、右肾蒂及右输尿管相邻；内侧紧邻胰头和胆总管末段；外侧邻结肠右曲。

　　十二指肠降部黏膜多为环状皱襞，在中份后内侧壁上有一纵行的十二指肠纵襞，在纵襞下端的圆形隆起称十二指肠大乳头（major duodenal papilla）（图 4-38），为肝胰壶腹的开口处，一般距中切牙约 75 cm，距幽门 8～9 cm。在十二指肠大乳头稍上方，有时可见**十二指肠小乳头**，为副胰管的开口处。

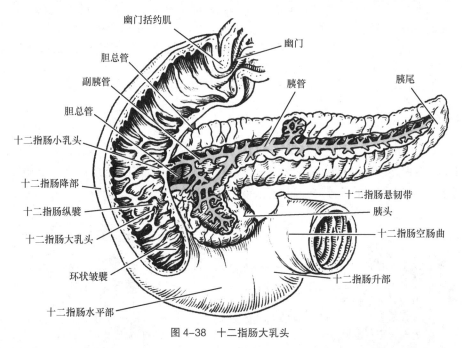

图 4-38　十二指肠大乳头

　　3. 水平部（horizontal part）　长 10～12 cm，自十二指肠下曲水平向左，横行至第 3 腰椎左侧续于升部。水平部亦为腹膜外位器官，其上方为胰头及其钩突；后方有右输尿管、下腔静脉及腹主动脉；前方右侧邻小肠袢，左侧有肠系膜根和肠系膜上动、静脉跨过。

　　由于肠系膜上动脉与腹主动脉将水平部夹于二者之间，当肠系膜上动脉起点过低时，可压迫水平部引起十二指肠狭窄，甚至梗阻，此即肠系膜上动脉压迫综合征（Wilkie 综合征）。

　　4. 升部（ascending part）　最短，长 2～3 cm，从水平部斜向左上方至第 2 腰椎左侧急转向前下形成十二指肠空肠曲（duodenojejunal flexure），移行为空肠。升部右侧邻胰头和腹主动脉；前面及左侧覆有腹膜，左侧壁腹膜与腹后壁腹膜移行处形成 1～3 条腹膜襞及相应的腹膜隐窝，其中位于十二指肠空肠曲左侧的十二指肠空肠襞（或十二指肠上襞）是手术确认空肠起始部的标志。

　　（二）十二指肠悬肌

　　十二指肠悬肌（suspensory muscle of duodenum）亦称十二指肠悬韧带（suspensory ligament of duodenum）或 Treitz 韧带，位于十二指肠空肠襞右上方深部，由骨骼肌、平滑肌及纤维组织共同构成，从十二指肠空肠曲上面向上连至右膈脚（图 4-39），有上提和固定十二指空肠曲的作用。

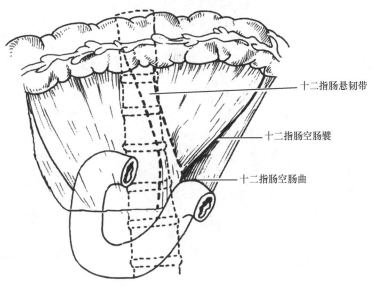

十二指肠悬韧带
十二指肠空肠襞
十二指肠空肠曲

图 4-39　十二指肠空肠襞及十二指肠悬肌

（三）血管、淋巴管和神经

1. 动脉　营养十二指肠的动脉主要有胰十二指肠上前、后动脉及胰十二指肠下动脉（图 4-40），胰十二指肠上前、后动脉起于胃十二指肠动脉，分别沿胰头与十二指肠降部之间的前、后方下行。胰十二指肠下动脉起于肠系膜上动脉，分为前、后两支上行，分别与胰十二指肠上前、后动脉吻合，形成前、后动脉弓，从弓上分支营养十二指肠与胰头。此外，还有胃十二指肠动脉发出的十二指肠上、后动脉以及其他动脉发出的小支分布于十二指肠上部。

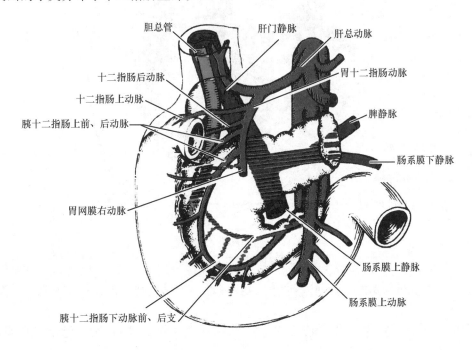

胆总管
肝门静脉
肝总动脉
十二指肠后动脉
胃十二指肠动脉
十二指肠上动脉
胰十二指肠上前、后动脉
脾静脉
肠系膜下静脉
胃网膜右动脉
肠系膜上静脉
肠系膜上动脉
胰十二指肠下动脉前、后支

图 4-40　十二指肠的动脉

2. 静脉　多与同名动脉伴行，除胰十二指肠上后静脉直接汇入肝门静脉外，其余均汇入肠系膜上静脉（图 4-41）。

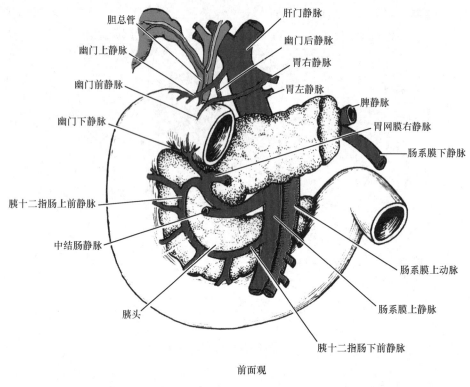

前面观

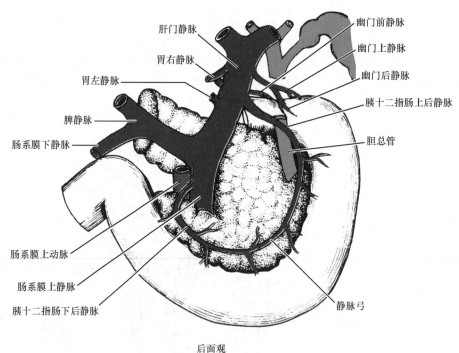

后面观

图 4-41 十二指肠的静脉

3. 淋巴管　十二指肠的淋巴主要回流到胰十二指肠前、后淋巴结，再分别注入幽门下淋巴结或肠系膜上淋巴结。

4. 神经　十二指肠的神经主要来自肠系膜上丛、肝丛与腹腔丛，伴随十二指肠各动脉至十二指肠。

四、肝

（一）位置、毗邻和体表投影

肝（liver）大部分位于右季肋区与腹上区，小部分位于左季肋区，大部分被胸廓所掩盖。

肝的膈面右半部借膈与右肋膈隐窝、右肺底相邻，左半部借膈与心包和心的膈面相邻，在左、右肋弓之间的部分露出于剑突之下，直接与腹前壁接触。肝的脏面除胆囊窝内容纳胆囊、腔静脉沟内走行有下腔静脉外，还与右肾、右肾上腺、结肠右曲、十二指肠上部、幽门、胃前壁等相邻，在肝后缘近左纵沟处与食管腹部相邻。

肝的体表投影可用三点作标志：第一点为右锁骨中线与第 5 肋的相交处；第二点为右腋中线与第 10 肋下 1.5 cm 的相交处；第三点为左第 6 肋软骨距前正中线 5 cm 处。第一点与第三点的连线为肝的上界，第一点与第二点的连线为肝的右缘，第二点与第三点的连线为肝的下界，该线的右侧相当于右肋弓下缘，中部相当于右第 9 肋与左第 8 肋前端的连线，在剑突下 2～3 cm。由于肝下界右侧被肋弓掩盖，故体检时，在右肋弓下不能触到肝。但 3 岁以下的健康幼儿，由于其腹腔容积较小，而肝的体积相对较大，肝下缘常低于右肋弓下 1.5～2.0 cm。由于肝借镰状韧带和冠状韧带连于膈下面和腹前壁，因此在呼吸时，肝可随呼吸运动而上、下移动。

（二）肝门和肝蒂

肝的脏面凸凹不平，有一略呈"H"形的沟。左纵沟较窄而深，沟的前部有肝圆韧带（ligamentum teres hepatis）通过，后部有静脉韧带通过。右纵沟宽而浅，沟的前部为胆囊窝，容纳胆囊，沟的后部称腔静脉沟，有下腔静脉经过。横沟即肝门（porta hepatis）或第一肝门，有肝左、右管，肝固有动脉左、右支，肝门静脉左、右支以及神经和淋巴管等出入。这些出入肝门的结构被结缔组织包绕构成肝蒂（hepatic pedicle），走行于肝十二指肠韧带内。在肝门处，一般肝左、右管在前，肝固有动脉左、右支居中，肝门静脉左、右支居后。此外，肝左、右管的汇合点最高，肝门静脉的分叉点次之，肝固有动脉的分叉点最低。在肝十二指肠韧带内，胆总管位于肝门静脉右前方和肝固有动脉的右侧（图 4-42）。

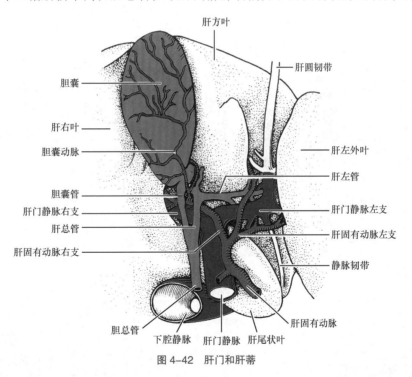

图 4-42　肝门和肝蒂

在肝膈面腔静脉沟的上部，有肝左、中、右静脉出肝汇入下腔静脉，此处为**第二肝门**，被冠状韧带的上层所遮盖。在腔静脉沟的下部，有肝右后下静脉和尾状叶静脉出肝后汇入下腔静脉，此处即为**第三肝门**（图 4-43）。

（三）分叶与分段

1. 肝段的概念　肝按外形分为左叶、右叶、方叶和尾状叶，这种分叶方法与肝内管道的分布规律不相符，也不能满足肝内占位性病变定位诊断和手术治疗的需要。肝内有四套管道，形成两个系统，即肝静脉系统（肝左、中、右静脉，肝右后静脉和尾状叶静脉）和 Glisson 系统。Glisson 系统由血管周围的

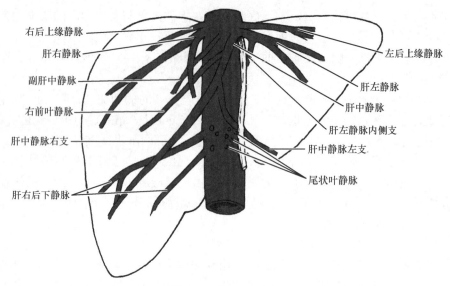

图 4-43　第二、三肝门

纤维囊（Glisson 囊）包裹肝门静脉、肝动脉及肝管组成，三者在肝内的分支与分布基本一致（图 4-44）。肝段就是按照 Glisson 系统的分支与分布和肝静脉的走行划分的，Glisson 系统分布于肝段内，肝静脉走行于肝段间。关于肝段的划分法，目前国际上多采用 Couinaud 肝段划分法。1954 年，Couinaud 根据 Glisson 系统的分支与分布以及肝静脉的走行，将肝分为左、右半肝、五叶和八段（图 4-45，表 4-4）。

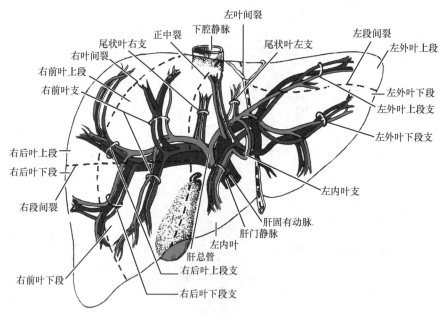

图 4-44　Glisson 系统在肝内的分布

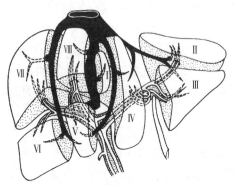

图 4-45　Couinaud 肝段

表 4-4　Couinaud 肝段

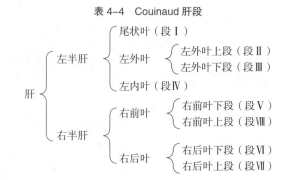

2. 肝叶和肝段的划分 在肝内管道的铸型标本上，发现存有缺乏 Glisson 系统分布的裂隙，这些裂隙称肝裂，是划分肝叶和肝段分界的标志。肝内有三个叶间裂和两个段间裂。叶间裂有正中裂和左、右叶间裂；段间裂有左外叶段间裂和右后叶段间裂（图4-45、图4-46）。

（1）正中裂（median fissure）：内有肝中静脉走行，分肝为左、右半肝。正中裂在肝膈面相当于胆囊切迹中点至下腔静脉左壁的连线，在肝脏面，经胆囊窝中份，越横沟入腔静脉沟。

（2）右叶间裂（right interlobar fissure）：内有肝右静脉走行，分右半肝为右前叶和右后叶。右叶间裂在肝膈面相当于自肝下缘右端与胆囊窝中点之间的外、中 1/3 交界处至下腔静脉右壁的连线，转至脏面，连于肝门右端。

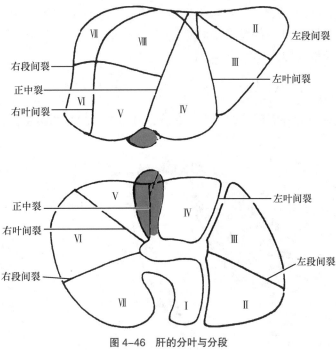

图 4-46 肝的分叶与分段

（3）左叶间裂（left interlobar fissure）：内有左叶间静脉和肝门静脉左支矢状部走行，分左半肝为左外叶和左内叶。左叶间裂在肝膈面相当于镰状韧带附着线左侧 1 cm 范围内与下腔静脉左壁的连线；在脏面，相当于肝圆韧带裂和静脉韧带裂。

（4）左段间裂（left intersegmental fissure）：内有肝左静脉走行，分左外叶为左外叶上段（段Ⅱ）和左外叶下段（段Ⅲ）。左段间裂在肝膈面相当于下腔静脉左壁与肝左缘中、上 1/3 交点的连线，转至脏面止于左纵沟中点稍后上方处。

（5）右段间裂（right intersegmental fissure）：此裂相当于肝门静脉右支主干平面，在脏面相当于肝门右端至肝右缘中点的连线，转至膈面连于正中裂。右段间裂分右前叶为右前叶上段（段Ⅷ）和右前叶下段（段Ⅴ），分右后叶为右后叶上段（段Ⅶ）和右后叶下段（段Ⅵ）。

（6）背裂（dorsal fissure）：是从肝静脉出肝处（第二肝门）至第一肝门的弧形线，位于尾状叶前方，将尾状叶与左内叶和右前叶分开。

（四）血管、淋巴管和神经

1. 血管 肝固有动脉（proper hepatic artery）在肝门附近分为左、右支进入肝内，为肝提供氧和肝本身需要的营养物质，肝门静脉（hepatic portal vein）将胃肠道吸收来的营养物质运送到肝内进行中间代谢。肝内的静脉汇合成肝静脉出肝注入下腔静脉。

2. 淋巴管 肝的淋巴分为浅、深两组。

（1）浅组：位于肝实质表面的浆膜下，形成淋巴管网，可分为膈面和脏面两部分。膈面的淋巴管分为左、右、后三组。后组淋巴管经膈的腔静脉孔进入胸腔，注入膈上淋巴结及纵隔后淋巴结；左组淋巴管注入胃右淋巴结；右组淋巴管注入主动脉前淋巴结。肝脏面的浅淋巴管集中于肝门附近，注入肝淋巴结，仅右半肝的后部及尾状叶的淋巴管与下腔静脉伴行，经膈注入纵隔后淋巴结。

（2）深组：肝实质内的淋巴管汇合形成升、降两干。升干沿肝静脉出肝注入下腔静脉终末部附近的纵隔后淋巴结，降干在肝门附近注入肝淋巴结。

临床意义 由于肝淋巴管的浅、深两组均有注入纵隔后淋巴结者，因此，肝或膈下的化脓性感染可蔓延至纵隔，引起纵隔的炎症或脓胸。

3. 神经　肝的神经来自腹腔丛、迷走神经前干的肝支和右膈神经的分支。前两者的纤维围绕肝固有动脉和肝门静脉形成肝丛，与肝的血管伴行，经肝门入肝。右膈神经参与胆道的神经支配，故临床上胆囊病变可发生右肩部牵涉性痛。

五、肝外胆道

肝外胆道包括肝左、右管，肝总管，胆囊和胆总管。

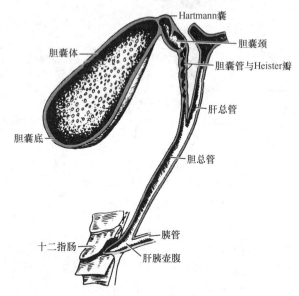

图 4-47　肝外胆道

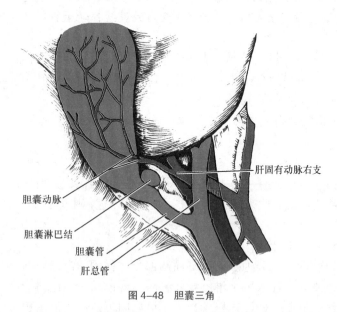

图 4-48　胆囊三角

（一）胆囊

胆囊（gallbladder）是呈梨形的囊状器官，长 10～15 cm，宽 3～5 cm，容量为 40～60 ml，可储存和浓缩胆汁。胆囊借疏松结缔组织附于肝脏面的胆囊窝内，其下面覆以腹膜，故胆囊可与肝一同随呼吸而上下移动。胆囊可分为底、体、颈、管四部。胆囊底圆钝，稍突出于肝下缘，其体表投影相当于右锁骨中线或右腹直肌外侧缘与右肋弓的交点。胆囊体与底无明显界限，胆囊体向后逐渐变细并弯曲延续为胆囊颈。胆囊颈细而弯曲，位置较深，其起始部有囊状膨出称 Hartmann 囊（图 4-47），胆囊结石常滞留于此。胆囊管（cystic duct）长 2.5～4 cm，续接胆囊颈。近胆囊颈的一段胆囊管有螺旋状的黏膜皱襞，称螺旋襞（Heister 瓣），胆结石常嵌顿于此。胆囊管一般呈锐角与肝总管汇合成胆总管。

胆囊的上方为肝，下后为十二指肠上部及横结肠，左为幽门，右为结肠右曲，前为腹前壁。

胆囊动脉（cystic artery）常于胆囊三角内起于肝固有动脉右支，在胆囊颈处分为浅、深两支至胆囊的下面和上面。胆囊三角（Calot 三角）由肝总管、胆囊管与肝的脏面围成（图 4-48）。胆囊动脉常有变异，如起自肝固有动脉或其左支、胃十二指肠动脉或具有双胆囊动脉等（图 4-49）。变异的动脉常行经肝总管或胆总管的前方进入胆囊三角，在胆囊或胆总管手术时应予以注意。胆囊的静脉的支数较多，胆囊上面有数条小静脉经胆囊窝直接入肝；胆囊下面的小静脉汇成 1～2 条静脉经胆囊颈部注入肝内肝门静脉分支。有的胆囊静脉注入肝门静脉主干或肝门静脉右支等。

胆囊的淋巴管注入肝淋巴结。

胆囊的神经主要来自迷走神经和交感神经，它们均经腹腔丛伴胆囊动脉分布到胆囊。

（二）肝管、肝总管和胆总管

1. 肝管（hepatic duct）　肝内小胆管汇合成肝左、右管。肝右管起自肝门的后上方，较短粗，长 0.8～1 cm，走行较陡直，与肝总管之间的角度较大，约 150°。肝左管横行于肝门左半，较细长，长 2.5～4 cm，与肝总管之间的角度较小，约 90°。肝左、右管在肝门处汇合成肝总管（common hepatic duct）。肝总管长约 3 cm，直径 0.4～0.6 cm，在肝十二指肠韧带内下行，下端与胆囊管汇合成胆总管。肝总管前方有时有肝右动脉或胆囊动脉跨过，在肝和胆道手术中应予以注意。

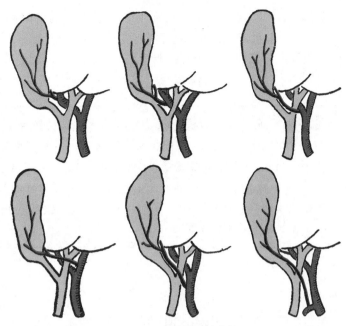

图 4-49 胆囊动脉的变异

2. 胆总管（common bile duct） 在肝门下方由肝总管与胆囊管汇合形成，经肝十二指肠韧带、十二指肠上部与胰头后方下行，其下端与胰管汇合成肝胰壶腹，开口于十二指肠大乳头（图 4-50）。胆总管长 7～8 cm，直径 0.6～0.8 cm。

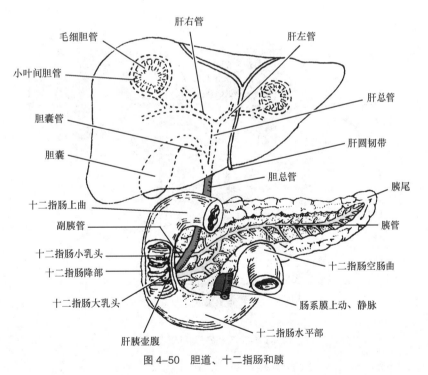

图 4-50 胆道、十二指肠和胰

根据胆总管行程，可将其分为 4 段。

（1）**十二指肠上段（第一段）**：在肝十二指肠韧带内，自胆总管起始部至十二指肠上部上缘。此段沿肝十二指韧带右缘走行，其左侧为肝固有动脉，两者后方为肝门静脉。胆总管切开探查引流术即在此段进行。

（2）**十二指肠后段（第二段）**：位于十二指肠上部后方，于下腔静脉前方及肝门静脉的右侧下行。

（3）**胰腺段（第三段）**：在胰头与十二指肠降部之间的后方下行，有的行于胰头后面的沟内。

（4）**十二指肠壁段（第四段）：** 长 1.5～2 cm，斜穿十二指肠降部的后内侧壁，与胰管汇合扩大形成肝胰壶腹（hepatopancreatic ampulla），又称 Vater 壶腹。壶腹及胆总管末端、胰管末端周围有括约肌（Oddi 括约肌）环绕，使十二指肠黏膜隆起形成十二指肠大乳头，乳头顶端的小孔为肝胰壶腹的开口。

> **临床意义**
>
> ① 胆总管直径若超过 1 cm，可视为病理状态（胆总管下端梗阻等）。由于胆总管壁具有大量弹性纤维组织，故结石或蛔虫梗阻时可扩张到相当粗的程度（有时可达肠管粗细）而不破裂，仅在胆结石压迫引起管壁坏死时才能穿孔。② 胰头癌或慢性胰腺炎时，可压迫胆总管胰腺段引起梗阻性黄疸。③ 肝胰壶腹的开口部位绝大多数在十二指肠降部中、下 1/3 交界处附近的后内侧壁，十二指肠纵襞的下端。依此标志，可在逆行性胰胆管造影术及壶腹切开术时，寻找十二指肠大乳头。④ 肝胰壶腹如因各种原因阻塞，胆汁可逆流入胰管而引起胰腺炎。

六、胰

（一）位置和体表投影

胰（pancreas）是位于腹后壁的一个狭长腺体，横位于腹上区和左季肋区，平对第 1～2 腰椎，居网膜囊后面，其下缘约平脐上 5 cm 处，上缘相当于脐上 10 cm 处。其右侧端较低，被十二指肠环绕，左侧端较高，靠近脾门。

（二）分部和毗邻

胰可分为头、颈、体、尾四部分，各部之间无明显界限（图 4-51）。

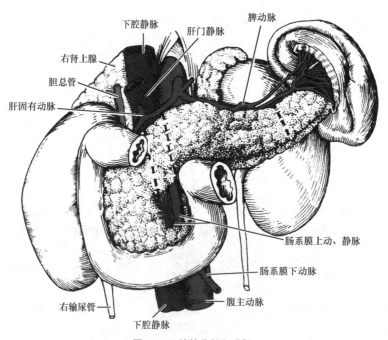

图 4-51　胰的分部和毗邻

1. **胰头（head of pancreas）** 为胰右端膨大部分，位于第 2 腰椎的右侧，其上、下、右三方被十二指肠环绕。胰头下部向左突出而绕至肠系膜上动、静脉后方的部分称钩突（uncinate process），其前面有横结肠系膜根附着，后面有下腔静脉、右肾静脉及胆总管下行。

> **临床意义**
>
> 因胰头紧贴十二指肠壁，故胰头肿瘤或慢性胰腺炎等使胰头明显肿大时，可压迫十二指肠引起梗阻。

2. 胰颈（neck of pancreas） 为胰头与胰体之间较狭窄的部分，宽 2～2.5 cm，位于胃幽门部后下方，其后面有肠系膜上静脉通过，肠系膜上静脉与脾静脉在胰颈后面汇合成肝门静脉（图 4-52）。

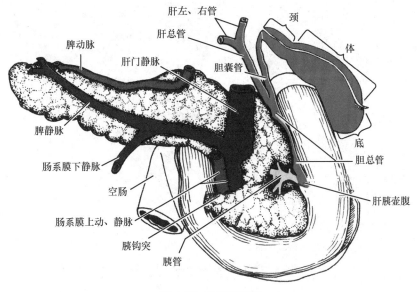

图 4-52 胰的后面观

3. 胰体（body of pancreas） 位于胰颈和胰尾之间，较长，横位于第 1 腰椎体前方。胰体前面隔网膜囊与胃后壁相邻，后面有腹主动脉、左肾上腺、左肾及脾静脉，上缘邻腹腔干和腹腔丛，并有脾动脉沿此缘向左走行，下缘邻十二指肠空肠曲和空肠。

4. 胰尾（tail of pancreas） 是胰左端的狭细部分，末端达脾门，各面均包有腹膜，故有一定的移动性。

（三）胰管和副胰管

胰管（pancreatic duct）位于胰实质内，起于胰尾，横贯胰，并收纳各小叶导管，到达胰头右缘时与胆总管汇合成肝胰壶腹，开口于十二指肠大乳头。有时在胰头上部，可见一小管走行于胰管上方称副胰管（accessory pancreatic duct），主要引流胰头前上部的胰液，开口于十二指肠小乳头。其起始端通常与胰管相连，胰管末端发生梗阻时，胰液可经副胰管进入十二指肠腔。

（四）血管、淋巴管和神经

1. 动脉 胰的动脉来自脾动脉的胰支和胰十二指肠上、下动脉。胰头部的血液供应丰富，有胰十二指肠上前、后动脉（均起自胃十二指肠动脉）及胰十二指肠下动脉（起自肠系膜上动脉）分出的前、后支，在胰头前、后面相互吻合，形成动脉弓，由动脉弓发出分支供应胰头前、后部及十二指肠。胰颈、胰体及胰尾的动脉均由脾动脉的分支供应，其中胰背动脉多由脾动脉根部发出，向下达胰体背面分为左、右二支，左支沿胰下缘背面左行，称胰下动脉。胰体部的血供还来自脾动脉胰支，一般为 4～6 支，其中最大的一支为胰大动脉，分布至胰尾部的动脉称胰尾动脉（图 4-53）。

2. 静脉 胰的静脉多与同名动脉伴行，汇入肝门静脉系统。胰头及胰颈的静脉汇入肠系膜上静脉，胰体及胰尾的静脉汇入脾静脉。

3. 淋巴管 胰的淋巴管沿血管达胰表面，注入胰上、下淋巴结及脾淋巴结，最后注入腹腔淋巴结（图 4-54）。

4. 神经 腹腔丛、肝丛、脾丛和肠系膜上丛均有分支随动脉分布于胰。

七、脾

（一）位置和毗邻

脾（spleen）是人体最大的淋巴器官，呈暗红色，质地柔软，位于左季肋区第 9～11 肋的深面，其长

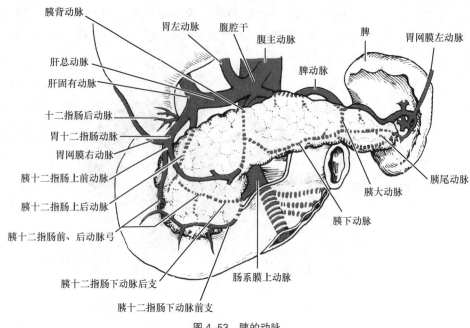

图 4-53　胰的动脉

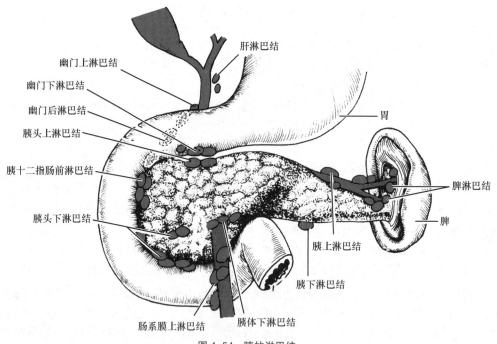

图 4-54　胰的淋巴结

轴与左第 10 肋平行（图 4-55）。正常时全被肋弓遮盖，不能扪及，但脾肿大时，可在左肋弓下扪及。脾的膈面隆凸，与膈相贴，故脾的位置可随呼吸和体位的不同而变化。脾的脏面中央凹陷称脾门（hilum of spleen），有脾血管、淋巴管和神经等出入。

脾的膈面贴膈，脏面的前上份与胃底相贴，后下份邻左肾上腺和左肾，脾门处邻胰尾，脾门前下方邻结肠左曲。脾的下端有膈结肠韧带加以支持。

（二）韧带

脾是腹膜内位器官。脾门与胃底之间有胃脾韧带（其内有胃短动、静脉以及胃网膜左动、静脉通过）。脾与左肾之间有脾肾韧带（其内有脾血管通过）（图 4-56）。脾上端至膈之间有膈脾韧带，此韧带较短，有的不明显。脾前端与结肠左曲之间有脾结肠韧带，此韧带较短，可固定结肠左曲并从下方承托脾。脾切除术切断脾结肠韧带时，应注意勿损伤结肠。

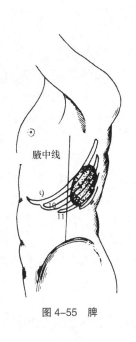

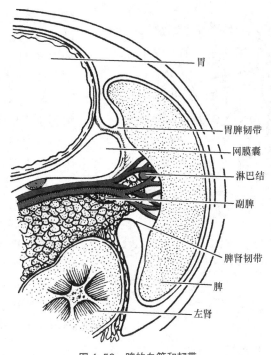

图 4-55 脾 　　　　　　图 4-56 脾的血管和韧带

（三）血管、淋巴管和神经

1. 血管　脾动脉（splenic artery）起自腹腔干，沿胰的上缘向左行，经脾肾韧带由脾门入脾。脾静脉（splenic vein）在脾门处由 2～6 条小静脉汇集而成，多位于脾动脉的后下方，在胰后面的横沟内右行至胰颈处与肠系膜上静脉汇合成肝门静脉，沿途收纳胃短静脉、胃网膜左静脉、胃后静脉、肠系膜下静脉以及来自胰的一些小静脉。胰腺炎或癌肿时可压迫脾静脉，引起脾充血肿大。

2. 淋巴管　脾的淋巴管先注入脾门处的淋巴结，再注入腹腔淋巴结。

3. 神经　脾的神经支配来自脾丛，脾丛沿脾动脉走行和分布。

（四）副脾

副脾（accessory spleen）出现率为 5.76%～35%，其色泽、硬度与脾一致。其数目、大小、位置等均不恒定，多位于脾门、脾蒂或大网膜等处。副脾的功能与脾相同，在血小板减少性紫癜或溶血性黄疸行脾切除术时，应一并切除副脾，以免症状复发。

（贺桂琼）

第五节　结肠下区

结肠下区位于横结肠及其系膜与骨盆上口之间，内有空肠、回肠、盲肠、阑尾和结肠等器官及其血管、淋巴管和神经等结构。

一、空肠和回肠

（一）位置和形态

结肠下区大部被空肠（jejunum）和回肠（ileum）占据，空肠于第 2 腰椎体左侧起于十二指肠空肠曲，回肠末端至右髂窝续于盲肠，长 5～6 m。空、回肠迂回盘曲形成小肠袢，一般近侧 2/5 为空肠，远

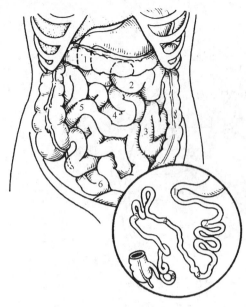

图 4-57 小肠的 X 线分区

侧 3/5 为回肠，两者间无明显分界。空肠大部分位于结肠下区的左上部，回肠大部分位于右下部，小部分可垂入盆腔。空、回肠均属腹膜内位器官，借肠系膜连于腹后壁，故称系膜小肠，活动度大。

临床 X 线检查时，通常按部位将小肠分为 6 组：① 第 1 组为十二指肠，位于腹上区；② 第 2 组为空肠上段，位于左腹外侧区；③ 第 3 组为空肠下段，位于左腹股沟区；④ 第 4 组为回肠上段，位于脐区；⑤ 第 5 组为回肠中段，位于右腹外侧区；⑥ 第 6 组为回肠下段，位于右腹股沟区、腹下区和盆腔（图 4-57）。

空肠与回肠相比，管径一般较粗，管壁较厚，血液供应充分故活体颜色较红，黏膜环状皱襞密而高，黏膜内散在分布有孤立淋巴滤泡，系膜内血管弓级数较少。回肠则管径较细，管壁较薄，血液供应不如空肠充分故活体颜色较淡，环状皱襞疏而低，黏膜内除有孤立淋巴滤泡外，还有集合淋巴滤泡，系膜内血管弓级数较多。

（二）肠系膜

肠系膜是双层腹膜结构，将空、回肠悬附于腹后壁（图 4-58）。其在腹后壁的附着处称肠系膜根，在空、回肠的附着部分则称肠系膜缘。肠系膜缘处的两层腹膜分开与肠壁围成系膜三角，此处肠壁无腹膜被覆。

临床意义 ① 由于空、回肠的肠系膜缘长，因此空、回肠的活动度大，易发生肠扭转，一般肠扭转在 180°～360° 之间。② 临床行小肠切除吻合术时，应注意缝闭系膜三角，以促进愈合，防止发生肠瘘。同时还应注意缝合肠系膜的切缘，以恢复肠系膜的完整性，防止系膜内疝发生。

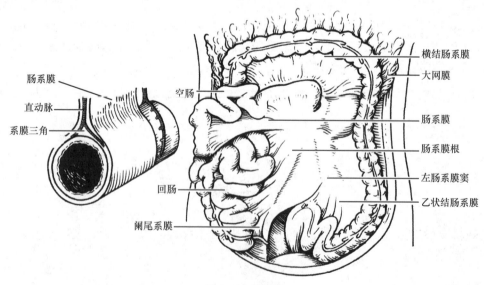

图 4-58 肠系膜

（三）血管、淋巴管和神经

1. **动脉** 空、回肠的动脉来自肠系膜上动脉（图 4-59）。肠系膜上动脉在第 1 腰椎高度起自腹主动脉前壁，向前下从胰颈下缘左侧穿出，跨十二指肠水平部前方进入肠系膜，向右下行至右髂窝。肠系膜上动脉分别从右侧壁发出胰十二指肠下动脉、中结肠动脉、右结肠动脉及回结肠动脉；从左侧壁发出12～18条空、回肠动脉，在肠系膜内呈放射状走向肠壁，途中互相吻合形成动脉弓。一般空肠的动脉弓为1～2级，回肠的动脉弓级数较多，可达3～4级，但回肠最末段又只有1级动脉弓。末级动脉弓发出直动脉至肠壁，直动脉之间缺少吻合。

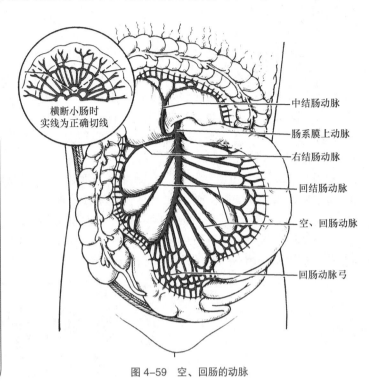

图 4-59 空、回肠的动脉

临床意义
① 在施行小肠切除吻合术时，肠系膜应按血管走向做扇形切除，对系膜缘侧的肠壁应稍多切一些，以保证吻合口的对系膜缘侧肠壁有充足的血供，避免术后因缺血坏死或愈合不良形成肠瘘。② 回肠末段的血液供应有回结肠动脉和回肠动脉两个来源，但两者之间的血管吻合极不充分，有时甚至缺乏吻合，因此回结肠动脉被阻断时，将导致回肠末段的缺血坏死。故在右半结肠切除时，需同时将回肠末段切除10～20 cm，避免末端回肠缺血坏死。

（图中标注）横断小肠时实线为正确切线

中结肠动脉
肠系膜上动脉
右结肠动脉
回结肠动脉
空、回肠动脉
回肠动脉弓

2. 静脉　空、回肠静脉与同名动脉伴行，汇入**肠系膜上静脉**。肠系膜上静脉位于同名动脉的右侧，向上行至胰颈后方与脾静脉汇合成肝门静脉。

3. 淋巴管　空、回肠的淋巴管伴血管走行，注入位于肠系膜内的空、回肠血管周围的肠系膜淋巴结，其输出淋巴管注入肠系膜上动脉根部周围的**肠系膜上淋巴结**。后者的输出淋巴管汇入肠干，终于**乳糜池**。

4. 神经　空、回肠接受交感和副交感神经双重支配，同时还有内脏感觉神经分布。交感神经来自腹腔丛和肠系膜上丛，随空、回肠动脉分布至肠壁的平滑肌和腺体，抑制肠的蠕动和腺体的分泌。副交感神经的节前纤维来自迷走神经，随上述二神经丛至肠壁内的神经节交换神经元，其节后纤维支配小肠的平滑肌和腺体，促进肠的蠕动和腺体的分泌。空、回肠的感觉纤维既可随交感神经传入第9～12胸脊髓节段，也可经迷走神经传入延髓。痛觉冲动主要经交感神经传入脊髓，故小肠病变时牵涉性痛出现于脐的周围。

（四）Meckel 憩室

Meckel 憩室是胚胎时期卵黄囊的遗迹，其出现率约2%，多位于距回盲瓣50～100 cm的回肠对系膜缘处，呈囊袋状，有时可发生炎症和溃疡。因其位置位于右髂窝，靠近阑尾，故症状与阑尾炎相似而常被误诊为阑尾炎，临床应注意与阑尾炎等病作鉴别诊断。

二、盲肠和阑尾

（一）盲肠

盲肠（cecum）位于右髂窝，下端为盲端，向上延续为升结肠，长6～8 cm。盲肠左侧接回肠，其后内侧壁有阑尾根部附着，右侧为右结肠旁沟，后贴右髂腰肌，前邻腹前壁。盲肠为腹膜内位器官，但没有系膜，故活动度较小。盲肠的三条结肠带在阑尾根部汇合，是手术中寻找阑尾根部的标志。回肠末段以回盲口开口于盲肠的左后壁，开口处黏膜及环形肌增厚形成上、下两片皱襞称回盲瓣（ileocecal valve），具有防止盲肠内容物返流到回肠，同时也控制小肠内容物不致过快地进入盲肠，以便食物在小肠内充分地消化和吸收。

　　盲肠、阑尾与回肠末段在临床上常合称回盲部。由于盲肠的管径明显大于回肠，且两者交接的夹角接近直角，回肠又具有系膜，活动度较大，因此回肠末段易经回盲口突入盲肠腔内，形成肠套叠。这种肠套叠以儿童多见。

（二）阑尾

　　1. 位置和形态　阑尾（vermiform appendix）位于右髂窝内，附着于盲肠后内侧壁，为一细长的盲管状的器官，形如蚯蚓，长 5～7 cm，直径 0.5～0.6 cm，其远端为盲端，近端为阑尾根，其开口位于回盲口下方 2～3 cm 处。阑尾为腹膜内位器官，以三角形的阑尾系膜悬附于肠系膜下端，因此阑尾的位置变化较大。据统计，国人阑尾常见的位置有以下几种（图 4-60）：① 回肠前位：阑尾位于回肠末段前方，尖端向左上方，约占 28%，炎症时右下腹有明显的压痛和反跳痛。② 盆位：阑尾经腰大肌前面伸入盆腔，尖端可触及闭孔内肌或盆腔脏器，约占 26%。炎症时可刺激腰大肌（伸髋时疼痛）或闭孔内肌（屈髋内旋时疼痛），也可出现膀胱、直肠等刺激症状。③ 盲肠后位：阑尾位于盲肠后方，髂肌前面，尖端向上，约占 24%。盲肠后位阑尾发炎时腹壁体征不明显，但常刺激髂肌，影响伸髋，甚至形成腹膜后隙脓肿。④ 回肠后位：阑尾在回肠末段的后方，尖端向左上方，约占 8%。炎症时腹壁体征出现较晚，容易引起弥漫性腹膜炎。⑤ 盲肠下位：阑尾在盲肠后下方，尖端向右下方，约占 6%。此外，尚有少数腹膜外位阑尾、高位阑尾（肝右叶的下方）及左下腹位阑尾等。

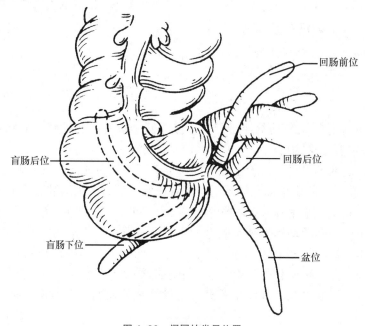

图 4-60　阑尾的常见位置

> **临床意义**
>
> 　　腹膜外位阑尾给阑尾切除术带来一定的难度，术中应首先确认盲肠，并循结肠带追踪和寻找阑尾根部，切开壁腹膜方可暴露阑尾。高位阑尾发炎时，其症状和体征局限于右上腹，极易误诊为胆囊炎，临床上应注意鉴别。

　　2. 体表投影　尽管阑尾的位置变化较多，但阑尾根部附着于盲肠的位置一般比较恒定。阑尾根部的体表投影通常有两种方法描述：McBurney 点位于脐与右髂前上棘连线的中、外 1/3 交界处；Lanz 点在左、右髂前上棘连线的右、中 1/3 交界处，阑尾炎时投影点常有明显压痛。

　　3. 血管　阑尾动脉（appendicular artery）来自回结肠动脉，多数为 1 支，少数为 2 支。阑尾动脉进入阑尾系膜内沿系膜游离缘走行，发出分支分布于阑尾（图 4-61）。阑尾静脉（appendicular vein）与阑尾动脉伴行，经回结肠静脉、肠系膜上静脉汇入肝门静脉（图 4-62）。阑尾炎时，细菌可随阑尾静脉血流

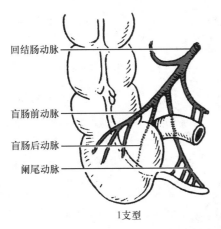
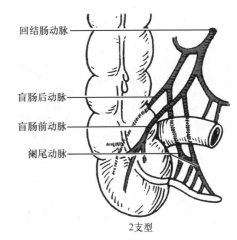

1支型   2支型

图 4-61 阑尾的动脉

入肝，引起肝脓肿。因此，化脓性阑尾炎行阑尾切除术时，切勿挤压阑尾，以免细菌进入血液，造成感染扩散。

三、结肠

（一）分部、位置和毗邻

结肠（colon）位于空、回肠的周围。根据行程和位置分为升结肠、横结肠、降结肠和乙状结肠四部。

1. 升结肠（ascending colon） 在右髂窝续于盲肠，沿腹腔右外侧区上行，在肝右叶下方转向左前下方移行为横结肠，其移行处所形成的弯曲称**结肠右曲**（又称**肝曲**）。升结肠长约15 cm，其后壁借疏松结缔组织与腹后壁相贴，一般为腹膜间位器官，因此升结肠病变有时可累及腹膜后隙。升结肠的内侧为右肠系膜窦及回肠袢，外侧为右结肠旁沟。

结肠右曲后邻右肾，内侧稍上方与十二指肠相邻，前上方有肝右叶与胆囊。右肾周围脓肿或胆囊炎偶尔可累及结肠右曲。

2. 横结肠（transverse colon） 从结肠右曲开始，向左呈下垂的弓形横过腹腔中部，至脾脏面下份处转折向下移行为降结肠，转折处形成的弯曲称**结肠左曲**（又称**脾曲**）。横结肠一般长

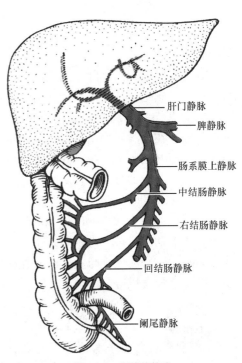

图 4-62 阑尾的静脉

肝门静脉
脾静脉
肠系膜上静脉
中结肠静脉
右结肠静脉
回结肠静脉
阑尾静脉

40～50 cm，为腹膜内位器官，具有系膜。横结肠系膜根附着于十二指肠降部、胰与左肾的前面。横结肠左、右两端的系膜短，较固定，中间部系膜较长，活动度大，当其充盈或人体直立时，横结肠中部可降至腹下区，甚至可达盆腔。横结肠上方与肝、胆囊、胃和脾相邻，下方则邻空、回肠。

结肠左曲位于第10、11肋深面，位置较结肠右曲高。其左后侧借膈结肠韧带附于膈，后方贴胰尾和左肾，前方邻胃大弯并被肋弓所掩盖。因此，结肠左曲的肿瘤在触诊时不易被扪及，易漏诊。

3. 降结肠（descending colon） 上接结肠左曲，沿腹腔左外侧区下降至左髂嵴水平，移行为乙状结肠，长25～30 cm，属于腹膜间位器官。其内侧为左肠系膜窦和空肠袢，外侧为左结肠旁沟。

4. 乙状结肠（sigmoid colon） 在左髂嵴水平续于降结肠，经髂腰肌前面，跨左侧髂外血管、睾丸（卵巢）血管和输尿管前方降入盆腔，在第3骶椎前方移行为直肠，长约40 cm。乙状结肠属于腹膜内位器官，具有较长的系膜，因而活动性较大，易发生乙状结肠扭转。

（二）血管

1. 动脉 右半结肠的动脉来自肠系膜上动脉，左半结肠的动脉来自肠系膜下动脉（图4-63）。

（1）回结肠动脉（ileocolic artery）：肠系膜上动脉向右侧发出的最下一条分支，于回肠和盲肠结合处

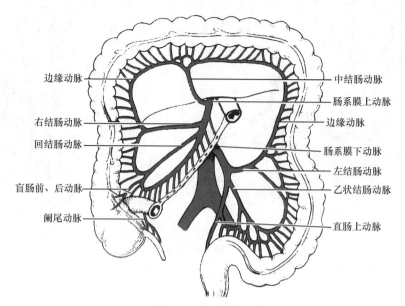

图 4-63　结肠的动脉

左侧标注（从上到下）：边缘动脉、右结肠动脉、回结肠动脉、盲肠前、后动脉、阑尾动脉

右侧标注（从上到下）：中结肠动脉、肠系膜上动脉、边缘动脉、肠系膜下动脉、左结肠动脉、乙状结肠动脉、直肠上动脉

附近分为盲肠前、后动脉，阑尾动脉，回肠支和结肠支，分布于盲肠、阑尾、回肠末段及升结肠下 1/3 段（图 4-64）。

（2）右结肠动脉（right colic artery）：起自肠系膜上动脉右侧壁，在壁腹膜后面右行，跨右睾丸（卵巢）血管和右输尿管，至升结肠内侧缘，分为升、降支，分别与中结肠动脉和回结肠动脉的分支吻合。升、降支发出分支供应升结肠的上 2/3 段和结肠右曲。

（3）中结肠动脉（middle colic artery）：在胰颈下缘起于肠系膜上动脉，进入横结肠系膜，行向右下，近结肠右曲处分为左、右支，分别与左、右结肠动脉的分支吻合。中结肠动脉发出分支供应横结肠。

临床意义　胰或胃手术结扎胃大弯血管或切开横结肠系膜时，勿伤及中结肠动脉，以免造成横结肠的缺血坏死。

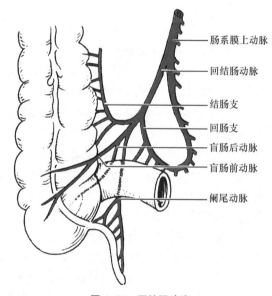

图 4-64　回结肠动脉

右侧标注（从上到下）：肠系膜上动脉、回结肠动脉、结肠支、回肠支、盲肠后动脉、盲肠前动脉、阑尾动脉

（4）左结肠动脉（left colic artery）：起自肠系膜下动脉，在壁腹膜后方行向左上，分为升、降支，分别与中结肠动脉和乙状结肠动脉的分支吻合。左结肠动脉分支营养结肠左曲和降结肠。

（5）乙状结肠动脉（sigmoid artery）：起自肠系膜下动脉，通常为 2～3 支，进入乙状结肠系膜内呈扇形分布，分支营养乙状结肠。乙状结肠动脉各分支之间，以及与左结肠动脉的降支之间均有吻合。乙状结肠动脉与直肠上动脉之间常缺乏吻合，因此乙状结肠与直肠交界处的血供较差。

从回盲部至乙状结肠末端，肠系膜上、下动脉发出的各结肠动脉的分支，在结肠的内侧缘依次相互吻合形成动脉弓，称边缘动脉（colic marginal artery）。边缘动脉发出直动脉供应结肠。直动脉的分支有长、短支，短支在结肠带处穿入肠壁；长支在浆膜下环绕肠管，至另外两条结肠带附近分支入肠脂垂后，穿入肠壁（图 4-65）。

结肠的动脉，特别是右、中结肠动脉，其分支数、起点、走行和分布范围均可出现变异。有时相邻的结肠动脉共干起始，有时一条结肠动脉细小或缺如而相邻的结肠动脉则增粗代偿等。

2. 静脉　结肠的静脉与动脉伴行，结肠左曲以上的静脉分别经中结肠静脉、右结肠静脉和回结肠静脉汇入肠系膜上静脉，结肠左曲以下的静脉分别经左结肠静脉和乙状结肠静脉汇入肠系膜下静脉，最后

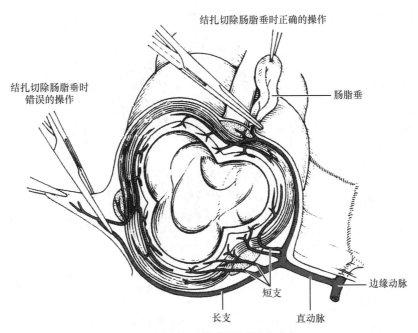

结扎切除肠脂垂时正确的操作

结扎切除肠脂垂时
错误的操作

肠脂垂

边缘动脉

短支

长支 直动脉

图 4-65 结肠边缘动脉的分支和分布

临床意义 ① 直动脉的长、短支在穿入肠壁之前很少吻合，所以切除肠脂垂时，切勿牵拉，以免切断长支，影响肠壁的供血。② 各结肠动脉之间虽吻合成边缘动脉，但在有的部位吻合较差，甚至缺乏吻合。如中结肠动脉左支与左结肠动脉的升支在结肠左曲处的吻合较差，甚至缺如，在结扎中结肠动脉时必须充分考虑到这种可能性，在做结肠左曲切除术时，应先查明血管的吻合情况，否则可能导致结肠残端缺血坏死。

均汇入肝门静脉。

（三）淋巴管

结肠的淋巴管穿出肠壁后伴血管走行，行程中先后向 4 组淋巴结引流：① 结肠壁上淋巴结，位于肠壁及肠脂垂内；② 结肠旁淋巴结，位于边缘动脉与肠壁之间；③ 中间淋巴结，沿结肠动脉分布；④ 肠系膜上、下淋巴结，分别位于肠系膜上、下动脉根部的周围。右半结肠的淋巴大部分向肠系膜上淋巴结引流；左半结肠的淋巴大部分向肠系膜下淋巴结引流。肠系膜上、下淋巴结的输出淋巴管直接或经腹腔淋巴结汇入肠干（图 4-66）。

（四）神经

由交感神经和副交感神经纤维组成的肠系膜上、下丛随血管分布至肠壁。

四、肝门静脉

（一）组成

肝门静脉为一粗短的静脉干，在胰颈后方由肠系膜上静脉和脾静脉汇合而成，长 6～8 cm，直径 1～1.2 cm（图 4-67）。

（二）毗邻

肝门静脉自胰颈后方上行，经十二指肠上部的后方入肝十二指肠韧带，上行至肝门下方分为左、右两支，分别经肝门入左、右半肝。在肝十二指肠韧带内，肝门静脉的右前方为胆总管，左前方为肝固有动脉，后方隔网膜孔与下腔静脉相邻。

（三）属支

肝门静脉的属支较多，除肠系膜上静脉和脾静脉外，还有肠系膜下静脉、胃左静脉、胃右静脉、胆

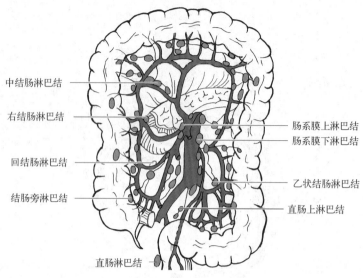

图 4-66 结肠的淋巴结和淋巴管

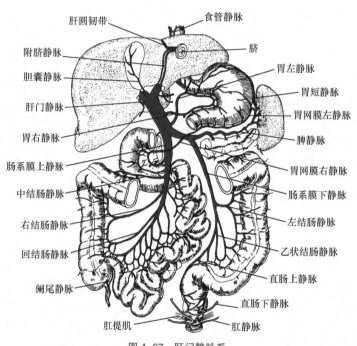

图 4-67 肝门静脉系

囊静脉和附脐静脉等。肝门静脉通过它们引流腹腔内除肝以外的不成对器官的静脉血，其输入肝的血量占肝血液总量的 70%～80%，是肝的功能血管。

（四）门-腔静脉间的吻合

肝门静脉系与腔静脉系之间存在广泛的侧支吻合，这些吻合在正常情况下不开放，仅在肝门静脉系内高压时开放形成侧支循环。肝门静脉系部分血液通过侧支吻合向腔静脉系分流，从而降低肝门静脉系的压力。门-腔静脉间的侧支循环有以下途径（图 4-68）。

（1）通过食管下段黏膜下层内的食管静脉丛，使肝门静脉系的胃左静脉、胃短静脉和胃后静脉与上腔静脉系的奇静脉的食管静脉相交通。

（2）通过直肠下段黏膜下层内的直肠静脉丛，使肝门静脉系的肠系膜下静脉的直肠上静脉与下腔静脉系的髂内静脉的直肠下静脉、肛静脉相交通。

（3）通过脐周静脉网，使肝门静脉系的附脐静脉与上腔静脉系的腹壁上静脉和胸腹壁静脉及下腔静脉系的腹壁下静脉和腹壁浅静脉相交通。

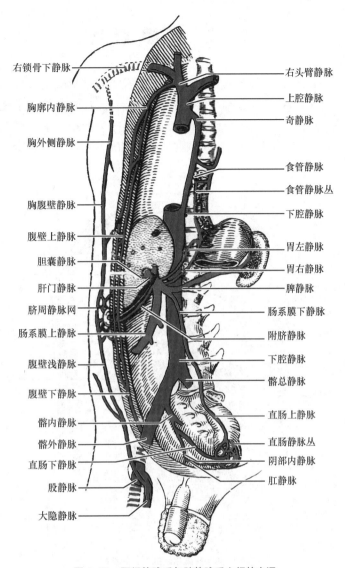

右锁骨下静脉
胸廓内静脉
胸外侧静脉
胸腹壁静脉
腹壁上静脉
胆囊静脉
肝门静脉
脐周静脉网
肠系膜上静脉
腹壁浅静脉
腹壁下静脉
髂内静脉
髂外静脉
直肠下静脉
股静脉
大隐静脉

右头臂静脉
上腔静脉
奇静脉
食管静脉
食管静脉丛
下腔静脉
胃左静脉
胃右静脉
脾静脉
肠系膜下静脉
附脐静脉
下腔静脉
髂总静脉
直肠上静脉
直肠静脉丛
阴部内静脉
肛静脉

图 4-68 肝门静脉系与腔静脉系之间的交通

（4）肝门静脉系的脾静脉及肠系膜上、下静脉在腹膜后的小属支，与腹膜后隙内下腔静脉系的腰静脉、低位肋间后静脉以及肋下静脉、膈下静脉、肾静脉、睾丸（卵巢）静脉等的小属支相吻合，这些小吻合血管总称 Retzius **静脉丛**，也是侧支吻合途径。

（五）特点

肝门静脉与一般的静脉不同，其起止均为毛细血管，其一端始于胃、肠、胰、脾的毛细血管，另一端终于肝小叶内的肝血窦。肝门静脉及其属支均缺乏静脉瓣。因此，当肝门静脉回流受阻时，将导致肝门静脉高压。

> **临床意义** 当肝门静脉压力增高时（如肝硬化、肝肿瘤等），门-腔静脉之间的侧支吻合开放，在吻合部位出现静脉淤血、血管扭曲和扩张（即静脉曲张）。如曲张的食管静脉丛受到损伤而破裂，就会出现急性大出血，临床表现为呕血；如直肠静脉丛曲张，即形成痔，当痔破裂时，出现便血；脐周静脉网曲张时胸腹壁的浅静脉曲张，呈现以脐为中心的向四周放射的海蛇头征。当肝门静脉系的侧支循环失代偿时，则可引起收集静脉血范围的器官淤血，出现脾肿大和腹水等。

（雍刘军）

第六节 腹膜后隙

腹膜后隙（retroperitoneal space）位于腹后壁，介于腹后壁的壁腹膜与腹内筋膜之间，上方至膈，经腰肋三角与后纵隔相通；下至骶岬平面与盆腔腹膜后隙相延续；两侧向外连于腹膜外筋膜。因此，腹膜后隙内的感染可向上、下扩散。

腹膜后隙内有肾、肾上腺、输尿管、腹部大血管、神经和淋巴结等重要结构（图4-69），并有大量疏松结缔组织。

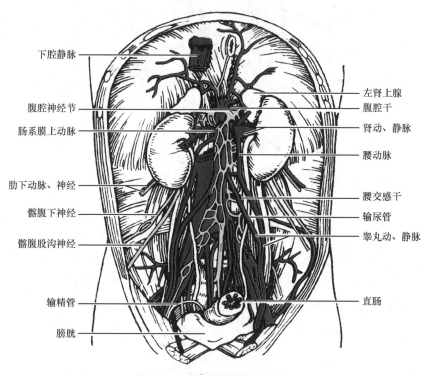

左肾上腺
腹腔干
肾动、静脉
腰动脉
腰交感干
输尿管
睾丸动、静脉
直肠

下腔静脉
腹腔神经节
肠系膜上动脉
肋下动脉、神经
髂腹下神经
髂腹股沟神经
输精管
膀胱

图4-69 腹膜后隙的器官和结构

一、肾

（一）位置与毗邻

1. 位置 肾（kidney）位于脊柱两侧，左、右各一，贴附于腹后壁，两肾的肾门相对，上极相距稍近。受肝右叶的影响，右肾低于左肾1～2 cm（约半个椎体）。左肾上端平第11胸椎体下缘，下端平第2腰椎体下缘；右肾上端平第12胸椎体上缘，下端平第3腰椎体上缘。左、右侧第12肋分别斜过左肾后面中部和右肾后面上部。肾门的体表投影：在腹前壁位于第9肋前端；在腹后壁位于第12肋下缘与竖脊肌外侧缘的交角处，此角称肾角或脊肋角（图4-70）。肾病患者，此处常有叩击痛或压痛。

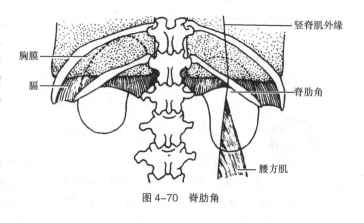

竖脊肌外缘
脊肋角
腰方肌

胸膜
膈

图4-70 脊肋角

肾的体表投影：在后正中线两侧2.5 cm和7.5～8.5 cm处各作两条垂线，通过第11胸椎和第3腰椎棘突各做一水平线，两肾即位于此纵、横标志线所组成的左、右两个四边形范围内（图4-71）。

肾的位置有变异，位于盆腔或髂窝者为低位肾；若横过中线移至对侧，则为交叉异位肾。肾的位置

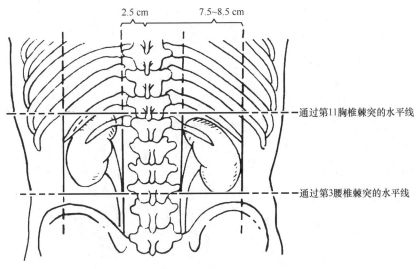

图 4-71 肾的体表投影

异常比较少见，在腹部肿块的诊断中，应注意与肿瘤相鉴别。

2. 毗邻 肾的上方与肾上腺相邻，两者虽共为肾筋膜所包绕，但其间被结缔组织分隔，故肾下垂时肾上腺可不随肾下降。两肾的内下方为肾盂和输尿管，内后方分别有左、右腰交感干。左肾的内侧为腹主动脉，右肾的内侧为下腔静脉。

两肾前方的毗邻不同。左肾的前上部为胃后壁，中部有胰尾横过，下部有空肠及结肠左曲；右肾的前上部为肝右叶，下部为结肠右曲，内侧为十二指肠降部（图 4-72）。

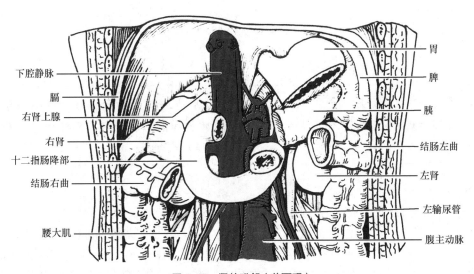

图 4-72 肾的毗邻（前面观）

两肾后面第 12 肋以上部分与膈和胸膜腔相邻。第 12 肋以下部分，除有肋下血管、神经外，自内向外有腰大肌及其前方的生殖股神经，腰方肌及其前方的髂腹下神经、髂腹股沟神经等（图 4-73）。

临床意义 ① 右肾肿瘤或炎症常侵及下腔静脉，因此在做右肾切除术时，应注意勿将其损伤，以免造成难以控制的大出血，同时还要注意防止损伤十二指肠降部。行左肾切除术时，应注意勿伤及胰体和胰尾。② 肾手术需切除第 12 肋时，要注意保护胸膜，以免损伤造成气胸。③ 肾周围炎或脓肿时，腰大肌受到刺激可发生痉挛，可引起患侧下肢屈曲。

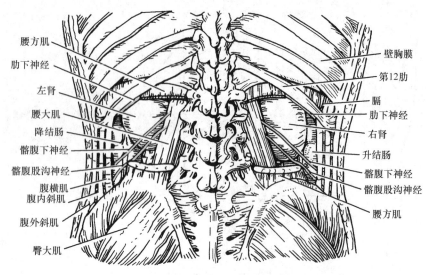

图 4-73　肾的毗邻（后面观）

（二）肾门、肾窦、肾蒂

1. 肾门（renal hilum）　为肾内侧缘中部的凹陷，有肾血管、肾盂、神经和淋巴管等出入。肾门多为四边形，其边缘称肾唇，分为前唇和后唇，具有一定的弹性，肾手术分离肾门时，牵开前唇或后唇可扩大肾门，显露肾窦。

2. 肾窦（renal sinus）　为肾门伸入肾实质的腔隙，内有肾动脉的分支、肾静脉的属支、肾盂、肾大盏、肾小盏、神经、淋巴管和脂肪组织等。

3. 肾蒂（renal pedicle）　由出入肾门的肾血管、肾盂、神经和淋巴管等组成。主要结构的排列由前向后依次为：肾静脉、肾动脉和肾盂；由上向下依次为：肾动脉、肾静脉和肾盂。

临床意义　有的肾动脉在肾静脉平面以下起自腹主动脉，经肾静脉的后面上行，然后绕至前方进入肾门。此种肾动脉可压迫肾静脉，使肾静脉血流受阻，静脉压增高，动脉血供相对减少，尤其在直立位时，动脉压迫静脉则更明显，这可能是直立性高血压病的病因之一。

（三）被膜

肾的被膜有三层，由外向内依次为**肾筋膜、脂肪囊和纤维囊**（图 4-74）。

1. 肾筋膜（renal fascia）　又称 Gerota 筋膜，分为前、后两层（即肾前筋膜和肾后筋膜）共同包绕肾和肾上腺。在肾的外侧缘，两层筋膜相互融合，并与腹横筋膜相连。在肾的内侧，肾前筋膜越过腹主动脉和下腔静脉的前方，与对侧的肾前筋膜相续。肾后筋膜与腰方肌、腰大肌筋膜汇合后，向内侧附于椎体和椎间盘。在肾的上方，两层筋膜于肾上腺的上方相融合，并与膈下筋膜相续。在肾的下方，肾前筋膜向下移行于腹膜外筋膜，肾后筋膜向下至髂嵴与髂筋膜愈着。由肾筋膜发出许多纤维束，穿过脂肪囊与纤维囊相连，对肾有一定的固定作用。

2. 脂肪囊（fatty renal capsule）　又称**肾床**，为脂肪组织层，成人厚度可达 2 cm，在肾的后面与边缘更为发达。脂肪囊有支持和保护肾的作用。

3. 纤维囊（fibrous capsule）　又称**纤维膜**，为肾的固有被膜，由致密结缔组织所构成，质薄而坚韧，被覆于肾表面，有保护肾的作用。

（四）肾血管与肾段

1. 肾动脉和肾段　肾动脉（renal artery）多平第 1～2 腰椎之间的椎间盘高度起自腹主动脉，于肾静脉的后上方横行向外，经肾门入肾。由于腹主动脉位置稍偏左，故右肾动脉较左肾动脉长，并经下腔

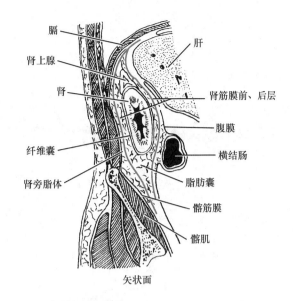

膈

肾上腺

肾

纤维囊

肾旁脂体

肝

肾筋膜前、后层

腹膜

横结肠

脂肪囊

髂筋膜

髂肌

矢状面

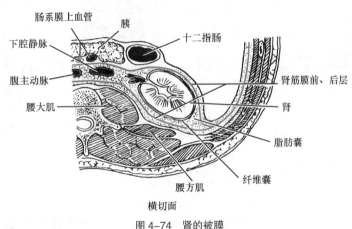

肠系膜上血管

胰

下腔静脉

十二指肠

腹主动脉

肾筋膜前、后层

腰大肌

肾

脂肪囊

纤维囊

腰方肌

横切面

图 4-74 肾的被膜

临床意义 ① 肾筋膜：由于肾前、后筋膜在肾下方互不融合，向下与直肠后隙相通，临床上常利用这一特点，在骶骨前方做腹膜后充气造影。由于肾筋膜的下端完全开放，当腹壁肌减弱，肾周围脂肪减少或有内脏下垂时，肾移动性增大，可向下形成肾下垂或称游走肾。如果发生肾周围炎时，炎症可沿肾筋膜向下蔓延。② 脂肪囊：经腹膜外行肾手术时，在脂肪囊内易于游离肾。肾囊封闭时药液即注入脂肪囊内。③ 纤维囊：易于从肾表面剥离，利用这一特点，可将肾固定于第 12 肋和腰大肌上，以治疗肾下垂。在肾部分切除或肾外伤时，应缝合纤维膜，以防肾实质撕裂。

静脉后方右行入肾。肾动脉在进入肾门之前，分为前、后两干，由前、后干分出段动脉。在肾窦内，前干走行于肾盂前方，分出上段动脉、上前段动脉、下前段动脉和下段动脉。后干走行于肾盂后方，入肾后延续为后段动脉。每条肾段动脉均有相应的供血区域，上段动脉供应肾上端；上前段动脉供应肾前面中、上部及肾后面外侧缘；下前段动脉供应肾前面中、下部及肾后面外侧缘；下段动脉供应肾下端；后段动脉供应肾后面的中间部分，各肾段动脉之间彼此没有吻合。每一段动脉所供应的肾实质区域称肾段（renal segment），每个肾有五个肾段，即上段、上前段、下前段、下段和后段（图 4-75）。

肾动脉的变异比较常见（图 4-76），如不经肾门而经肾上端或肾下端入肾的动脉，分别称**上极动脉**和**下极动脉**，其出现率约为 28.7%。上、下极动脉可起自肾动脉、腹主动脉或腹主动脉与肾动脉起始部的交角处，在肾内的供血区域与上、下段动脉一致。此外，有时右肾的下段动脉起点很低，于腹主动脉分叉处的稍上方发出，斜向外越过下腔静脉及输尿管起始部的前方入肾的下极，与下腔静脉后方的肾动脉主

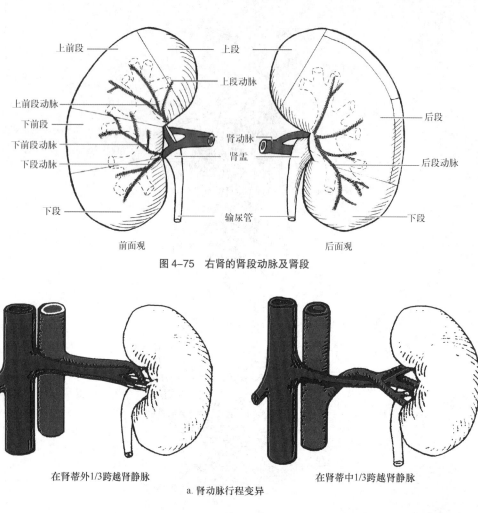

图 4-75　右肾的肾段动脉及肾段

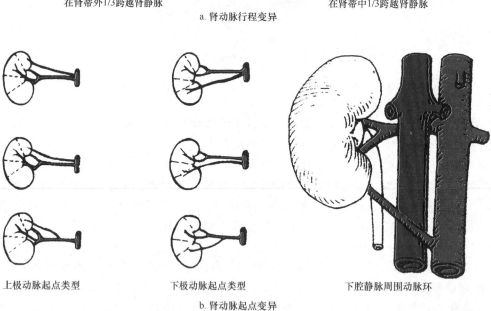

图 4-76　肾动脉的变异

干形成一个下腔静脉周围动脉环。

2. 肾静脉（renal vein）　肾内的静脉与肾动脉不同，无节段性，但有广泛吻合，故结扎一支不影响血液回流。两侧肾静脉的属支不同，右肾静脉较短，通常无肾外属支。左肾静脉较长，其属支有左肾上腺静脉和左睾丸（卵巢）静脉，且与周围的静脉有吻合（图 4-77）。

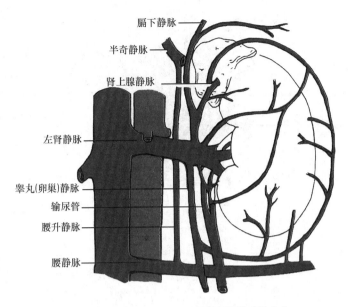

膈下静脉

半奇静脉

肾上腺静脉

左肾静脉

睾丸(卵巢)静脉

输尿管

腰升静脉

腰静脉

图 4-77　左肾静脉的属支及其与周围静脉的吻合

临床意义　① 由于肾段动脉间常无吻合，若某段动脉血流受阻时，其相应供血区的肾实质即可发生缺血性坏死。临床上根据肾段的划分，可做肾段或肾部分切除。② 由于肾动脉的变异比较常见，因此在施行肾切除术时对变异的肾上、下极动脉应引起足够的重视，否则易被损伤，不仅可致出血，还可造成肾上端或下端的缺血性坏死。起点很低的肾下段动脉，可压迫输尿管，尿液引流发生障碍而导致肾盂积液。③ 左肾静脉约有半数以上与左腰升静脉相连，经腰静脉与椎内静脉丛、颅内硬脑膜窦相通，因此左侧肾和睾丸的肿瘤可经此途径向颅内转移。

（五）淋巴管

肾内淋巴管分浅、深两组。浅组位于肾纤维膜深面，引流肾被膜及其附近的淋巴。深组位于肾内血管周围，引流肾实质的淋巴。两组淋巴管相互吻合，在肾蒂处汇合成较粗的淋巴管，最后汇入腰淋巴结。

（六）神经

肾接受交感神经和副交感神经双重支配，同时有内脏感觉神经分布。交感神经和副交感神经皆来自肾丛。一般认为分布于肾内的神经主要是交感神经，副交感神经可能只终止于肾盂平滑肌。肾的感觉神经随交感神经和迷走神经的分支走行，由于分布于肾的感觉神经纤维皆经过肾丛，所以切除或封闭肾丛可消除肾疾患引起的疼痛。

二、肾上腺

肾上腺（suprarenal gland）为成对的内分泌器官，位于脊柱两侧，平第 11 胸椎高度，紧贴肾的上端，与肾共同包在肾筋膜内。左侧肾上腺呈半月形，右侧呈三角形，高约 5 cm，宽约 3 cm，厚 0.5～1 cm，重5～7 g。

左、右肾上腺的毗邻不同，左肾上腺前面的上部借网膜囊与胃后壁相邻，下部与胰尾、脾血管相邻，内侧缘邻腹主动脉。右肾上腺的前面邻肝，内侧缘邻下腔静脉。左、右肾上腺的后面均为膈，两肾上腺之间为腹腔丛。

供应肾上腺的动脉有肾上腺上、中、下动脉。**肾上腺上动脉**起自膈下动脉，**肾上腺中动脉**起自腹主动脉，**肾上腺下动脉**起自肾动脉（图 4-78）。这些动脉进入肾上腺后，于肾上腺被膜内形成丰富的吻合，并发出细小分支进入肾上腺实质。肾上腺静脉通常为 1 支，左侧汇入左肾静脉，右侧汇入下腔静脉。

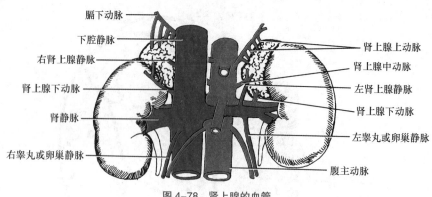

图 4-78　肾上腺的血管

临床意义 　由于右肾上腺静脉很短，多汇入下腔静脉的右后壁，故在右肾上腺切除术结扎肾上腺静脉时，应注意保护下腔静脉。

三、输尿管腹部

输尿管（ureter）是位于腹膜后隙的一对细长的富有弹性的管状器官，位于脊柱两侧。输尿管上端起自肾盂，下端终于膀胱，成人长 25～30 cm。根据输尿管的行程将其分为三部：① 腹部（腰段），自肾盂与输尿管交界处至跨越髂血管处；② 盆部（盆段），从跨越髂血管处至膀胱底；③ 壁内部（膀胱壁段），为斜穿膀胱壁的部分。

输尿管腹部长 13～14 cm，紧贴腰大肌前面向下内侧斜行，在腰大肌中点稍下方有睾丸（卵巢）血管斜过其前方。输尿管腹部的体表投影在腹前壁与半月线相当；在腹后壁约与腰椎横突尖端所做的连线一致。输尿管腹部的上、下端分别是输尿管的第 1、2 狭窄处，上端为肾盂与输尿管连接处，直径约 0.2 cm；下端为输尿管跨越髂血管处，直径约 0.3 cm，其中间部分较粗，直径约 0.6 cm。

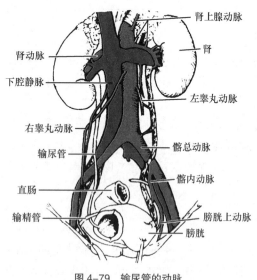

图 4-79　输尿管的动脉

左、右输尿管腹部的毗邻不同。左输尿管腹部的前方有十二指肠空肠曲、左结肠血管，左睾丸（卵巢）血管和乙状结肠系膜越过。右输尿管腹部的前方有十二指肠降部、右结肠血管、回结肠血管、右睾丸（卵巢）血管、回肠末段。两侧输尿管至骨盆上口跨髂血管进入盆腔。

输尿管腹部的血液供应有多个来源，其上部由肾动脉、肾下极动脉的分支供应；下部由腹主动脉、睾丸（卵巢）动脉、第 1 腰动脉、髂总动脉、髂内动脉等分支供应（图 4-79）。各输尿管动脉到达输尿管边缘处，分为升支和降支进入管壁。输尿管腹部的静脉与动脉伴行，分别经肾静脉、睾丸（卵巢）静脉、髂总静脉等回流。

临床意义 　① 输尿管的狭窄处常是尿路结石易嵌顿处，尤其是肾盂与输尿管连接处的狭窄性病变，是导致肾盂积水的重要病因之一。② 由于输尿管腹部前面的大部分有升、降结肠血管跨过，施行左或右半结肠切除术时，注意勿损伤输尿管。

四、腹主动脉

（一）位置与毗邻

腹主动脉（abdominal aorta）又称**主动脉腹部**，在第12胸椎下缘经膈的主动脉裂孔进入腹膜后隙，沿脊柱的左前方下行，至第4腰椎体下缘水平分为左、右髂总动脉，全长14～15 cm，周径2.9～3 cm。腹主动脉的前方与胰、十二指肠升部及肠系膜根等相邻；后方为第1～4腰椎及椎间盘；右侧为下腔静脉；左侧为左腰交感干。腹主动脉周围还有腰淋巴结、腹腔淋巴结和神经丛等。

（二）分支

腹主动脉的分支有壁支和脏支两类（图4-80）。

1. 壁支

（1）膈下动脉（inferior phrenic artery）：在膈主动脉裂孔处，由腹主动脉的起始处发出，向上分布于膈和肾上腺。

（2）腰动脉（lumbar artery）：通常有4对，呈直角由腹主动脉后壁的两侧发出，横行向外，分别经第1～4腰椎体中部的前面或侧面分支到腹壁、背部诸肌与皮肤及脊柱。

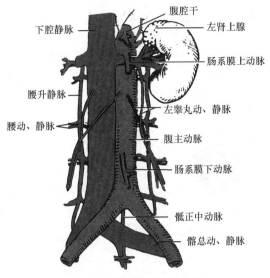

图4-80 腹膜后隙的大血管

（3）骶正中动脉（median sacral artery）：为1支，从腹主动脉分叉处的后上方发出，经第4～5腰椎、骶骨及尾骨的前面下行，分布于盆腔后壁及邻近组织。

2. 脏支 有不成对脏支和成对脏支两种。

（1）不成对的脏支

1）腹腔干（celiac trunk）：为一短干，在膈的主动脉裂孔稍下方，起自腹主动脉前壁，其起点多平第1腰椎。其分支有变异，但以分出肝总动脉、脾动脉和胃左动脉者为多见（图4-34）。

2）肠系膜上动脉（superior mesenteric artery）：在腹腔干稍下方，起自腹主动脉前壁，经胰颈与十二指肠水平部之间进入肠系膜根，呈弓状行至右髂窝。其分支有胰十二指肠下动脉，空、回肠动脉，回结肠动脉，右结肠动脉和中结肠动脉（图4-59）。

3）肠系膜下动脉（inferior mesenteric artery）：在第3腰椎水平，起自腹主动脉前壁，沿壁腹膜深面行向左下方进入乙状结肠系膜，其分支有左结肠动脉、乙状结肠动脉和直肠上动脉（图4-63）。

（2）成对的脏支

1）肾上腺中动脉（middle suprarenal artery）：在肾动脉上方平第1腰椎高度，起自腹主动脉侧壁，分布于肾上腺中部（图4-78）。

2）肾动脉（renal artery）：多在第2腰椎平面、肠系膜上动脉起点稍下方，由腹主动脉的两侧壁发出。左肾动脉较短，右肾动脉较长。

3）睾丸（卵巢）动脉［testicular（ovarian）artery］：在肾动脉起点稍下方，起自腹主动脉的前外侧壁，下行一段距离后与同名静脉伴行，在腹膜后隙斜向外下方，越过输尿管前方。睾丸动脉经腹股沟管深环进入腹股沟管随精索下行，分布于睾丸；卵巢动脉在小骨盆上缘处进入卵巢悬韧带，分布于卵巢。

五、下腔静脉

下腔静脉（inferior vena cava）是人体最大的静脉，收集下肢、盆部和腹部的静脉血，在第5腰椎体前方由左、右髂总静脉汇合而成。下腔静脉在脊柱的右前方、腹主动脉的右侧上行，经肝的腔静脉沟、穿膈的腔静脉孔进入胸腔，注入右心房。

下腔静脉的前面有肝、胰头、十二指肠水平部、右睾丸（卵巢）动脉及肠系膜根越过；后面邻第

1～4腰椎、右膈脚、右腰交感干和腹主动脉的壁支；左侧为腹主动脉；右侧与腰大肌、右肾、右肾上腺相邻。

下腔静脉的属支包括髂总静脉、右睾丸（卵巢）静脉、肾静脉、右肾上腺静脉、肝静脉、膈下静脉和腰静脉等（图4-79），大部分属支与同名动脉伴行。

1. 膈下静脉（inferior phrenic vein） 与同名动脉伴行，收集膈和肾上腺的静脉血。

2. 睾丸（卵巢）静脉［testicular（ovarian）vein］ 起自蔓状静脉丛，穿过腹股沟管深环，进入腹后壁腹膜深面上行，并与同名动脉伴行，多为2支，经腰大肌和输尿管的前面上行，逐渐合为1支，右侧者斜行汇入下腔静脉，左侧者几乎垂直上升汇入左肾静脉。卵巢静脉起自卵巢静脉丛，于卵巢悬韧带内上行，注入部位与睾丸静脉相同。

> **临床意义** 由于左侧睾丸静脉经左肾静脉注入下腔静脉，行程较长；同时左侧睾丸静脉垂直上升以直角注入左肾静脉，其血液回流阻力较大；在上行过程中又有乙状结肠跨过，易受其压迫。因此，左侧精索静脉曲张较右侧常见。

3. 腰静脉（lumbar vein） 有4对，与同名动脉伴行，收集腰部组织的静脉血，直接汇入下腔静脉。腰静脉与椎外静脉丛有吻合，进而与椎内静脉丛相通。各腰静脉之间有纵行的交通支相连称腰升静脉（ascending lumbar vein）。腰升静脉向下与髂腰静脉、髂总静脉及髂内静脉相连；向上与肾静脉、肋下静脉相通。左、右腰升静脉分别经左、右膈脚入后纵隔，左腰升静脉移行为半奇静脉，右腰升静脉移行为奇静脉，最后汇入上腔静脉。故腰升静脉是沟通上、下腔静脉系的侧支循环途径之一。

六、腰交感干

腰交感干（lumbar sympathetic trunk）由3～4个腰神经节和节间支构成，位于脊柱与腰大肌之间（图4-81），被椎前筋膜所覆盖，上方连于胸交感干，下方延续为骶交感干。左、右交感干之间有横行交通支相连。

左腰交感干与腹主动脉左缘相距约1 cm，右腰交感干的前面除有下腔静脉覆盖外，有时有1～2支腰静脉越过。两侧交感干的下段分别位于左、右髂总静脉的后方，外侧有生殖股神经并行，行腰神经节切除术时应注意鉴别。在交感干附近有小的淋巴结，应与腰神经节鉴别。

腰神经节（lumbar ganglion）的数目常因神经节的融合或缺如而有变异。各节的位置常不恒定，但在第2与第4腰椎水平的两个神经节较恒定，分别被内侧弓状韧带和髂总动脉所覆盖，临床上常以此作为寻找标志。

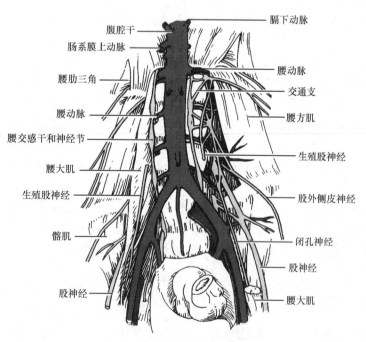

图4-81 腹膜后隙的血管、神经

腹腔干
肠系膜上动脉
腰肋三角
腰动脉
腰交感干和神经节
腰大肌
生殖股神经
髂肌
股神经

膈下动脉
腰动脉
交通支
腰方肌
生殖股神经
股外侧皮神经
闭孔神经
股神经
腰大肌

（王 勇）

第七节　腹部断层影像解剖学

一、经第二肝门层面

为经第 10 胸椎椎体层面，切及食管裂孔及第二肝门（图 4-82）。该断面最外周部为胸壁的结构，胸壁深面为胸腔的范围，其内有呈半环形的带状的左、右肺断面；两肺断面最前份之间为右心室室腔及心尖的断面，紧贴于心肺内面的薄层肌为膈的断面，膈围绕的器官为肝和胃，肝约占右侧 2/3 部，胃占左侧1/3 部。胸壁与膈断面之间呈半环形带状的为左、右肺最下份的断面，即左肺的舌叶与下叶，右肺的中叶与下叶；在左肺舌叶与右肺中叶之间有心包围绕的右心室最下份和左侧的心尖；两肺断面后端之间、胸椎椎体左前方有胸主动脉断面，其后方有半奇静脉与奇静脉、奇静脉与主动脉之间的胸导管；在主动脉前方有膈的食管裂孔和通过该孔的食管断面。在膈断面范围内的器官中，居于左侧约占 1/3 部的为胃底断面，其右侧占据 2/3 部为肝断面；在肝断面后缘近中点处有下腔静脉，它位于食管右侧、椎体前方偏右侧处；在下腔静脉右前方可见肝中间静脉，其方向是从右前向左后指向下腔静脉，相当于 10 点钟的钟位；从肝中静脉向下腔静脉左缘连线即代表肝的正中裂，将肝分为左半肝与右半肝；在左半肝有约位于 1 点钟钟位的肝左静脉；紧邻下腔静脉左缘的为肝尾状叶；在右半肝有由后外行向前内与下腔静脉相连的肝右静脉，沿此静脉与下腔静脉右缘的连线即代表右叶间裂，将右半肝分为右前叶与右后叶；在肝右静脉末端后壁有一静脉注入，为肝右后缘静脉。

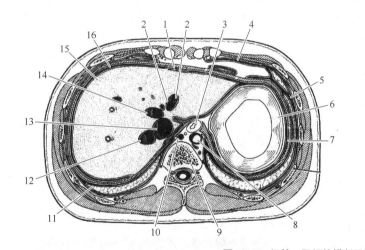 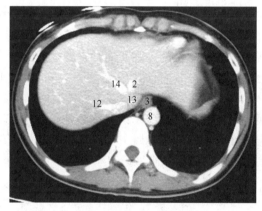

图 4-82　经第二肝门的横断层解剖及 CT 图

1. 镰状韧带　2. 肝左静脉　3. 食管　4. 肋膈隐窝　5. 胸膜腔　6. 胃　7. 膈　8. 胸主动脉　9. 第 10 胸椎体　10. 奇静脉

11. 右肺下叶　12. 肝右静脉　13. 下腔静脉　14. 肝中静脉　15. 肝右叶　16. 右肝上间隙

二、经第一肝门层面

为经第 12 胸椎椎体、第一肝门层面，肝门静脉左支与右支均显示清楚（图 4-83）。膈已贴近胸廓，肋膈隐窝更为狭窄，膈与脊柱之间仍见胸主动脉断面。腹腔内仍切及肝、胃、脾与右肾上腺，在肝断面后缘、下腔静脉右后方处有右肾上腺；在胃体断面后面有脾断面，肝被切经肝门。在下腔静脉断面前方找出 "U" 形的血管断面，即为肝门静脉主干及其左、右支，其中左支进入肝圆韧带裂，即为其矢状部；在 "U" 形的肝门静脉左、右支之间有肝中静脉断面，确定左、右半肝；在右半肝于肝门静脉右支右后方、下腔静脉右侧有肝右静脉，即可确定右半肝之右前叶与右后叶；在左半肝即以肝门静脉左支之矢状部作标志，划分左半肝为肝左内叶与左外叶，静脉韧带裂与下腔静脉之间即为肝尾状叶。

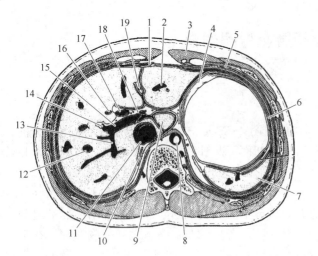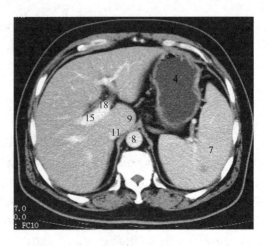

图 4-83　经第一肝门的横断层解剖及 CT 图

1. 镰状韧带　2. 肝门静脉左外下支　3. 腹直肌　4. 胃　5. 左肋膈隐窝　6. 腹膜腔　7. 脾　8. 胸主动脉　9. 尾状叶乳头突　10. 右肾上腺　11. 下腔静脉　12. 肝右静脉　13. 肝门静脉右后支　14. 肝门静脉右前支　15. 肝门静脉右支　16. 肝中静脉右根　17. 胆囊　18. 肝门静脉左支　19. 肝圆韧带

三、经腹腔干层面

为经第 1 腰椎椎体层面（图 4-84）。腹腔内切及器官基本与上一断面相同，唯肝断面更为缩小，十二指肠空肠曲被切及。构成胸廓的肋有第 9~12 肋，构成腹前壁的肌除腹直肌外，腹壁三层扁肌已能清楚分辨；在腹后壁、腰椎椎体两侧有腰大肌与腰方肌。椎管内的脊髓变为脊髓圆锥，表明脊髓即将消失，在其周围有马尾断面。膈与体壁紧贴，体壁范围内完全为腹腔器官，可分为前、中、后三部。前部的器官有横位于腹前壁后方的胃与其右侧的胆囊，胃的幽门有幽门括约肌。中部的器官居于最右侧份的为肝断面，最左侧份的为脾断面，二者之间为十二指肠降部与胰；肝的面积已明显缩小，仅剩右半肝的最下份，但尚能区分右前叶与右后叶；脾的断面亦有所缩小；十二指肠降部的位置，于肝与胰头之间，前邻胃幽门，后接右肾；胰横位于胃体后面，其右侧端即胰头紧贴十二指肠降部，其左侧端即胰尾与脾相接，胰头形成的钩突及位于钩突前方是肠系膜上动、静脉；在胰体下面紧贴的是十二指肠空肠曲的断面；胰头后方有下腔静脉、腹主动脉、主动脉发出的左、右肾动脉及汇入下腔静脉的左肾静脉。后部的器官主要为脊柱两侧紧贴腹后壁的左肾与右肾，两肾内侧缘均有肾上腺的断面。

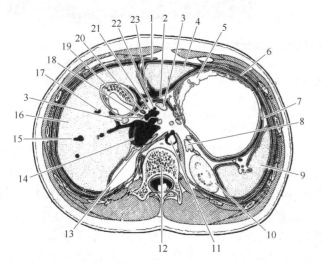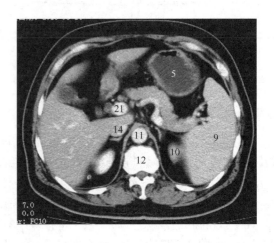

图 4-84　经腹腔干的横断层解剖及 CT 图

1. 镰状韧带　2. 小网膜　3. 肝淋巴结　4. 肝左外叶　5. 胃　6. 膈　7. 网膜囊　8. 左肾上腺　9. 脾　10. 左肾　11. 腹主动脉　12. 第 1 腰椎椎体　13. 右肾上腺　14. 下腔静脉　15. 肝右静脉　16. 肝右前叶　17. 肝中静脉右根　18. 胆囊管　19. 胆囊　20. 肝总管　21. 肝门静脉　22. 肝固有动脉　23. 肝圆韧带

四、经肾门层面

为经第 2 腰椎椎体层面（图 4-85）。与上一断面相比，肝的断面进一步缩小，脾断面消失，结肠左曲与右曲的断面出现。腹腔内器官仍可分为前、中、后三部。前部的器官中份为胃体，其左、右两侧分别为结肠左曲与右曲的断面；中部的器官右侧端仍为肝的断面，其面积更为缩小，略呈三角形；最左侧端为降结肠的断面；在肝与降结肠之间依次有十二指肠降部、胰头的钩突及空肠肠曲；在钩突前方有肠系膜上动、静脉与脾静脉的断面，钩突后方则有腹主动脉和下腔静脉的断面并列于腰椎椎体前方。后部的器官，在腰椎椎体两侧分别有左肾与右肾贴于腰大肌、腰方肌前方，两肾均切及肾门，有肾血管等出入。

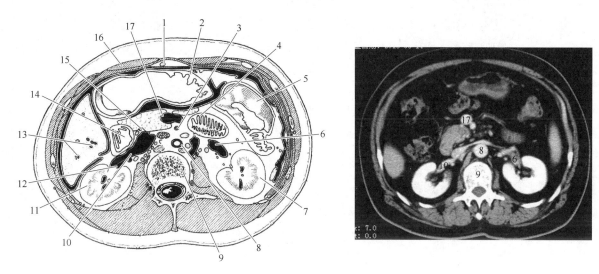

图 4-85 经肾门的横断层解剖及 CT 图

1. 肝圆韧带 2. 胃体 3. 肠系膜上动脉 4. 十二指肠空肠曲 5. 横结肠 6. 左肾静脉 7. 左肾 8. 腹主动脉 9. 第 2 腰椎椎体 10. 右肾静脉 11. 右肾 12. 右肾动脉 13. 肝门静脉右后下支 14. 十二指肠降部 15. 胆总管 16. 腹直肌 17. 肠系膜上静脉

小 结

腹部包括腹壁、腹腔和腹腔脏器。腹壁分为腹前壁、腹侧壁和腹后壁，腹前外侧壁由浅入深依次为皮肤、浅筋膜、肌层、腹横筋膜、腹膜外筋膜和壁腹膜。浅筋膜在脐平面以下分为 Camper 筋膜和 Scarpa 筋膜。腹壁重要的局部结构有：腹股沟三角、腹股沟管、腹直肌鞘和白线。

由壁、脏腹膜相互移行围成腹膜腔，腹膜腔以横结肠及其系膜为界，分为结肠上区和结肠下区。前者的间隙有：右肝上、下间隙，左肝上前、后间隙，左肝下前、后间隙和膈下腹膜外间隙；器官有食管腹部、胃、肝、肝外胆道和脾等。后者的间隙有：左、右结肠旁沟和左、右肠系膜窦，器官有空肠、回肠、盲肠、阑尾和结肠等。胃中等充盈时，大部分位于左季肋区，小部分位于腹上区，前壁邻肝左叶、膈和腹前壁，后壁与胰、左肾、左肾上腺、脾、横结肠及其系膜相邻，其血供来自胃左、右动脉，胃网膜左、右动脉及胃短动脉和胃后动脉。肝大部分位于右季肋区和腹上区，小部分位于左季肋区。肝的脏面有肝门与肝蒂。胆囊位于胆囊窝内，Calot 三角为手术中寻找胆囊动脉的标志。胆总管依据行程分为十二指肠上段、十二指肠后段、胰腺段和十二指肠壁内段。十二指肠分为 4 部，其血供来自胰十二指肠上前、后动脉和胰十二指肠下动脉。胰位于腹上区和左季肋区，分为 4 部，胰头上、下、右三方被十二指肠环绕，前面有横结肠系膜根附着，后面有下腔静脉、右肾静脉及胆总管下行。阑尾根部的体表投影为脐与右髂前上棘连线的中、外 1/3 交界处。结肠分为 4 部，其血供来自肠系膜上、下动脉的分支。

腹后壁壁腹膜与腹内筋膜之间的间隙为腹膜后隙，其内有肾、肾上腺、输尿管、腹部大血管等结构。肾位于脊柱两侧，紧贴于腹后壁，由三层被膜包裹，内侧缘中部的凹陷为肾门，出入肾门的结构组成肾蒂，肾蒂内结构由前向后依次为肾静脉、肾动脉和肾盂，由上向下依次为肾动脉、肾静脉和肾盂。第 12 肋的下缘和竖脊肌外侧缘的夹角处为肾门的体表投影。

（许仕全）

第四章数字资源

第四章动画

第四章课件

第四章自测题

第五章

盆部与会阴

■■■■ **学习要点** ■■■■

　　掌握：① 盆部的境界、分部；② 盆膈的构成及通过结构；③ 盆腔内血管、神经的分布及淋巴的回流；④ 盆腔内重要器官的位置、形态、结构和毗邻；⑤ 会阴的概念、分区及各部的形态结构；⑥ 坐骨肛门窝的境界、内容及临床意义；⑦ 尿生殖膈、会阴浅隙和会阴深隙的构成及尿道破裂尿外渗的情况；⑧ 男性尿道的分部、狭窄和弯曲。

第一节　盆　部

一、概述

　　盆部（pelvis）位于躯干的下部，主要由骨盆、盆壁、盆膈及盆腔脏器等构成。骨盆构成盆部的支架，其内贴有盆壁肌及其筋膜，骨盆下口有盆底肌及其筋膜封闭。盆腔内有消化、泌尿和生殖系统的部分器官。直立时，骨盆向前倾斜，耻骨联合上缘与两侧髂前上棘位于同一冠状面，尾骨尖与耻骨联合上缘在同一水平面。

（一）境界与分区

　　盆部的前界以耻骨联合上缘、耻骨结节、腹股沟和髂嵴前份的连线与腹部分界，后界以髂嵴后份、髂后上棘至尾骨尖的连线与腰区及骶尾区分界。

（二）表面解剖

　　腹前正中线的下端可触及耻骨联合上缘，两侧的锐缘为耻骨嵴（pubic crest）。耻骨嵴的外侧端可触及耻骨结节（pubic tubercle），耻骨结节与髂前上棘（anterior superior iliac spine）之间为腹股沟韧带。髂前上棘向后为髂嵴（iliac crest），髂嵴的后端为髂后上棘（posterior superior iliac spine）。耻骨弓（pubic arch）、坐骨结节（ischial tuberosity）及尾骨尖也可扪及，它们是产科常用的骨性标志。

二、盆壁

（一）骨盆整体观

　　骨盆由两侧的髋骨、后方的骶骨和尾骨及其间的骨连结围成。骶骨岬、弓状线、耻骨梳、耻骨结节、耻骨嵴和耻骨联合上缘共同连成一环形的界线（terminal line），将骨盆分为前上方的大骨盆（greater pelvis）和后下方的小骨盆（lesser pelvis）。大骨盆属腹腔的一部分。小骨盆的上界为骨盆上口（superior pelvic aperture）（即界线），下界为骨盆下口（inferior pelvic aperture）。骨盆上、下口之间的腔隙为骨盆腔，其前壁为耻骨、耻骨支和耻骨联合，后壁是凹陷的骶、尾骨前面，两侧壁为髂骨、坐骨、骶结节韧带及骶棘韧带。后两条韧带与坐骨大、小切迹围成坐骨大、小孔。骨盆的前外侧有闭孔，其周缘附着一层结缔组织膜，仅其前上方留有一管状裂隙称**闭膜管**。

骨盆有明显的性别差异，女性骨盆宽而短，呈圆桶形，上口近似圆形，下口较宽大。而男性骨盆窄而长，呈漏斗形，上口为心形，下口窄小。

（二）盆壁肌

覆盖盆壁内面的肌有**闭孔内肌**和**梨状肌**（图5-1）。闭孔内肌位于盆侧壁的前份，肌束汇集成肌腱穿经坐骨小孔至臀区。梨状肌位于盆侧壁的后份，穿经坐骨大孔至臀区止于股骨大转子，其上、下缘与坐骨大孔之间有梨状肌上孔和梨状肌下孔，有血管和神经进出。

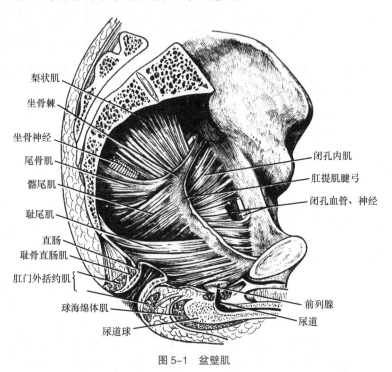

图 5-1 盆壁肌

（三）盆膈

盆膈（pelvic diaphragm）又称盆底，由肛提肌、尾骨肌（图5-2）及覆盖其上、下表面的盆膈上、下

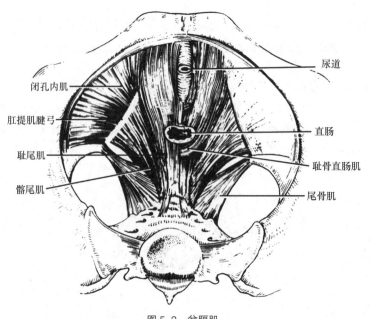

图 5-2 盆膈肌

筋膜构成。盆膈封闭骨盆下口的大部分，仅在其前方两侧肛提肌的前内侧缘之间留有一狭窄裂隙，称**盆膈裂孔**，由下方的尿生殖膈封闭。盆膈有支持和固定盆内脏器的作用。

1. **肛提肌**（levator ani）　为一对四边形的薄扁肌，起于耻骨后面与坐骨棘之间的**肛提肌腱弓**，肌纤维向后内方，止于会阴中心腱、直肠壁、尾骨和肛尾韧带，左右汇合成漏斗状。按肌纤维起止及排列可将其分为四部分：① 前列腺提肌（levator prostatae）[女性为耻骨阴道肌（pubovaginalis）]：起自耻骨盆面和肛提肌腱弓的前份，肌纤维向后经前列腺尖两侧，有固定前列腺的作用。耻骨阴道肌的肌纤维向后经尿道及阴道两侧，有固定和收缩阴道的作用。② 耻骨直肠肌（puborectalis）：起自耻骨盆面和肛提肌腱弓的前份，肌纤维向后绕过直肠肛管交界处的两侧和后方，与对侧的肌纤维连接构成"U"形袢，止于会阴中心腱，此肌可拉直肠肛管交界处向前，有肛门括约肌的功能。③ 耻尾肌（pubococcygeus）：起自耻骨盆面和肛提肌腱弓的中份。④ 髂尾肌（iliococcygeus）：起自坐骨棘盆面及肛提肌腱弓后份。耻尾肌和髂尾肌均止于尾骨侧缘和肛尾韧带，有固定直肠的作用。

2. **尾骨肌**（coccygeus）　位于肛提肌的后方，呈三角形，紧贴骶棘韧带的上面，起自坐骨棘盆面，止于尾骨和骶骨下部的侧缘。此肌与肛提肌共同封闭骨盆下口。

三、盆筋膜和筋膜间隙

（一）盆筋膜

盆筋膜（pelvic fascia）可分为盆壁筋膜、盆脏筋膜和盆膈筋膜三部分（图 5-3、图 5-4）。

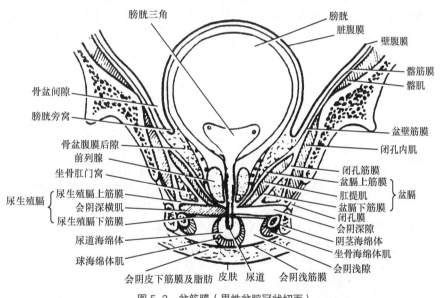

图 5-3　盆筋膜（男性盆腔冠状切面）

1. **盆壁筋膜**（parietal pelvic fascia）　也称**盆筋膜壁层**，向上越过界线与腹内筋膜相延续，覆盖盆壁的内表面和盆底肌的上面。其位于骶骨前方的部分为**骶前筋膜**；覆盖于梨状肌内表面的部分为**梨状肌筋膜**；覆盖于闭孔内肌内表面的部分为**闭孔筋膜**。从耻骨体盆面到坐骨棘的闭孔筋膜呈线形增厚，称**肛提肌腱弓**，为肛提肌的起点和盆膈上、下筋膜的附着处。

2. **盆膈筋膜**　是盆壁筋膜向下的延续，分为盆膈上、下筋膜。盆膈上筋膜（superior fascia of pelvic diaphragm）覆盖在肛提肌和尾骨肌的上表面，在内脏器官穿经盆膈处与盆脏筋膜相融合，构成坐骨肛门窝的内侧壁。盆膈下筋膜（inferior fascia of pelvic diaphragm）覆盖在肛提肌和尾骨肌下表面，向前下与尿生殖膈上筋膜相延续，后方与肛门外括约肌的筋膜融合。

3. **盆脏筋膜**（visceral pelvic fascia）　也称**盆筋膜脏层**，在盆腔内脏器穿经盆膈和尿生殖膈时，由盆壁筋膜向上返折呈鞘状包裹脏器形成。其中包裹前列腺的部分为前列腺鞘（fascial sheath of prostate），向上延续包裹膀胱形成膀胱筋膜（vesical fascia）。膀胱筋膜比较薄弱，紧贴膀胱外表面，接近膀胱顶时，膀胱筋膜逐渐消失。包裹直肠的筋膜为直肠筋膜，亦比较薄弱，紧贴直肠外表面，不易从直肠表面剥离。

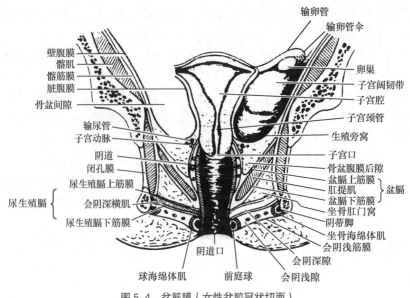

图5-4 盆筋膜（女性盆腔冠状切面）

男性直肠与膀胱、前列腺、精囊及输精管壶腹之间（女性在直肠与阴道之间），有一冠状位的结缔组织隔，称**直肠膀胱隔**（rectovesical septum）[女性为**直肠阴道隔**（rectovaginal septum）]。上附于直肠膀胱陷凹（女性为直肠子宫陷凹），下达盆底，两侧附于盆侧壁。女性子宫颈和阴道上部的前方与膀胱底之间有**膀胱阴道隔**（图5-5、图5-6）。

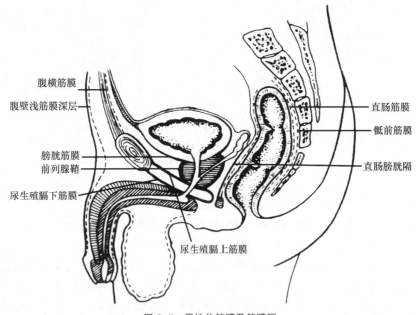

图5-5 男性盆筋膜及筋膜隔

盆脏筋膜也形成一些韧带，由血管神经和周围的结缔组织形成，如子宫主韧带、子宫骶韧带、直肠侧韧带等，它们一端附于盆侧壁，另一端连接盆内脏器，有维持脏器位置的作用。

（二）盆筋膜间隙

盆筋膜的壁、脏两层之间以及与覆盖盆腔脏器的腹膜之间，由疏松结缔组织填充，并形成潜在的盆筋膜间隙。这些筋膜间隙有利于手术分离脏器，渗液及脓血也易聚集于间隙内。重要的间隙有耻骨后隙、骨盆直肠间隙和直肠后隙。

1. **耻骨后隙**（retropubic space） 也称**膀胱前隙**，位于耻骨联合与膀胱之间。其上界为壁腹膜至膀胱上面的返折部，下界为盆膈，两侧为盆脏筋膜形成的**耻骨前列腺韧带**（女性为**耻骨膀胱韧带**），此间隙内

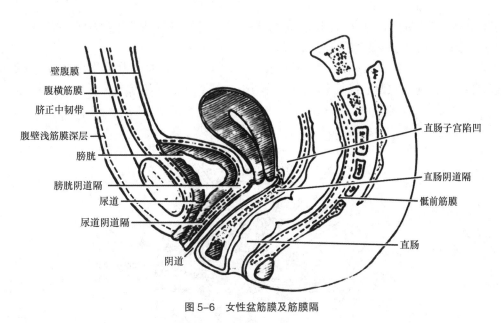

壁腹膜
腹横筋膜
脐正中韧带
腹壁浅筋膜深层
膀胱
膀胱阴道隔
尿道
尿道阴道隔
阴道

直肠子宫陷凹
直肠阴道隔
骶前筋膜
直肠

图 5-6　女性盆筋膜及筋膜隔

有疏松结缔组织和静脉丛等。

> **临床意义**　① 耻骨骨折引起的血肿和膀胱前壁损伤的尿外渗常潴留在此间隙内，可经耻骨上切口引流。② 耻骨上腹膜外膀胱及子宫下部等手术，均经此间隙进行，此时应避免伤及腹膜。

2. 直肠旁隙（pararectal space）　又称骨盆直肠隙（pelvirectal space），位于盆底腹膜与盆膈之间，前界在男性为膀胱和前列腺，女性为子宫下部、阴道上部和子宫阔韧带，后界为直肠和直肠侧韧带，此间隙宽大并充满结缔组织。

> **临床意义**　直肠旁隙若有积脓，可经直肠指检，在直肠壶腹下部两侧扪及。如引流不及时，脓液可沿分布于脏器的血管神经束蔓延至脏器周围的间隙。

3. 直肠后隙（retrorectal space）　也称**骶前间隙**，为骶前筋膜与直肠筋膜之间的疏松结缔组织，其下界为盆膈，上方在骶岬处与腹膜后隙相延续，两侧借直肠侧韧带与直肠旁隙分开。

> **临床意义**　直肠后隙的脓肿向上可沿腹膜后隙扩散。腹膜后隙充气造影术即经尾骨旁进针，将空气注入直肠后隙然后上升到腹膜后隙。手术分离直肠后方时，在此间隙做钝性分离可避免损伤骶前静脉丛。

四、血管、淋巴管和神经

（一）动脉

1. 髂总动脉（common iliac artery）　腹主动脉在平第 4 腰椎椎体下缘，分为左、右髂总动脉，沿腰大肌内侧下行，至骶髂关节前方分为髂内、外动脉。

2. 髂外动脉（external iliac artery）　沿腰大肌内侧缘下行，经腹股沟韧带中点深面至股部，移行为股动脉。右髂外动脉起始部的前方有输尿管跨过，在男性，髂外动脉外侧有睾丸血管和生殖股神经伴行，其末段前方有输精管越过。在女性，髂外动脉起始部的前方有卵巢血管越过，其末段的前上方有子宫圆韧带跨过。在近腹股沟韧带处，髂外动脉发出腹壁下动脉和旋髂深动脉。

　　髂总动脉和髂外动脉的投影：从脐下 2 cm 处至髂前上棘与耻骨联合连线中点的连线，此线的上 1/3 段为髂总动脉的投影，下 2/3 段为髂外动脉的投影。

　　3. 髂内动脉（internal iliac artery）　为一短干，长约 4 cm，自髂总动脉分出后斜向内下跨骨盆上口进入盆腔，沿盆侧壁下行至梨状肌上缘处分为前、后两干，前干分脏支和壁支，后干均为壁支（图 5-7、图 5-8）。

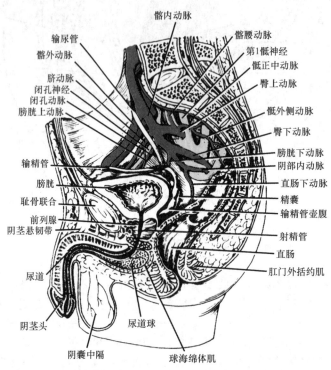

图 5-7　男性盆腔的血管和神经

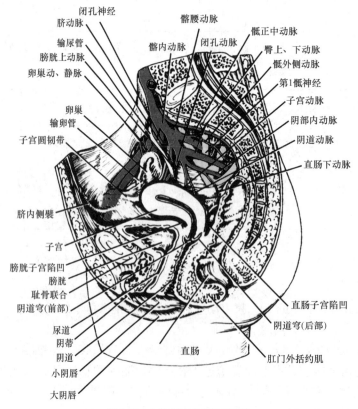

图 5-8　女性盆腔的血管和神经

（1）壁支：① 髂腰动脉（iliolumbar artery），起自髂内动脉起始部，行向后上方，分布于髂腰肌、腰方肌和髂骨等。② 骶外侧动脉（lateral sacral artery），起自后干，沿骶前孔内侧下行，分布于梨状肌、肛提肌和尾骨肌等。③ 臀上动脉（superior gluteal artery），为后干的延续，向下穿梨状肌上孔至臀部，分布于臀中、小肌和髋关节。④ 臀下动脉（inferior gluteal artery），起自前干，向下穿梨状肌下孔至臀部，分布于臀大肌和髋关节。⑤ 闭孔动脉（obturator artery），起自前干，沿盆腔侧壁经闭膜管至股部，分为前、后两终支，分布于大腿内侧群肌和髋关节等。

（2）脏支：有膀胱上、下动脉，子宫动脉、直肠下动脉及阴部内动脉等，均起自前干。

（二）静脉

髂内静脉（internal iliac vein）由盆部的静脉在坐骨大孔稍上方汇合而成，沿髂内动脉后内侧上行，至骶髂关节前方与髂外静脉汇合成髂总静脉（图5-9）。髂内静脉的属支较多，可分为脏支和壁支。壁支与同名动脉伴行，收集同名动脉分布区的静脉血。脏支起自盆内脏器周围的静脉**丛**，包括**膀胱静脉丛**、**直肠静脉丛**，以及男性的**前列腺静脉丛**，女性的**子宫静脉丛**和**阴道静脉丛**等。它们分别环绕在相应器官的周围，并各自汇成静脉干，注入髂内静脉。女性卵巢和输卵管附近的**卵巢静脉丛**汇集为卵巢静脉，伴同名动脉上行，左卵巢静脉注入左肾静脉，右卵巢静脉注入下腔静脉。

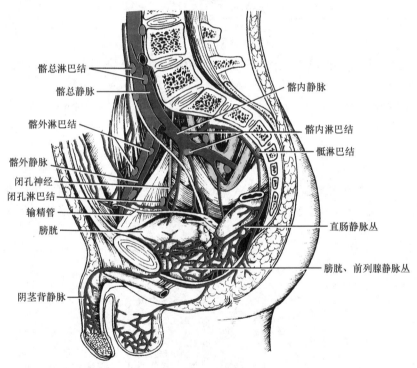

图5-9　盆部的静脉

直肠静脉丛可分为内、外两部分，直肠内静脉丛位于直肠和肛管黏膜上皮的外面，直肠外静脉丛位于肌层的外面。直肠静脉丛的上部主要汇入直肠上静脉，经肠系膜下静脉注入肝门静脉。直肠静脉丛的下部主要经直肠下静脉和肛静脉流入髂内静脉。两丛之间有广泛的吻合，为肝门静脉系和腔静脉系之间的交通之一。

盆腔内的静脉丛，其静脉管壁无瓣膜，各丛之间吻合丰富，有利于血液的回流。

（三）淋巴管

盆部的淋巴结群主要有髂内、外淋巴结，骶淋巴结和髂总淋巴结等（图5-10）。

1. 髂内淋巴结（internal iliac lymph node）　沿髂内动脉及其分支和髂内静脉及其属支排列，收纳大部分盆壁盆腔脏器、会阴深部、臀部和股后部深层结构的淋巴。

2. 髂外淋巴结（external iliac lymph node）　沿髂外血管排列，收纳下肢和腹前壁下部、膀胱、前列腺和子宫颈与阴道上部的淋巴。

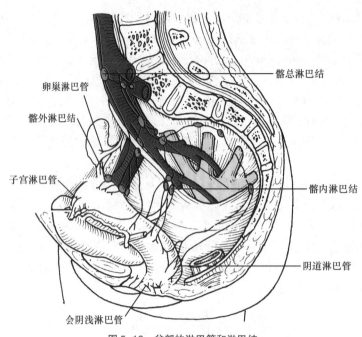

卵巢淋巴管

髂外淋巴结

子宫淋巴管

会阴浅淋巴管

髂总淋巴结

髂内淋巴结

阴道淋巴管

图 5-10　盆部的淋巴管和淋巴结

3. 骶淋巴结（sacral lymph node） 沿骶正中动脉和骶外侧动脉排列，收纳盆后壁、直肠、子宫颈和前列腺的淋巴。

上述三组淋巴结的输出淋巴管注入沿髂总动脉排列的髂总淋巴结（common iliac lymph node），其输出淋巴管注入左、右腰淋巴结。

（四）神经

盆部的神经来自腰、骶神经和内脏神经。来自腰丛的闭孔神经（obturator nerve）沿盆侧壁经闭膜管至股部，腰骶干和第 1～4 骶神经前支组成骶丛（sacral plexus），位于梨状肌前面（图 5-11），其分支经梨状肌上、下孔出盆，分布于臀部、会阴部及下肢。盆部的内脏神经有：

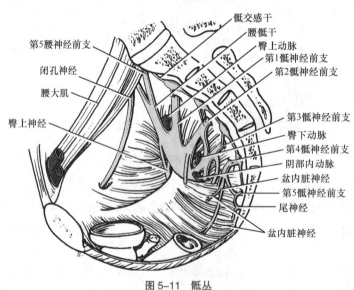

第5腰神经前支

闭孔神经

腰大肌

臀上神经

骶交感干

腰骶干

臀上动脉

第1骶神经前支

第2骶神经前支

第3骶神经前支

臀下动脉

第4骶神经前支

阴部内动脉

盆内脏神经

第5骶神经前支

尾神经

盆内脏神经

图 5-11　骶丛

1. 骶交感干（sacral sympathetic trunk） 由腰交感干延续而来，位于骶前孔内侧。骶交感干上有 2～3 个骶神经节，在尾骨前方，两侧的骶交感干连接于单一的奇神经节（ganglion impar）。

2. 腹下丛（hypogastric plexus） 可分为上腹下丛和下腹下丛。上腹下丛（superior hypogastric plexus）位于两侧髂总动脉之间，是腹主动脉丛向下的延续部分。下腹下丛（inferior hypogastric plexus）又称盆丛（pelvic plexus），由上腹下丛延续到直肠两侧形成（图 5-12），并接受骶交感干节后纤维和盆内脏神经。

此丛发出分支随髂内动脉的分支组成直肠丛、膀胱丛、前列腺丛、子宫阴道丛等，随动脉的分支分布于盆腔脏器。

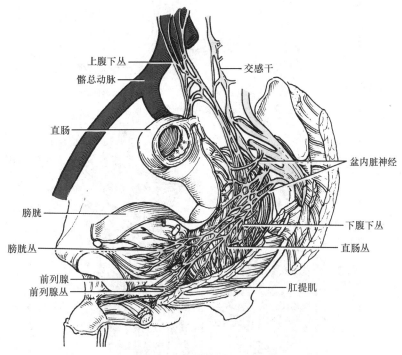

图 5-12 盆部的内脏神经

3. 盆内脏神经（pelvic splanchnic nerve） 较细小，由第 2～4 骶神经前支中的副交感神经节前纤维组成。此神经加入下腹下丛，随下腹下丛的分支至盆腔脏器，在脏器附近或壁内的副交感神经节交换神经元，其节后纤维分布于结肠左曲以下的消化管、盆腔脏器及外阴等。

五、盆腔脏器

盆腔脏器主要包括泌尿和生殖器官、消化管的盆内段。盆腔前部有膀胱、尿道，后部有直肠，两者之间为内生殖器。在男性，膀胱、尿道与直肠之间有输精管壶腹、精囊和前列腺；在女性，有卵巢、输卵管、子宫和阴道。输尿管盆部沿盆侧壁由后向前下行至膀胱底。

（一）直肠

1. 位置与形态 直肠（rectum）位于盆腔后部，上端于第 3 骶椎平面接乙状结肠，向下穿盆膈续于肛管，长 10～14 cm。直肠上端与乙状结肠交接处管径较细，直肠下部肠腔显著扩大称直肠壶腹（ampulla of rectum）。直肠在矢状面上有两个弯曲，上部的弯曲与骶骨的曲度一致，凸向后方称骶曲（sacral flexure）；下部绕过尾骨尖形成凸向前方的弯曲称会阴曲（perineal flexure）。在冠状面上，直肠还有三个侧曲，从上到下依次凸向右、左、右。直肠壁内面有三条由黏膜和环行肌形成的直肠横襞（transverse folds of rectum）（图 5-13），最上方的直肠横襞接近直肠与乙状结肠交接处，位于直肠左侧壁，距肛门约 11 cm，中间的直肠横襞最大而明显，位置最恒定，位于直肠右侧壁，距肛门约 7 cm，最下方的一条直肠横襞多位于直肠左侧壁，有时此横襞缺如。

> **临床意义** 临床上在进行直肠或乙状结肠镜检查时，应注意直肠的弯曲、横襞的位置和方向，以免损伤肠壁。

2. 毗邻 直肠后面借疏松结缔组织与骶骨、尾骨和梨状肌相邻，其间有骶正中血管、骶外侧血管、骶静脉丛、直肠上血管、骶丛和骶交感干等。直肠两侧借直肠侧韧带连于盆侧壁，韧带内有直肠下血管

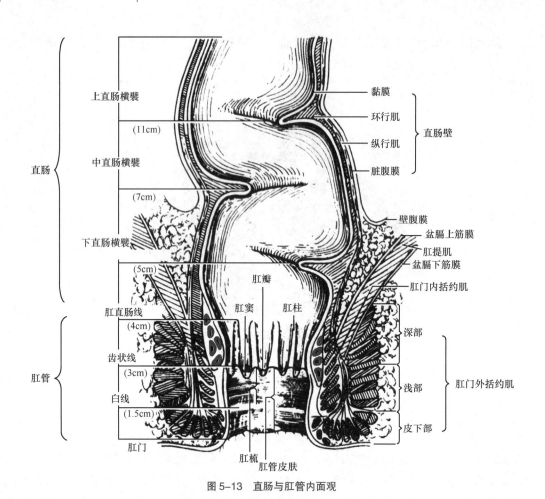

图 5-13　直肠与肛管内面观

和盆内脏神经等结构，韧带后方有下腹下丛及髂内血管的分支。

直肠前方的毗邻男女不同。男性直肠前壁在腹膜返折线以上，隔直肠膀胱陷凹与膀胱底上部和精囊相邻，腹膜返折线以下则与膀胱底下部、前列腺、精囊、输精管壶腹及输尿管盆部相邻。女性直肠前壁在腹膜返折线以上，隔直肠子宫陷凹与子宫及阴道穹后部相邻，腹膜返折线以下则与阴道后壁相邻。

3. 血管、淋巴管和神经

（1）动脉：直肠由直肠上、下动脉及骶正中动脉分支营养，彼此间有吻合。直肠上动脉（superior rectal artery）为肠系膜下动脉的直接延续，在乙状结肠系膜内下行至第 3 骶椎高度分为左、右两支，由直肠侧壁进入直肠。直肠下动脉（inferior rectal artery）起自髂内动脉，分布于直肠下部和肛管上部。骶正中动脉发出分支经直肠后面分布于直肠后壁。

（2）静脉：直肠的各动脉均有同名静脉伴行，静脉在直肠肌层表面互相吻合形成**直肠外静脉丛**；在直肠黏膜下和肛管皮下互相吻合形成**直肠内静脉丛**（图 5-14）。

（3）淋巴管：直肠和肛管的淋巴管伴相应的静脉回流，以齿状线为界分为上、下两组。上组的淋巴向四个方向回流：① 直肠上部的淋巴管沿直肠上血管至肠系膜下淋巴结；② 直肠下部的淋巴管向两侧沿直肠下血管注入髂内淋巴结；③ 向后注入骶淋巴结；④ 向下穿过肛提肌至坐骨肛门窝，随肛血管和阴部内

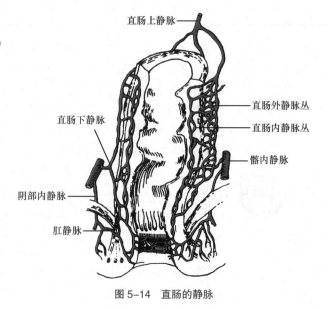

图 5-14　直肠的静脉

血管至髂内淋巴结。下组引流肛管齿状线以下及其周围皮肤的淋巴，沿阴部外静脉注入腹股沟浅淋巴结。上、下两组淋巴管互相吻合，彼此交通。

临床意义　淋巴管是直肠癌的主要扩散途径，直肠癌根治手术的重要措施之一，是要求彻底清除收纳直肠淋巴的淋巴结。

（4）神经：支配直肠的交感神经来自肠系膜下丛和盆丛，副交感神经来自盆内脏神经，它们随直肠上、下血管分布于直肠。

（二）膀胱

膀胱（urinary bladder）是储尿的囊状肌性器官，其形状、大小、位置及壁的厚度均随尿液充盈程度、年龄、性别不同而异。正常成人膀胱容量为 350～500 ml。

1. 形态　空虚的膀胱呈三棱锥体形，可分为尖、底、体、颈四部。膀胱尖朝向前上方，与腹前壁内面的脐正中韧带相连。膀胱底近似三角形，朝向后下方。膀胱尖与膀胱底之间的部分为膀胱体。膀胱的最下部称膀胱颈，有尿道内口与尿道相通。膀胱各部之间无明显界限，膀胱充盈时则呈卵圆形。膀胱空虚时为腹膜外位器官，充盈时为腹膜间位器官。

2. 位置与毗邻　空虚膀胱位于小骨盆腔的前部，耻骨联合及耻骨支的后方，故耻骨骨折易损伤膀胱。充盈时膀胱则上升至耻骨联合以上，这时腹前壁返折向膀胱的腹膜也随之上移，膀胱的下外侧面直接与腹前壁相贴（图 5-15）。幼儿的膀胱位置较高，上界超过骨盆上口，位于腹腔内，6 岁左右才逐渐降至盆腔。

临床意义　临床上在耻骨联合上缘的上方进行膀胱穿刺或做手术切口，可避免伤及腹膜。但在给婴幼儿做下腹部手术时，虽然膀胱排空，仍应特别注意勿损伤膀胱。

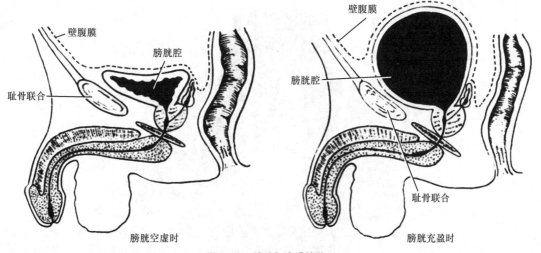

图 5-15　膀胱与腹膜的关系

膀胱前面与耻骨联合相邻，其间为耻骨后隙，内有疏松结缔组织、脂肪及静脉丛等。膀胱的下外侧面与肛提肌、闭孔内肌及其筋膜相贴。男性膀胱的后面借直肠膀胱陷凹与直肠相邻，陷凹以下膀胱底与精囊和输精管壶腹相邻；膀胱上面与小肠袢相邻；膀胱颈下面与前列腺相邻。女性膀胱的后面与子宫颈和阴道前壁相邻；膀胱上面与子宫相邻，膀胱颈下面与尿生殖膈相接。

3. 内面观　膀胱的内面被覆黏膜，空虚时黏膜形成许多皱襞，充盈时皱襞消失。但在膀胱底的内面有一个三角形区域，位于两个输尿管口与尿道内口之间，称膀胱三角（trigone of bladder）。由于此区缺少黏膜下层，黏膜与肌层紧密相连，无论膀胱扩张或收缩，黏膜均保持平滑状态。

临床意义 膀胱三角是肿瘤、结核和炎症的好发部位，行膀胱镜检查时应特别注意。

两个输尿管口之间的横行皱襞称输尿管间襞，膀胱镜下可见此皱襞呈苍白色，是寻找输尿管口的标志。

4. 血管、淋巴管和神经

（1）动脉：膀胱上动脉（superior vesical artery）起自脐动脉近侧段，向下走行，分布于膀胱上、中部。膀胱下动脉（inferior vesical artery）起自髂内动脉，沿骨盆侧壁行向下，分布于膀胱下部、精囊、前列腺及输尿管盆部等。

（2）静脉：膀胱的静脉在膀胱下部的周围形成膀胱静脉丛，最后汇集成与动脉同名的静脉，汇入髂内静脉。

（3）淋巴管：膀胱前部的淋巴注入髂内淋巴结，膀胱三角和膀胱后部的淋巴大部分注入髂外淋巴结，少部分沿膀胱血管注入髂内淋巴结。

（4）神经：膀胱的交感神经来自第 11、12 胸脊髓节段和第 1、2 腰脊髓节段，经盆丛随血管分布至膀胱，使膀胱平滑肌松弛，尿道内括约肌收缩而储尿。副交感神经是与排尿有关的主要神经，来自第 2～4 骶脊髓节段，经盆内脏神经到达膀胱，支配膀胱逼尿肌。膀胱排尿反射的传入纤维也是通过盆内脏神经传入。

（三）输尿管盆部和壁内部

1. 盆部 在骨盆上口处，左、右输尿管腹部分别越过左髂总动脉末段和右髂外动脉起始部的前面进入盆腔，延续为输尿管盆部。输尿管盆部在腹膜外沿盆腔侧壁行经髂内血管、腰骶干和骶髂关节前方，继而经脐动脉起始段和闭孔血管、神经的内侧，在坐骨棘平面转向前内走向膀胱底。

男性输尿管盆部经输精管后外方、输精管壶腹与精囊之间到达膀胱底。女性输尿管盆部由后外向前内，经子宫阔韧带基底部至子宫颈外侧约 2 cm 处时，有子宫动脉从前上方跨过（图 5-16）。施行子宫切除术结扎子宫动脉时，注意勿损伤输尿管。

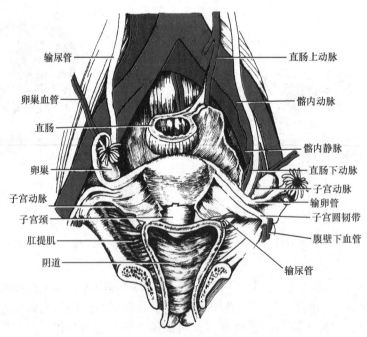

图 5-16 输尿管盆部与子宫动脉的关系

输尿管盆部的血液供应有不同的来源，接近膀胱处来自膀胱下动脉的分支，在女性也有子宫动脉的分支分布。

2. 壁内部 当输尿管盆部行至膀胱底外上角处，向内下斜穿膀胱壁即壁内部，开口于膀胱的输尿管口，长约 1.5 cm。此段是输尿管最狭窄处，也是常见的结石滞留部位。膀胱充盈时，压迫输尿管壁内部，可阻止膀胱内的尿液向输尿管逆流。

（四）前列腺

1. 位置、形态和毗邻　前列腺（prostate）为不成对的实质性器官，位于膀胱颈和尿生殖膈之间（图 5-7）。前列腺质坚实，呈栗子形，可分为底、体、尖三部。上端宽大为前列腺底，与膀胱颈相接，男性尿道在前列腺底近前缘处穿入。前列腺的下端尖细称前列腺尖，与尿生殖膈相邻，尿道由此穿出。底与尖之间的部分称前列腺体。前列腺体的前面有耻骨前列腺韧带，连接前列腺鞘与耻骨后面。体的后面较平坦，正中有一纵形的浅沟称前列腺沟，借直肠膀胱隔与直肠壶腹相邻。

2. 分叶　前列腺分为五叶，即前叶、中叶、后叶和两个侧叶（图 5-17）。前叶很小，位于尿道前方；中叶呈楔形，位于尿道和射精管之间；后叶位于射精管以下和两个侧叶的后方；左、右两个侧叶紧贴尿道、中叶和前叶的侧壁。

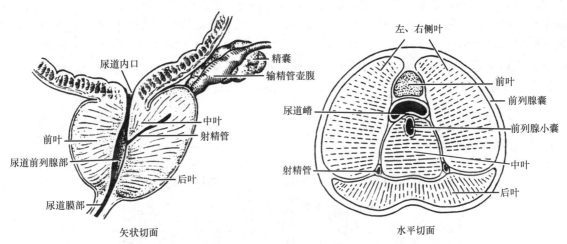

图 5-17　前列腺的分叶

临床意义　① 直肠指检时，可扪及前列腺的大小、形态、硬度及前列腺沟。② 老年人前列腺内结缔组织增生而引起前列腺肥大，前列腺肥大常发生在中叶和侧叶，可压迫尿道而造成排尿困难和尿潴留。前列腺肥大时，前列腺沟消失。③ 前列腺后叶是前列腺肿瘤的好发部位。

3. 被膜和血管　前列腺实质表面包有两层被膜，内层为一坚韧的纤维膜称**前列腺囊**，紧包前列腺表面，并伸入前列腺实质。外层为**前列腺鞘**，包在前列腺囊的外面。囊、鞘之间有前列腺静脉丛。前列腺静脉丛有交通支与膀胱静脉丛吻合，经膀胱下静脉汇入髂内静脉。前列腺的血液供应主要来自膀胱下动脉、输精管动脉和直肠下动脉等。

（五）输精管盆部、射精管和精囊

输精管盆部在腹股沟管深环处接腹股沟管部，从外侧绕腹壁下动脉的起始部，转向内下方，越过髂外动、静脉的前方进入盆腔。沿盆腔侧壁行向后下，跨过输尿管末端的前方转至膀胱底的后面，在此两侧输精管逐渐靠近并扩大成输精管壶腹（ampulla of deferent duct），行于精囊的内侧，其末端逐渐变细并相互靠近，在前列腺底稍上方与精囊的排泄管汇合成射精管（ejaculatory duct）。射精管长约 2 cm，向前下穿前列腺底的后部，开口于尿道的前列腺部。

精囊（seminal vesicle）为一对长椭圆形的囊状腺体，表面凹凸不平，位于前列腺底的后上方，输精管壶腹的外侧，前贴膀胱，后邻直肠。精囊肿大时，直肠指检可以扪及。

（六）卵巢

卵巢（ovary）为一对腹膜内位器官，位于髂内、外动脉分叉处的卵巢窝内。卵巢窝的前界为脐内侧韧带，后界为髂内动脉和输尿管。卵巢呈扁卵圆形，可分为内、外两面，前、后两缘和上、下两端。外侧面紧贴盆腔侧壁的卵巢窝，内侧面朝向盆腔与小肠相邻。上端与输卵管末端相接触称输卵管端，借**卵巢悬韧带**（骨盆漏斗韧带）连于盆腔侧壁。下端称子宫端，借**卵巢固有韧带**连于子宫底的两侧。卵巢的后缘游离，前缘借卵巢系膜连于子宫阔韧带，前缘中部有血管、神经等出入的卵巢门。

卵巢的血液供应来自卵巢动脉和子宫动脉的卵巢支。卵巢动脉起自腹主动脉，在骨盆上口处，跨髂血管行向前下经卵巢悬韧带进入子宫阔韧带两层间，分支经卵巢系膜入卵巢。卵巢静脉与卵巢动脉伴行向上，左侧注入左肾静脉，右侧注入下腔静脉。

（七）输卵管

输卵管（uterine tube）位于子宫阔韧带的上缘内，长 8～12 cm，连于子宫底的两侧。输卵管由内侧向外侧分为四部（图 5-18）：① **输卵管子宫部**：为输卵管穿过子宫壁的一段，长约 1 cm，以输卵管子宫口通子宫腔。② **输卵管峡**：紧接子宫底外侧，短而狭窄，长约 2.5 cm，壁较厚，血管分布较少，水平向外移行为壶腹部。③ **输卵管壶腹**：管径粗而较长，壁薄而腔大，约占输卵管全长的 2/3，行程弯曲，向外移行为漏斗部。卵细胞通常在此部受精。④ **输卵管漏斗**：为输卵管外侧端呈漏斗状的膨大部分，向后下弯曲覆盖在卵巢后缘和内侧面。漏斗末端的中央有输卵管腹腔口开口于腹膜腔，卵巢排出的卵细胞经输卵管腹腔口进入输卵管。漏斗末端的边缘形成许多细长的突起称**输卵管伞**，盖在卵巢的表面，其中一条较大的突起连于卵巢称卵巢伞。

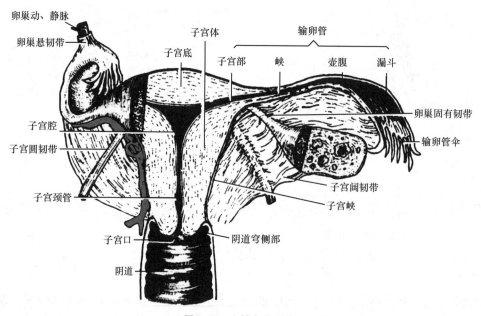

图 5-18　女性内生殖器

① 临床上做输卵管结扎术常在输卵管峡进行，手术时常以输卵管伞作为识别输卵管的标志。② 卵细胞在输卵管壶腹受精后，若受精卵未能移入子宫而在输卵管或腹膜腔内发育，即为宫外孕。③ 女性腹膜腔经输卵管腹腔口、输卵管、子宫及阴道与外界相通，故输卵管、子宫、阴道可以成为腹膜腔感染的途径。

输卵管子宫部和输卵管峡由子宫动脉的分支供血，输卵管壶腹和输卵管漏斗则由卵巢动脉的分支供血，彼此间有广泛的吻合。一部分输卵管静脉汇入卵巢静脉，一部分汇入子宫静脉。

（八）子宫

1. 形态　子宫（uterus）为中空的肌性器官，略似前后稍扁的倒置梨形，可分为底、体、颈三部：**子宫底**为两侧输卵管子宫口以上的部分，宽而圆凸。下端细长而呈圆柱状的部分为**子宫颈**，成人长 2.5～3.0 cm。

子宫颈由伸入阴道内的子宫颈阴道部和在阴道以上的子宫颈阴道上部组成。底与颈之间的部分为**子宫体**。子宫体与子宫颈阴道上部之间较为狭细的部分称**子宫峡**。

2. 位置与毗邻　子宫位于盆腔中央，膀胱和直肠之间，下端接阴道，两侧有输卵管和卵巢。成年未孕的子宫底位于骨盆上口平面以下，子宫颈的下端在坐骨棘平面稍上方。人体直立时，子宫底伏于膀胱上面。当膀胱空虚时，成人子宫的正常位置呈轻度前倾前屈位。（图 5-19）。但子宫有较大的活动性，膀胱和直肠的充盈程度及体位变动都可影响子宫的位置。

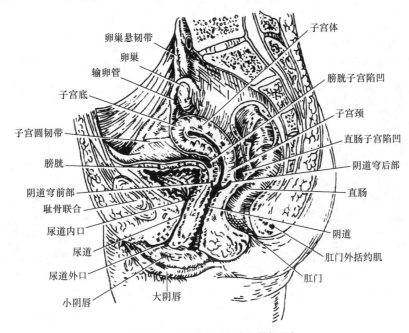

图 5-19　女性盆腔（正中矢状切面）

子宫的前面隔膀胱子宫陷凹与膀胱上面相邻，子宫颈阴道上部的前方借膀胱阴道隔与膀胱底相邻。子宫后面借直肠子宫陷凹及直肠阴道隔与直肠相邻。

> **临床意义**　① 产科常在子宫峡进行剖腹取胎术，可避免进入腹膜腔，减少感染的机会。② 子宫因先天性发育不良或炎症粘连、肿瘤压迫，可发生病理性前屈、后倾或后屈。③ 子宫经阴道脱出阴道口为子宫脱垂。引起子宫脱垂的主要原因常为肛提肌、子宫的韧带、尿生殖膈及会阴中心腱等在分娩时受到损伤，使盆底对盆腔脏器的支持功能减弱或消失。

3. 维持子宫正常位置的韧带　子宫主要借韧带、盆膈、尿生殖膈和阴道的承托以及周围结缔组织的牵拉等维持其正常位置，其中韧带有（图 5-20）：

（1）子宫阔韧带（broad ligament of uterus）：是子宫两侧的双层腹膜皱襞，略呈冠状位，由子宫前、后面的腹膜向盆侧壁延伸而成。其上缘游离，包裹输卵管。下缘和外侧缘分别与盆底和盆侧壁的腹膜移行。子宫阔韧带可限制子宫向两侧移动。

（2）子宫圆韧带（round ligament of uterus）：为一对圆索状结构，起自子宫角，输卵管附着部的前下方，在子宫阔韧带内弯向盆侧壁，经腹股沟管深环入腹股沟管，出腹股沟管浅环附着于阴阜及大阴唇皮下，是维持子宫前倾的主要结构。

（3）子宫主韧带（cardinal ligament of uterus）：又称子宫颈横韧带，位于子宫阔韧带基底部两层之间，由结缔组织和平滑肌纤维构成，连于子宫颈与盆侧壁之间。是固定子宫颈，防止子宫向下脱垂的重要结构。

（4）子宫骶韧带（uterosacral ligament）：起自子宫颈后面，向后呈弓形绕过直肠外侧，附于骶骨前面。其表面的腹膜为直肠子宫襞。该韧带向后上方牵引子宫颈，并与子宫圆韧带共同维持子宫的前倾前屈位。

（5）耻骨子宫韧带（pubouterine ligament）：起自子宫颈前面，向前呈弓形绕过膀胱外侧，附于耻骨后面，韧带表面的腹膜为膀胱子宫襞，有限制子宫后倾后屈的作用。

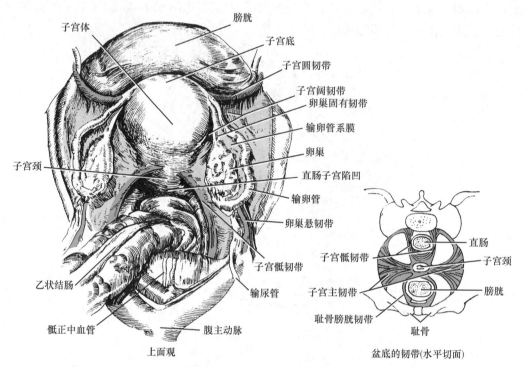

图 5-20 子宫固定装位示意图

4. 血管、淋巴管和神经

（1）动脉：**子宫动脉**起自髂内动脉的前干，沿盆腔侧壁向前内下方走行，进入子宫阔韧带基底部，在距子宫颈外侧约 2 cm 处，跨过输尿管盆部的前上方，至子宫颈侧缘迂回上行，沿途分支至子宫壁（图 5-21）。子宫动脉主干行至子宫角处即分为输卵管支和卵巢支，营养输卵管和卵巢。子宫动脉也分支营养子宫颈和阴道。

（2）静脉：**子宫静脉**起自**子宫静脉丛**，该丛汇集成子宫静脉汇入髂内静脉。子宫静脉丛与膀胱静脉丛、直肠静脉丛和阴道静脉丛相续。

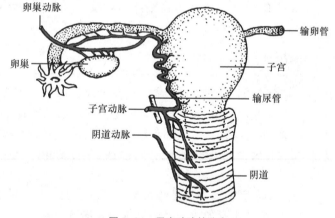

图 5-21 子宫动脉的分布

（3）淋巴管：子宫底和子宫体上部的淋巴管，大部分沿卵巢血管上行注入腰淋巴结。子宫角附近的淋巴管沿子宫圆韧带注入腹股沟浅淋巴结。子宫体下部及子宫颈的淋巴管沿子宫血管注入髂内淋巴结或髂外淋巴结，少部分淋巴管向后注入骶淋巴结。子宫的淋巴管与盆内脏器的淋巴管之间吻合丰富，因此，子宫癌患者常有盆腔内广泛转移。

（4）神经：子宫的神经来自盆丛分出的**子宫阴道丛**，此丛位于子宫颈阴道上部外侧的子宫阔韧带基部内。交感神经和副交感神经纤维皆通过此丛，从丛内发出纤维分布于子宫和阴道上部。

（九）阴道

阴道（vagina）位于子宫下方，为前、后壁相贴的肌性管道，富有伸展性，上端环绕子宫颈，下端开口于阴道前庭。子宫颈与阴道壁之间形成的环形腔隙称阴道穹（fornix of vagina）。阴道穹分为前、后部和两侧部，阴道穹后部最深，并与直肠子宫陷凹紧邻。腹膜腔内有积液时，可经此进行穿刺或切开引流。

　　阴道前壁短，长 6～7 cm，与膀胱和尿道相邻；后壁较长，长 7.5～9 cm，与直肠子宫陷凹、直肠壶腹和肛管相邻。阴道下部穿尿生殖膈，膈内的尿道阴道括约肌对阴道有括约作用。

（谢兴国）

第二节　会　阴

　　会阴（perineum）有狭义和广义之分。临床上，常将肛门与外生殖器之间的区域称为会阴，即狭义会阴，女性又称产科会阴，妇女分娩时应注意保护此区，以免造成会阴撕裂。广义会阴是指封闭骨盆下口的全部软组织，呈菱形，其前界为耻骨联合下缘，后界为尾骨尖，两侧界为耻骨下支、坐骨支、坐骨结节和骶结节韧带（图 5-22）。通过两侧坐骨结节的连线，可将会阴分为前部的**尿生殖区**和后部的**肛区**。

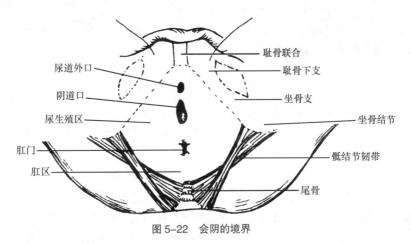

图 5-22　会阴的境界

一、肛区

　　肛区（anal region）又称**肛三角**，有肛管和坐骨肛门窝等结构。

（一）肛管

　　肛管（anal canal）长约 4 cm，上续直肠，向后下绕尾骨尖终于肛门（anus）。肛门位于尾骨尖下方约 4 cm 处，在会阴中心腱的稍后方。肛门周围皮肤形成辐射状皱褶。

　　1. 内面观　肛管内面有 6～10 条纵行的黏膜皱襞称肛柱。平肛柱上端的环状线为**肛直肠线**，相邻肛柱下端之间呈半月形的黏膜皱襞称**肛瓣**。肛瓣与相邻肛柱围成的小窝称**肛窦**。通过肛柱下端及肛瓣的边缘连成锯齿状的环状线称齿状线（dentate line）。齿状线下方约 1 cm 的光滑环形带称**肛梳**或痔环，深面有直肠静脉丛和增厚的肛门内括约肌。肛梳下缘有一不甚明显的环形线称**白线**。

> **临床意义**　①肛窦内常有粪屑滞留，感染后易致肛窦炎，严重者可形成肛瘘或坐骨肛门窝脓肿等。②肛管黏膜及皮下的静脉丛可因血流不畅而淤积，形成静脉曲张向肛管腔内突起形成痔。齿状线以上者为内痔，以下者为外痔，跨越齿状线上下者为混合痔。

　　2. 肛门括约肌　位于肛管周围，包括肛门内括约肌和肛门外括约肌。

　　（1）肛门内括约肌（sphincter ani internus）：为肛管壁内环行肌增厚形成，属不随意肌，有协助排便的作用，但无括约肛门的功能。

（2）肛门外括约肌（sphincter ani externus）（图5-23）：为环绕肛门内括约肌周围的骨骼肌，受意识支配，为控制排便的主要肌。按肛门外括约肌的肌纤维位置又可分为：① 皮下部：位于肛管下端的皮下，肌束呈环行，如此部肌束被切断，不会产生大便失禁。② 浅部：在皮下部的上方，为围绕肛门内括约肌下部的椭圆形肌束。③ 深部：为围绕肛门内括约肌上部的环行肌束。浅部和深部是控制排便的重要肌束。

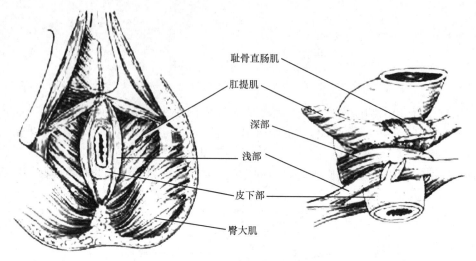

图5-23　肛门外括约肌

肛门内括约肌，肠壁的纵行肌，肛门外括约肌的浅、深部和肛提肌等共同构成一围绕肛管的强大肌环称**肛直肠环**。肛直肠环对肛管起重要的括约作用，若手术不慎损伤肛直肠环，可引起大便失禁。

（二）坐骨肛门窝

1. 位置与组成　坐骨肛门窝（ischioanal fossa）位于肛管的两侧，为尖朝上、底朝下的锥形间隙（图5-24）。窝尖由盆膈下筋膜与闭孔筋膜汇合而成，窝底为肛区的浅筋膜和皮肤。内侧壁为肛门外括约肌、肛提肌、尾骨肌以及覆盖它们的盆膈下筋膜。外侧壁为坐骨结节、闭孔内肌及其筋膜。前壁为尿生殖膈，后壁为臀大肌下份及其筋膜和深部的骶结节韧带。坐骨肛门窝向前延伸至肛提肌与尿生殖膈会合处，形成前隐窝。向后延伸至臀大肌、骶结节韧带与尾骨肌之间，形成后隐窝。坐骨肛门窝内除有阴部内血管、淋巴管及阴部神经外，还有大量的脂肪组织，起弹性垫作用，排便时利于肛门扩张。窝内脂肪的血供较差，感染时容易形成脓肿或瘘管。

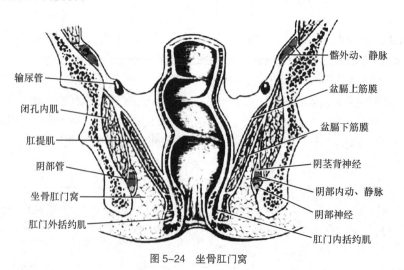

图5-24　坐骨肛门窝

2. 血管、淋巴管和神经　阴部内动脉（internal pudendal atery）起自髂内动脉，经梨状肌下孔出骨盆至臀部，向前绕过坐骨棘后面，穿坐骨小孔至坐骨肛门窝。主干沿此窝外侧壁的阴部管（pudendal canal）（为阴部内血管和阴部神经穿经闭孔筋膜形成的裂隙，又称Alcock管）前行。在管内阴部内动脉发出

2～3 支肛动脉，分布于肛管及肛门周围的肌和皮肤。到达阴部管前端时，阴部内动脉分为会阴动脉和阴茎动脉（女性为阴蒂动脉）进入尿生殖区（图 5-25）。

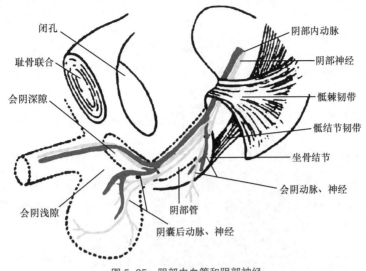

图 5-25 阴部内血管和阴部神经

阴部内静脉（internal pudendal vein）及其属支均与同名动脉伴行，阴部内静脉汇入髂内静脉。

齿状线以下肛管的淋巴及肛门外括约肌、肛门周围皮下的淋巴注入腹股沟浅淋巴结，然后至髂外淋巴结，部分坐骨肛门窝内的淋巴沿肛血管和阴部内血管走行，注入髂内淋巴结。

阴部神经（pudendal nerve）由骶丛发出，与阴部内血管伴行，在阴部管内和阴部管前端的行程、分支、分布均与阴部内血管相同。

> **临床意义**　由于阴部神经在行程中绕坐骨棘，故会阴手术时，常将麻药由坐骨棘与肛门连线的中点经皮刺向坐骨棘下方，以进行阴部神经阻滞。

二、尿生殖区

尿生殖区（urogenital region）又称尿生殖三角，男性此区的层次结构特点明显，具有临床意义。

（一）男性尿生殖区

1. 层次结构

（1）浅层结构：皮肤被以阴毛，富有汗腺和皮脂腺。此区浅筋膜分浅、深两层。浅层为脂肪层，但含脂肪很少；深层呈膜状，称会阴浅筋膜（superficial fascia of perineum）或 Colles 筋膜。会阴浅筋膜前接阴囊肉膜、阴茎浅筋膜及腹前壁的浅筋膜深层（Scarpa 筋膜），两侧附于耻骨弓和坐骨结节，向后终止于两侧坐骨结节的连线上，并与尿生殖膈下、上筋膜相愈着，正中线上与会阴中心腱相愈着。

（2）深层结构：包括深筋膜和会阴肌等。深筋膜可分为浅层的尿生殖膈下筋膜（inferior fascia of urogenital diaphragm）和深层的尿生殖膈上筋膜（superior fascia of urogenital diaphragm）。两层筋膜皆为三角形，呈水平位展开，两侧附于耻骨弓，后缘于两侧坐骨结节的连线上与会阴浅筋膜相互愈着，前缘在耻骨联合下相互愈着，并增厚形成会阴横韧带（transverse perineal ligament）。会阴横韧带与耻骨弓状韧带之间有一裂隙，有阴茎（或阴蒂）背深静脉穿过。

会阴浅筋膜，尿生殖膈下、上筋膜之间分别形成会阴浅隙和会阴深隙。

1）会阴浅隙（superficial perineal space）：又称**会阴浅袋**，为会阴浅筋膜与尿生殖膈下筋膜之间的裂隙（图 5-26）。由于会阴浅筋膜与阴囊肉膜、阴茎浅筋膜、腹前壁浅筋膜深层相延续，因此会阴浅隙向前上方开放，与阴囊、阴茎和腹前壁相通。会阴浅隙内，两侧坐骨支和耻骨下支的边缘分别有阴茎海绵体左、右脚附着，脚表面覆盖有坐骨海绵体肌。尿道海绵体的后端为尿道球，在正中线上贴附于尿生殖膈下筋膜的下表面，尿道球的表面覆盖有球海绵体肌。一对狭细的会阴浅横肌（superficial transverse muscle of perineum）位于会阴浅隙的后方，起自坐骨结节的内前份，横行向内止于会阴中心腱。

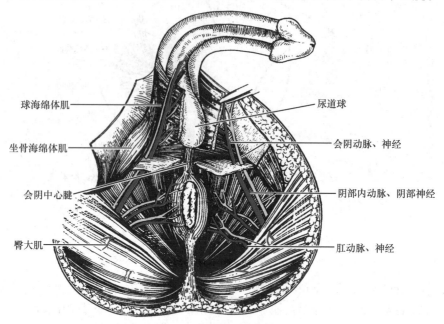

图 5-26　男性会阴浅隙结构

　　此外，会阴浅隙内还有会阴动脉（perineal artery）的分支，分布于阴囊的皮肤和肉膜。会阴神经（perineal nerve）伴会阴动脉进入会阴浅隙，发出肌支除支配会阴浅隙内的会阴浅横肌、球海绵体肌、坐骨海绵体肌以外，还支配会阴深隙内的会阴深横肌、尿道括约肌、肛门外括约肌和肛提肌。

　　2）会阴深隙（deep perineal space）：又称**会阴深袋**，为尿生殖膈上、下筋膜之间的裂隙（图 5-27）。因两层筋膜在前、后端都互相愈合，因此会阴深隙为一密闭的间隙。深隙内主要有一层扁肌，附于两侧的耻骨弓。位于前部的是尿道括约肌（sphincter of urethra），其大部分肌纤维围绕尿道膜部，为尿道的随意括约肌。在女性包绕尿道和阴道，可缩紧尿道和阴道，故又称**尿道阴道括约肌**。位于会阴深隙后部的是会阴深横肌（deep transverse muscle of perineum），起自坐骨支内侧面，向内附于会阴中心腱。尿道括约肌和会阴深横肌与覆盖其上、下面的尿生殖膈上、下筋膜共同构成尿生殖膈（urogenital diaphragm）。

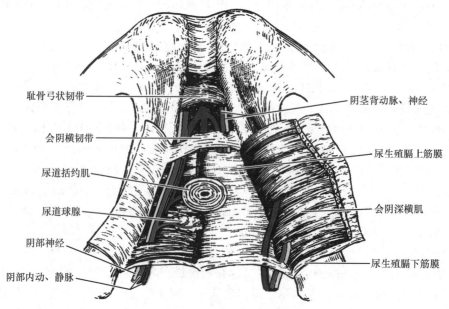

图 5-27　男性会阴深隙结构

会阴深隙内的尿道球腺（bulbourethral gland）位于男性尿道膜部后外侧。阴茎动脉进入会阴深隙后，发出尿道球动脉和尿道动脉，穿尿生殖膈下筋膜进入尿道海绵体。其主干分为阴茎背动脉和阴茎深动脉，向前从会阴深隙进入浅隙，行于阴茎的背面并穿入阴茎海绵体。阴茎静脉和属支与同名动脉及其分支伴行。阴茎背神经也与阴茎背动脉伴行至阴茎背面。

2. 阴囊和精索下部

（1）阴囊（scrotum）：是容纳睾丸、附睾和精索下部的囊状结构，悬于耻骨联合下方，两侧大腿前内侧之间。

1）层次结构：阴囊皮肤薄而柔软，颜色深暗，有少量阴毛。阴囊的浅筋膜称肉膜（dartos coat），含有平滑肌纤维，可随外界温度变化而舒缩，以调节阴囊内的温度，有利于精子的发育和生存。肉膜与皮肤组成阴囊壁，并在正中线上发出阴囊中隔（septum of scrotum），将阴囊分成左、右两部。阴囊深面由外向内依次为：精索外筋膜、提睾肌、精索内筋膜和睾丸鞘膜。睾丸鞘膜只包裹睾丸和附睾，分为脏、壁两层，脏层贴于睾丸和附睾的表面，壁层贴于精索内筋膜内面。脏、壁两层在附睾后缘互相移行，两层之间为鞘膜腔，内含少量浆液（图5-28），可因炎症液体增多，形成睾丸鞘膜积液。

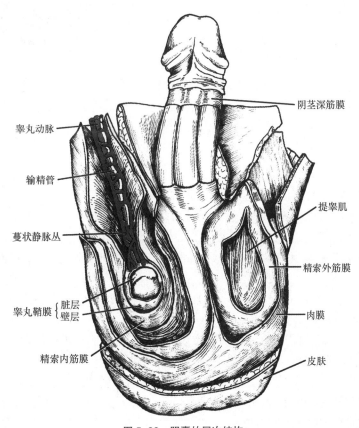

图5-28　阴囊的层次结构

2）血管、淋巴管和神经：供应阴囊的动脉有股动脉发出的阴部外动脉，阴部内动脉发出的阴囊后动脉和腹壁下动脉发出的精索外动脉，其分支在阴囊皮下组成致密的动脉网。阴囊的静脉与动脉伴行，分别汇入股静脉、髂内静脉和髂外静脉。阴囊皮肤的淋巴注入腹股沟浅淋巴结。髂腹股沟神经和生殖股神经的生殖支，支配阴囊的前2/3；会阴神经的阴囊后神经和股后皮神经的会阴支，支配阴囊的后1/3。

（2）精索：由输精管、睾丸动脉、蔓状静脉丛、输精管血管、淋巴管及神经等包以被膜而成。起于腹股沟管深环，经腹股沟管和浅环入阴囊，止于睾丸后缘。其上部位于腹股沟管内，下部位于阴囊内。在阴囊侧壁近阴茎根部易于触摸输精管，光滑坚韧，临床上做输精管结扎，常在此处进行。

3. 阴茎（penis）　可分为头、体、根三部分。后端为阴茎根，藏于阴囊和会阴皮肤的深面，固定于耻骨下支和坐骨支。中部为阴茎体，呈圆柱形，以韧带悬于耻骨联合的前下方。阴茎的前端膨大为阴茎头，其尖端有呈矢状位的尿道外口。阴茎主要由两条阴茎海绵体和一条尿道海绵体组成，三条海绵体外面共同包有阴茎深、浅筋膜和皮肤（图5-29）。

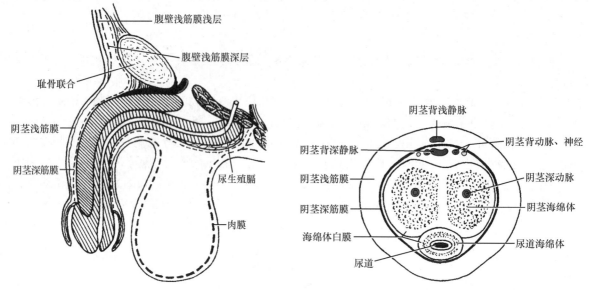

图5-29 阴茎的层次结构

（1）层次结构

1）皮肤：薄而柔软，有明显的伸缩性，前端形成双层的皮肤皱襞包绕阴茎头称阴茎包皮。在阴茎头腹侧中线上，包皮与尿道外口下端相连的皮肤皱襞称包皮系带。

2）阴茎浅筋膜（superficial fascia of penis）：疏松无脂肪，内有阴茎背浅血管及淋巴管。阴茎浅筋膜分别于阴囊肉膜、会阴浅筋膜及腹前外侧壁的浅筋膜深层相延续。

3）阴茎深筋膜（deep fascia of penis）：包裹三条海绵体，其前端始于冠状沟，在阴茎根处参与形成阴茎悬韧带，将阴茎悬吊于耻骨联合前面和白线。在阴茎深筋膜深面与阴茎海绵体白膜之间的正中有阴茎背深静脉，静脉两侧有阴茎背动脉和阴茎背神经。故做阴茎手术时，可在阴茎背面两侧施行阴茎背神经阻滞麻醉。

4）海绵体白膜（albuginea of cavernous body）：为一层厚而致密的纤维膜，分别包裹三条海绵体，并在左、右阴茎海绵体之间形成阴茎中隔。

（2）血管、淋巴管和神经：阴茎的血液供应主要来自阴茎背动脉和阴茎深动脉。阴茎背动脉穿行于阴茎深筋膜与阴茎海绵体白膜之间，阴茎深动脉则经阴茎脚进入阴茎海绵体。

阴茎的静脉有阴茎背浅静脉和阴茎背深静脉，前者收集阴茎包皮及皮下的小静脉，经阴部外浅静脉汇入大隐静脉；后者收集阴茎海绵体和阴茎头的静脉血，向后穿过耻骨弓状韧带与会阴横韧带之间进入盆腔，分左、右支汇入前列腺静脉丛。

阴茎的淋巴管分浅、深两组。浅组与阴茎背浅静脉伴行，注入两侧的腹股沟浅淋巴结；深组与阴茎背深静脉伴行，注入腹股沟深淋巴结或直接注入髂内、外淋巴结。

阴茎的感觉神经主要为阴茎背神经。阴茎背神经为阴部神经的分支，伴阴茎背动脉至阴茎背面，于阴茎背动脉外侧行向阴茎头。阴茎的内脏神经来自盆丛，其中副交感神经来自盆内脏神经，随血管分布于海绵体的勃起组织。

4. 男性尿道（male urethra） 起于膀胱的尿道内口，终于阴茎头的尿道外口。全长分为三部，即前列腺部、膜部和海绵体部，分别穿过前列腺、尿生殖膈和尿道海绵体。临床上将海绵体部称为前尿道，膜部和前列腺部称为后尿道。

男性尿道粗细不一，有三个狭窄、三个膨大和两个弯曲。三个狭窄分别位于尿道内口、膜部和尿道外口，尿路结石常嵌顿在三个狭窄处。三个膨大分别位于尿道前列腺部、尿道球部和尿道舟状窝。两个弯曲：一是凹向前上方的耻骨下弯，在耻骨联合下方 2 cm 处，包括尿道前列腺部、膜部和海绵体部的起始段，此弯曲恒定无变化；二是凹向后下方的耻骨前弯，在耻骨联合的前下方，位于阴茎根和阴茎体之间，如将阴茎向上提起，此弯曲即可变直而消失，临床上做膀胱镜检查或导尿时，应注意上述特点，以免损伤尿道。

临床意义　男性尿道损伤因破裂的部位不同，尿液外渗的范围也不同（图 5-30）。如仅有尿道海绵体部破裂，阴茎深筋膜完好，渗出的尿液可被局限在阴茎范围内。如阴茎深筋膜也破裂，尿液则可随阴茎浅筋膜蔓延到阴囊和腹前壁。若尿生殖膈下筋膜与尿道球连接的薄弱处破裂，尿液可渗入会阴浅隙，再向前上进入阴囊、阴茎，并越过耻骨联合扩散到腹前壁。如尿道在尿生殖膈以上破裂，尿液将渗于盆腔的腹膜外间隙内。

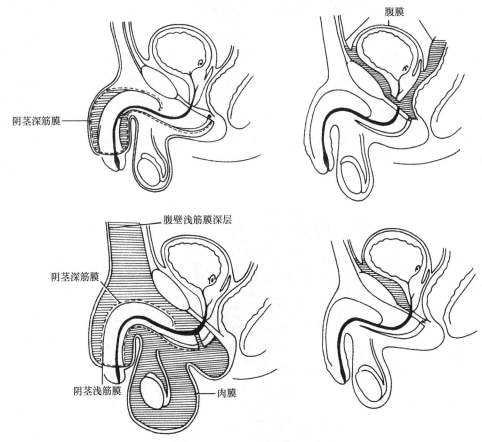

图 5-30　男性尿道损伤与尿外渗

（二）女性尿生殖区

1. **层次结构**　女性尿生殖区的层次结构与男性基本相似，有会阴浅筋膜，尿生殖膈上、下筋膜，浅、深层会阴肌及会阴浅、深隙。女性的两个间隙因有尿道和阴道通过，被不完全分隔开，故没有男性尿外渗那样的临床意义。前庭球和球海绵体肌也被尿道和阴道不完全分开，前庭大腺位于会阴浅隙内（图5-4）。

女性尿生殖区血管神经的来源、行程和分布，以及淋巴回流基本与男性一致，仅阴茎和阴囊的血管、神经变为阴蒂和阴唇的血管、神经（图 5-31）。

2. **女性外生殖器**　又称女阴（female pudendum），包括阴阜、大阴唇、小阴唇、阴道前庭、阴蒂和前庭球等。

耻骨联合前面的皮肤隆起为阴阜（mons pubis），深面有较多的脂肪组织，性成熟期以后，皮肤生有

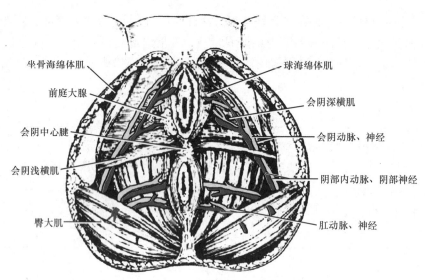

图 5-31　女性会阴浅层结构

阴毛。阴阜向两侧后外延伸为一对纵长隆起的皮肤皱襞为大阴唇（greater lip of pudendum），其前端和后端左、右互相连合，形成**唇前连合**和**唇后连合**。大阴唇内侧的一对较薄的皮肤皱襞，表面光滑无阴毛为小阴唇（lesser lip of pudendum），小阴唇前端延伸为**阴蒂系带**和**阴蒂包皮**，后端互相连合形成**阴唇系带**。阴蒂（clitoris）位于尿道外口的前方，为圆形小结节，表面盖以阴蒂包皮。两侧小阴唇之间的裂隙为阴道前庭（vaginal vestibule），其中央有阴道口，阴道口周围有处女膜或处女膜痕。阴道口左、右两侧各有一个前庭大腺导管的开口。阴道口后方与阴唇后连合之间有一陷窝，为阴道前庭窝。尿道外口位于阴道口的前方、阴蒂后方约 2 cm 处（图 5-32）。

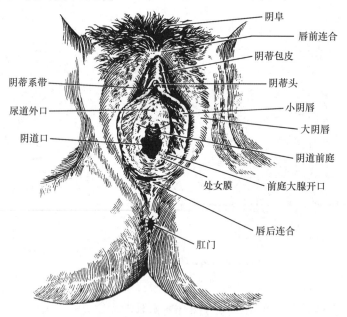

图 5-32　女性外生殖器

3. **女性尿道**（female urethra）　短而直，长 3～5 cm，从膀胱尿道内口向前下方穿尿生殖膈，以尿道外口开口于阴道前庭。在穿尿生殖膈处，有尿道阴道括约肌围绕，可紧缩尿道。尿道的后面为阴道，两者的壁紧贴在一起。

临床意义　分娩时若胎头在阴道内滞留时间过长，胎头嵌压在耻骨联合下，软产道组织可发生缺血性坏死，产后坏死组织脱落形成尿瘘，尿液自阴道流出。

4. 会阴中心腱（perineal central tendon） 又称会阴体（perineal body），男性位于肛门与阴囊根部之间，女性位于肛门与阴道前庭后端之间。在矢状位上，呈楔形，尖朝上，底朝下，深 3～4 cm。附于会阴中心腱的肌有肛门外括约肌、球海绵体肌、会阴浅横肌、会阴深横肌和肛提肌等。会阴中心腱具有加固盆底承托盆内脏器的作用，分娩时此处受到很大的张力易于破裂，应注意保护。

（冉茂成）

第三节　盆部与会阴断层影像解剖学

一、经前列腺层面

此断面切经耻骨联合上份，坐骨体下份被切及，因此切经闭孔（图 5-33）。此断面切及膀胱下部，输精管与精囊消失，出现前列腺的断面。耻骨联合后方为膀胱颈、前列腺和直肠，前列腺断面的前部有尿道前列腺部，后部有射精管。肛提肌围绕于膀胱、前列腺和直肠两侧。在坐骨与肛门之间，臀大肌深面有坐骨肛门窝，内有阴部内动、静脉及阴部神经。

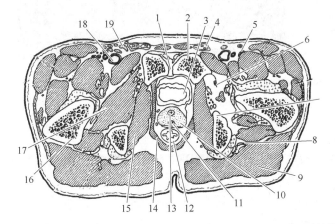
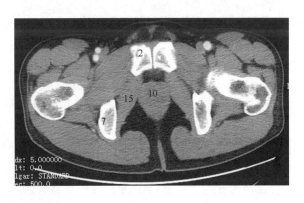

图 5-33　经前列腺的横断层解剖及 CT 图

1. 耻骨间盘　2. 耻骨上支　3. 膀胱　4. 精索　5. 股神经　6. 闭孔神经　7. 坐骨结节　8. 坐骨神经　9. 臀大肌　10. 前列腺　11. 射精管　12. 直肠　13. 尿道　14. 肛提肌　15. 闭孔内肌　16. 大转子　17. 闭孔外肌　18. 股动、静脉　19. 腹股沟浅淋巴结

二、经卵巢、子宫体层面

此断面切经骶椎，骶椎内可见骶管，管内可见骶神经根（图 5-34）；骶髂关节被切及最宽处；臀大肌进一步增大，并于臀中肌深面出现臀小肌断面；竖脊肌更为缩小；髂窝断面缩小。盆腔内器官阑尾消失，回肠居断面前部右份，乙状结肠横位于子宫的前、后方，直肠断面呈卵圆形，居乙状结肠断面的后方，子宫体断面呈卵圆形，子宫腔断面呈扁平裂隙状，其两侧为卵巢的断面，其中左卵巢位于左髂内、外动脉之间，右卵巢贴于盲肠左侧壁后内侧面，在子宫阔韧带内可见子宫圆韧带和输卵管峡部，卵巢后方有输尿管。

三、经子宫颈层面

此断面切经尾骨（第 1 尾椎高度），由前向后有膀胱、子宫和直肠，膀胱断面增大（图 5-35）；子宫被切及子宫颈，子宫颈两侧有多个静脉断面，为子宫静脉丛的断面；股骨头断面出现；臀大肌断面增大而臀中、小肌断面缩小。此断面的动脉主干已是股动脉而非髂外动脉。

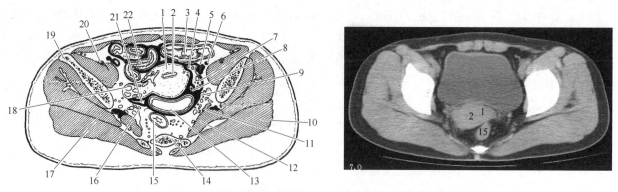

图 5-34　经卵巢子宫体横断层解剖及 CT 图

1. 子宫体　2. 子宫腔　3. 乙状结肠　4. 左输卵管　5. 左髂外静脉　6. 左髂外动脉　7. 左卵巢　8. 左输卵管　9. 左输尿管　10. 臀大肌　11. 坐骨神经 12. 梨状肌　13. 乙状结肠　14. 骶骨（第4骶椎）　15. 直肠　16. 右输卵管　17. 臀中肌　18. 右卵巢　19. 髂骨翼　20. 股神经　21. 右输卵管　22. 回肠

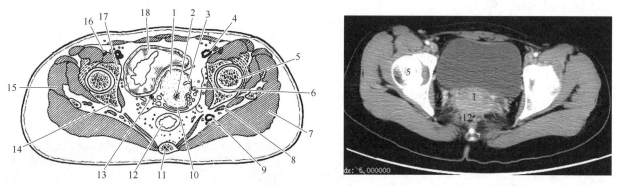

图 5-35　经子宫颈横断层解剖及 CT 图

1. 子宫颈　2. 子宫颈管　3. 子宫动脉　4. 左髂外动、静脉　5. 股骨头　6. 左输卵管　7. 臀大肌　8. 坐骨神经　9. 臀下动、静脉　10. 阴道穹后部 11. 尾骨　12. 直肠　13. 右输卵管　14. 坐骨体　15. 臀中肌　16. 股神经　17. 耻骨体　18. 膀胱

小　结

　　盆部由骨盆、盆壁、盆膈及盆腔脏器等构成。骨盆为盆部的支架，其内贴有盆壁肌及其筋膜，骨盆下口有盆底肌及其筋膜封闭。盆筋膜分为盆壁、盆脏和盆膈筋膜三部分，后者分为盆膈上、下筋膜。盆膈上、下筋膜及其间的肛提肌、尾骨肌构成盆膈，起支持和固定盆内脏器的作用。盆腔脏器前部有膀胱、尿道，后部有直肠，两者之间为内生殖器，在男性有输精管壶腹、精囊和前列腺，在女性有卵巢、输卵管、子宫和阴道。膀胱空虚时位于耻骨联合及耻骨支的后方，充盈时上升至耻骨联合以上；膀胱底的内面有膀胱三角，是肿瘤、结核和炎症的好发部位。直肠位于第3骶椎平面与盆膈之间，在冠状面上有三个侧屈，由直肠上、下动脉及骶正中动脉分支营养，静脉吻合形成直肠外静脉丛和直肠内静脉丛，淋巴分别回流至肠系膜下淋巴结、髂内淋巴结、骶淋巴结等。子宫位于骨盆上口平面与坐骨棘平面之间，有五组固定装置；动脉在距子宫颈外侧约 2 cm 处，跨过输尿管盆部的前上方，分支至子宫等；静脉由子宫静脉丛汇集形成；淋巴分别注入腰淋巴结、髂内淋巴结或髂外淋巴结、骶淋巴结，子宫角附近的淋巴管注入腹股沟浅淋巴结，与盆内脏器的淋巴管之间吻合丰富。

　　广义会阴分为肛区和尿生殖区。肛区内有肛管和坐骨肛门窝。坐骨肛门窝为位于肛管两侧的锥形间隙。尿生殖区浅筋膜分浅、深两层，浅层为脂肪层，深层为会阴浅筋膜；深筋膜分为浅层的尿生殖膈下筋膜和深层的尿生殖膈上筋膜，尿生殖膈上、下筋膜及其间的尿道括约肌和会阴深横肌构成尿生殖膈。会阴浅筋膜，尿生殖膈下、上筋膜之间分别形成会阴浅隙和会阴深隙，男性前者为向前上方开放，与阴囊、阴茎和腹前壁相通的间隙，后者为一密闭的间隙，故男性尿道不同部位损伤，尿液外渗的范围不同。

（许仕全）

第五章数字资源

第五章动画

第五章课件

第五章自测题

脊 柱 区

学习要点

掌握：① 脊柱区的位置、分区及层次结构；② 脊柱区筋膜、肌、血管和神经的配布；③ 脊柱及其连结；④ 椎管的构成及其内容物。

第一节 概 述

一、境界与分区

脊柱区（vertebral region）又称背区，是指脊柱及其后方和两侧的软组织所分布的区域，上达枕外隆凸和上项线，下至尾骨尖。两侧界为斜方肌前缘、三角肌后缘上份、腋后线、髂嵴后份、髂后上棘至尾骨尖的连线。

脊柱区从上向下可分为项区、胸背区、腰区和骶尾区。项区的上界即脊柱区上界，下界为第 7 颈椎棘突至两侧肩峰的连线。胸背区的上界即项区下界，下界为第 12 胸椎棘突、第 12 肋下缘、第 11 肋前份的连线。腰区的上界即胸背区下界，下界为两侧髂嵴后份及两侧髂后上棘的连线。骶尾区为两侧髂后上棘与尾骨尖三点间所围成的三角区（图 6-1）。

二、体表标志

1. 棘突（spinous process） 在后正中线上可摸到大部分椎骨的棘突。当头前屈时，第 7 颈椎棘突较长，末端不分叉，活体易于触及，常作为计数椎骨序数的标志。胸椎棘突斜向后下，呈叠瓦状；腰椎棘突呈水平位，第 4 腰椎棘突平两侧髂嵴的最高点。

2. 肩胛冈（spine of scapula） 为肩胛骨背面高耸的骨嵴，两侧肩胛冈内侧端的连线平第 3 胸椎棘突，外侧端为**肩峰**。

3. 肩胛骨下角（inferior angle of scapula） 当上肢下垂时易触及，两肩胛骨下角的连线平对第 7 胸椎棘突并与第 7 肋或第 7 肋间隙相对。

4. 髂嵴（iliac crest）和髂后上棘（posterior superior iliac spine） 髂嵴为髂骨翼的上缘，两侧髂嵴最高点的连线平对第 4 腰椎棘突。髂后上棘为髂嵴后端的突起，两侧髂后上棘的连线平对第 2 骶椎棘突，标志着蛛网膜下隙下端的高度。

5. 骶正中嵴（median sacral crest）和骶外侧嵴（lateral sacral crest） 左、右髂后上棘与第 5 腰椎棘突和尾骨尖的连线，构成一菱形区。当腰椎或骶、尾骨骨折或骨盆畸形时，菱形区可变形。菱形区上、下角连线的深部为骶正中嵴，由骶椎棘突融合而成；其外侧的隆嵴为骶外侧嵴，是骶椎横突融合而成，该

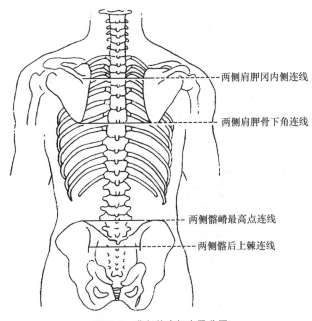

两侧肩胛冈内侧连线

两侧肩胛骨下角连线

两侧髂嵴最高点连线

两侧髂后上棘连线

图 6-1　背部体表标志及分区

嵴是经骶后孔做骶神经阻滞麻醉的标志。

6. 骶管裂孔（sacral hiatus）　为骶管的下口，由第 4、5 骶椎背面的切迹与尾骨围成，恰位于骶正中嵴下端。裂孔两侧缘向下的突起为骶角（sacral cornu），是行骶管麻醉时进针的定位标志。

7. 尾骨（coccyx）　上接骶骨，下端游离为尾骨尖，尾骨尖是脊柱的末端，参与构成骨盆下口，又是产科测量骨盆径线的重要标志之一。

8. 第 12 肋　在竖脊肌外侧可触及。

9. 竖脊肌（骶棘肌）（erector spinae）　构成棘突两侧的肌性隆起，在棘突两侧可触及，其外侧缘与第 12 肋的交角称**脊肋角**。肾位于该角深部，脊肋角是临床上行肾囊封闭时常用的进针部位。

第二节　层 次 结 构

脊柱区的结构由浅入深为皮肤、浅筋膜、深筋膜、背肌、血管、神经等软组织和脊柱、椎管及其内容物等。

一、浅层结构

（一）皮肤
较厚，移动性小，有丰富的皮脂腺和毛囊。

（二）浅筋膜
厚而致密，脂肪较多，有许多结缔组织纤维束与深筋膜相连。

（三）皮神经
均来自脊神经后支发出的皮支（图 6-2）。

1. 项区　颈神经后支中较粗大的有枕大神经和第 3 枕神经。① 枕大神经（greater occipital nerve）：是第 2 颈神经后支发出的皮支，在上项线下方、斜方肌起点处穿出，与枕动脉的分支伴行，分布于枕部皮肤。② 第 3 枕神经（third occipital nerve）：是第 3 颈神经后支发出的皮支，从斜方肌穿出，分布于项区上部皮肤。

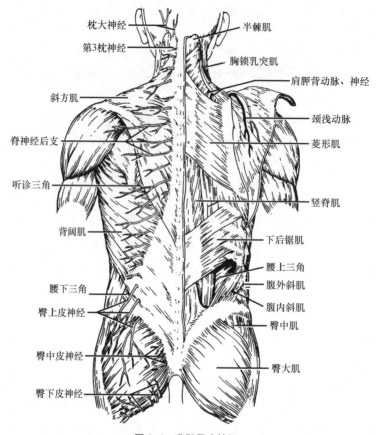

枕大神经
第3枕神经
斜方肌
脊神经后支
听诊三角
背阔肌
腰下三角
臀上皮神经
臀中皮神经
臀下皮神经

半棘肌
胸锁乳突肌
肩胛背动脉、神经
颈浅动脉
菱形肌
竖脊肌
下后锯肌
腰上三角
腹外斜肌
腹内斜肌
臀中肌
臀大肌

图 6-2　背肌及皮神经

2. 胸背区和腰区　来自胸、腰神经后支发出的皮支。各皮支在棘突两侧穿出，上部的皮支几乎呈水平方向行向外侧，下部的皮支斜向外下，分布于胸背和腰区的皮肤。第1～3腰神经后支发出的外侧皮支组成臀上皮神经，从胸腰筋膜（thoracolumbar fascia）穿出，越过髂嵴，分布于臀区上部皮肤。当腰部急剧扭转时，臀上皮神经易被拉伤，从而导致腰腿痛。

3. 骶尾区　骶、尾神经后支发出的皮支，经髂后上棘至尾骨尖的连线从臀大肌起始处穿出，分布于骶尾区皮肤。其中第1～3骶神经后支发出的皮支组成**臀中皮神经**。

（四）浅血管

浅动脉主要有枕动脉、颈浅动脉、肩胛背动脉、肋间后动脉、胸背动脉、腰动脉及臀上、下动脉的分支。各动脉均有静脉伴行。

二、深筋膜

脊柱区的深筋膜厚薄不一。项区的深筋膜分为浅、深两层，浅层覆盖在斜方肌表面，深层在该肌的深面，**称项筋膜**。胸背区和腰区的深筋膜也分浅、深层，浅层较薄，位于斜方肌和背阔肌的表面；深层较厚，称胸腰筋膜。骶尾区的深筋膜较薄弱，与骶骨背面的骨膜相愈合。

胸腰筋膜包裹在竖脊肌和腰方肌周围，分为前、中、后三层（图6-3）。后层位于竖脊肌的后面，中层位于竖脊肌和腰方肌之间，并在外侧与后层会合，形成**竖脊肌鞘**。中层上部张于第12肋的肋颈与第1腰椎横突根部之间的部分增厚，形成**腰肋韧带**，手术时，切断腰肋韧带可加大第12肋的活动度，便于暴露肾。前层位于腰方肌前面，又称**腰方肌筋膜**。由于腰部活动度大，在腰部运动中，胸腰筋膜常可扭伤，是腰腿痛的常见病因之一。

三、肌层

脊柱区的肌可分为背浅肌和背深肌两群。背浅肌群主要有斜方肌、背阔肌、肩胛提肌和菱形肌。背

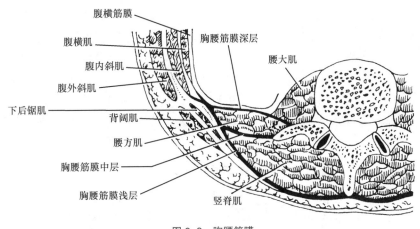

图 6-3　胸腰筋膜

深肌群位于脊柱两侧的沟内，主要为竖脊肌。

（一）肌

1. 斜方肌（trapezius）　位于项区和胸背区上部的浅层，由副神经支配。血液供应主要来自颈浅动脉和肩胛背动脉，也来自枕动脉和节段性的肋间后动脉。

2. 背阔肌（latissimus dorsi）　位于胸背区下部和腰区浅层的宽大扁肌，由胸背神经支配。血液供应主要来自胸背动脉、节段性的肋间后动脉和腰动脉的分支。

3. 竖脊肌（erector spinae）　纵列于脊柱棘突的两侧，起自骶骨背面、髂嵴后份和腰椎棘突，向上沿途止于肋骨、横突、棘突，最上端抵达枕骨和颞骨。竖脊肌由脊神经后支支配。在腰区，该肌外侧有腰上三角和腰下三角。

4. 夹肌和半棘肌　夹肌位于颈部的后外侧分，在半棘肌的后方，覆盖竖脊肌的颈部。半棘肌在颈椎棘突的两侧（图 6-2）。夹肌和半棘肌上部的深面为枕下三角。

（二）肌三角

1. 枕下三角（suboccipital triangle）（图 6-4）　位于枕下、项区上部深层。其上内侧界为头后大直肌，上外侧界为头上斜肌，下外侧界为头下斜肌，三角的底为寰椎后弓和寰枕后膜，浅面借致密结缔组织与夹肌和半棘肌相贴。枕下三角内有椎动脉和枕下神经经过。

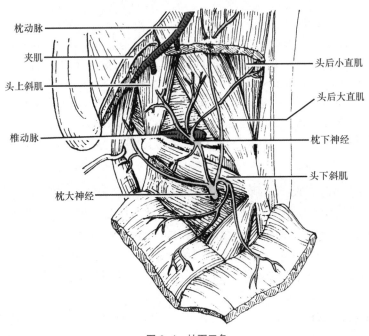

图 6-4　枕下三角

2. 听诊三角（triangle of auscultation）　又称肩胛旁三角，位于肩胛骨下角的内侧。由斜方肌的外下缘、肩胛骨脊柱缘和背阔肌上缘围成（图6-2）。三角的底为薄层脂肪组织、深筋膜和第6肋间隙，表面覆以皮肤和浅筋膜。听诊三角是背部呼吸音听诊最清晰的部位。当肩胛骨向前外移位时，该三角范围扩大。

3. 腰上三角（superior lumbar triangle）　位于背阔肌的深面，第12肋下方。由竖脊肌外侧缘、腹内斜肌后缘和第12肋围成，有时下后锯肌也参与构成一个边，共同围成一个不等边的四边形间隙。三角的底为腹横肌腱膜，该腱膜深面有3条神经，自上而下依次为肋下神经、髂腹下神经和髂腹股沟神经（图6-5），从内上行向外下，大致与第12肋平行。腱膜的前方有肾和腰方肌。

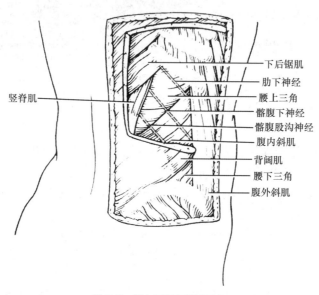

竖脊肌

下后锯肌
肋下神经
腰上三角
髂腹下神经
髂腹股沟神经
腹内斜肌
背阔肌
腰下三角
腹外斜肌

图6-5　腰上三角与腰下三角

4. 腰下三角（inferior lumbar triangle）　位于腰上三角外下方，由髂嵴、腹外斜肌后缘和背阔肌前下缘围成。三角的底为腹内斜肌，表面仅覆以皮肤和浅筋膜。

临床意义　① 腰上、下三角均为腹后壁的薄弱区，为腰疝的好发部位。② 腰上三角是行肾手术的腹膜外必经入路，当切开腹横肌腱膜时，应注意辨认并保护腱膜深面的3条神经。第12肋前方与肋膈隐窝相邻，扩大手术视野时常需切断腰肋韧带，将第12肋上提，此时应注意保护胸膜，以免损伤而造成气胸。腰上三角也是腹膜后隙脓肿穿破或切开引流的部位。③ 右侧腰下三角的前方有阑尾和盲肠，当盲肠后位阑尾发炎时，该三角区会有明显的压痛。腰区深部脓肿也可经腰下三角突至皮下。

四、深部血管和神经

（一）动脉

项区主要由枕动脉、颈浅动脉、肩胛背动脉及椎动脉供血，胸背区主要由肋间后动脉、胸背动脉及肩胛背动脉供血，腰区主要由腰动脉和肋下动脉供血，骶尾区主要由臀上、下动脉供血。

1. 枕动脉（occipital artery）　起自颈外动脉，向上经乳突内侧面进入项区，在夹肌深面、半棘肌外侧缘处越过枕下三角并发出数条分支。枕动脉主干继续上行至上项线高度，从斜方肌穿出，与枕大神经伴行，分布于枕部。其分支中有一较大的降支，向下分布于项区诸肌，并与椎动脉、肩胛背动脉的分支吻合成动脉网。

2. 肩胛背动脉（dorsal scapular artery）　起自锁骨下动脉或甲状颈干，向外侧穿过臂丛，经中斜角肌前方到肩胛提肌深面，伴同名神经在菱形肌深面下行，分布于背肌和肩带肌，并参与组成肩胛动脉网。

3. 椎动脉（vertebral artery）　起自锁骨下动脉第 1 段，沿前斜角肌内侧上行，向上穿第 6～1 颈椎横突孔，经枕下三角和枕骨大孔入颅。颈椎骨质增生可致横突孔变小而压迫椎动脉，导致颅内供血不足，即椎动脉型颈椎病。

（二）静脉

脊柱区深部的静脉与动脉伴行，分别汇入上、下腔静脉。其中，项区的静脉汇入椎静脉、颈内静脉或锁骨下静脉。胸背区的静脉经肋间后静脉汇入奇静脉，部分汇入锁骨下静脉或腋静脉。腰区的静脉经腰静脉汇入下腔静脉。骶尾区的静脉经臀区的静脉汇入髂内静脉。脊柱区的深静脉通过椎静脉丛与椎管内、外的静脉，颅内以及盆腔等处的深静脉广泛交通。

（三）神经

脊柱区的神经主要来自 31 对脊神经后支、肩胛背神经、胸背神经及副神经。

1. 脊神经后支（posterior branch of spinal nerve）　在椎间孔处由脊神经分出后绕上关节突外侧向后行，至两相邻椎骨的横突间分为内侧支和外侧支（图 6-6）。内侧支向内下方行至棘突附近，外侧支向后外行，分布于肌和皮肤。其中，颈神经后支分布于项区皮肤和深层肌，胸神经后支分布于胸背区皮肤和深层肌，腰神经后支分布于腰区、臀区的皮肤和深层肌，骶、尾神经后支分布于骶骨背面和臀区皮肤。由于脊神经后支呈明显的节段性分布（图 6-2），故手术中横断背部深层肌时，不会引起肌瘫痪。

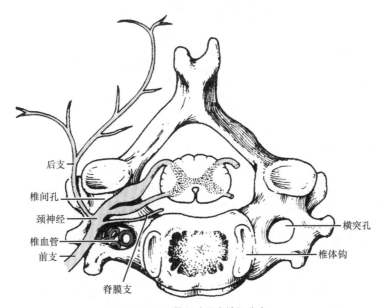

图 6-6　颈椎间孔及脊神经分支

腰神经后支骨纤维孔：位于椎间孔的后外方，开口向后，与椎间孔方向垂直。其上外侧界为横突间韧带的内侧缘，下界为下位椎骨横突的上缘，内侧界为下位椎骨上关节突的外侧缘，内有腰神经的后支通过（图 6-7）。

腰神经后内侧支骨纤维管：位于腰椎乳突与副突间的骨沟处，自外上斜向内下，由前、后、上、下四壁构成。前壁为乳突副突间沟，后壁为上关节突副突韧带，上壁为乳突，下壁为副突。管的前、上、下三壁为骨质，后壁为韧带，故称骨纤维管，内有腰神经后内侧支通过。但有时后壁的韧带因多种原因而骨化，则形成完全的骨管。

腰神经后支及其分出的后内侧支和后外侧支在行程中，都分别经过骨纤维孔、骨纤维管或穿胸腰筋膜裂隙。正常情况下，这些孔、管或裂隙可保护其通过的血管和神经。但在病理情况下，参与围成骨纤维孔、管的骨性成分或韧带发生病变，造成骨纤维孔、管变形或狭窄，都会压迫通过的血管和神经而导致腰腿痛。

2. 肩胛背神经（dorsal scapular nerve）　为臂丛锁骨上部的分支，穿中斜角肌向后至肩胛提肌深面，沿肩胛骨内侧缘下行，与同名动脉伴行，支配菱形肌和肩胛提肌。

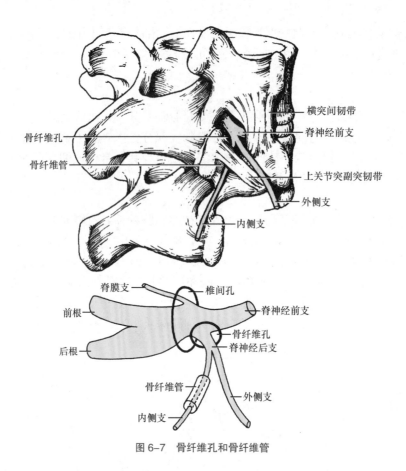

图 6-7　骨纤维孔和骨纤维管

3. 胸背神经（thoracodorsal nerve）　为臂丛后束的分支，沿肩胛骨外侧缘伴肩胛下血管下降，支配背阔肌。

4. 副神经　从胸锁乳突肌后缘中、上 1/3 交界处浅出向后外下斜行，经枕三角至斜方肌前缘中、下 1/3 交点处进入斜方肌深面，支配胸锁乳突肌和斜方肌。

五、脊柱、椎管及其内容物

（一）脊柱

脊柱（vertebral column）由 24 块椎骨、1 块骶骨、1 块尾骨借椎间盘、韧带与关节突关节连结而成，构成人体的中轴，具有承载体重、承托头颅、保护脊髓、参与构成胸、腹、盆壁以及运动等功能。

1. 椎体间的连结　椎体间借椎间盘、前纵韧带、后纵韧带相连结（图 6-8）。

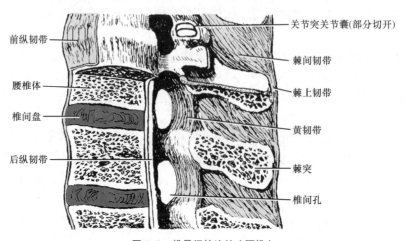

图 6-8　椎骨间的连结（腰椎）

（1）椎间盘（intervertebral disc）：是连结相邻两椎体之间的纤维软骨盘，其总厚度占脊柱全长的1/5～1/4。椎间盘由中央的髓核和外周的纤维环构成。髓核（nucleus pulposus）是柔软而富有弹性的胶状物质，纤维环（anulus fibrosus）是由多层同心圆排列的纤维软骨环构成。纤维环坚韧，牢固地连结相邻两个椎体的上、下面，并保护和限制髓核向外膨出。纤维环前份较厚，后外侧份较薄。椎间盘既坚韧，又富有弹性，起着"弹性垫"样作用，可缓冲外力对脊柱的震荡和冲击，也可增加脊柱的运动范围。

> **临床意义**　由于纤维环的后部较薄，在外伤或椎间盘发生退行性病变时，在外力作用下可导致后部纤维环断裂，于是髓核向后突入椎管或椎间孔，压迫脊髓或脊神经根引起疼痛，即椎间盘脱出症。椎间盘脱出常发生在第4、5腰椎间及第5腰椎和第1骶椎间。

（2）前纵韧带（anterior longitudinal ligament）：位于椎体和椎间盘的前方，与椎体边缘和椎间盘连结紧密，有防止椎间盘向前突出和限制脊柱过度后伸的作用。

（3）后纵韧带（posterior longitudinal ligament）：位于椎体和椎间盘的后方，有防止椎间盘向后突出和限制脊柱过度前屈的作用。

（4）**钩椎关节**：第3～7颈椎椎体上面的两侧缘明显向上突起，称椎体钩（uncus of vertebral body），椎体下面外侧缘的相应部位有呈斜坡样的唇缘。若椎体钩与上位椎体的唇缘相接，则形成**钩椎关节**，即 Luschka 关节（图6-9）。椎体钩限制上一椎体向两侧移位，增加颈椎椎体间的稳定性，并防止椎间盘向后外方脱出。钩椎关节的后方为脊髓、脊膜支和椎体的血管，后外侧部构成椎间孔的前壁，邻接颈神经根，外侧有椎动、静脉和交感神经丛。

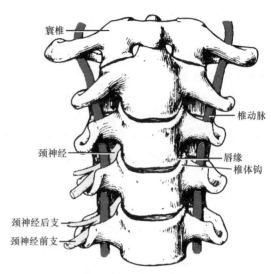

图6-9　钩椎关节及其毗邻

> **临床意义**　随年龄增长，椎体钩常出现骨质增生，可使椎间孔狭窄，压迫脊神经或椎血管而产生颈椎病的症状。

2. 椎弓间的连结

1）黄韧带（ligament flava）：又称**弓间韧带**，为连结相邻两椎弓板之间的韧带，由弹力纤维构成，参与围成椎管的后外侧壁。

> **临床意义**　腰椎穿刺或硬膜外麻醉时，需穿经黄韧带才到达椎管。随年龄增长，黄韧带可出现增生肥厚，以腰段为多见，常导致腰椎管狭窄，压迫马尾，引起腰腿痛。

2）棘间韧带（interspinous ligament）：位于相邻各棘突之间，前接黄韧带，后方移行为棘上韧带和项韧带。

3）棘上韧带（supraspinous ligament）和项韧带（ligamentum nuchae）：为连结各椎骨棘突尖之间的纵长韧带，其前方与棘间韧带融合。在颈部，从颈椎棘突尖向后扩展成三角形，称项韧带。

4）横突间韧带（intertransverse ligament）：为连结相邻椎骨横突之间的韧带。

5）关节突关节（zygapophysial joint）：由相邻椎骨的上、下关节突的关节面构成。关节突关节参与

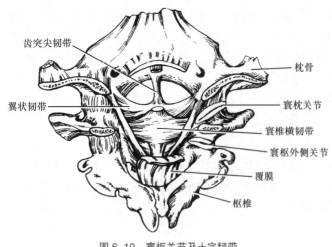

齿突尖韧带

翼状韧带

枕骨

寰枕关节

寰椎横韧带

寰枢外侧关节

覆膜

枢椎

图 6-10　寰枢关节及十字韧带

构成椎管和椎间孔的后壁，前方与脊髓和脊神经相邻，关节突关节的退变可以压迫脊髓和脊神经，引起腰腿痛。

3. 寰枢关节（atlantoaxial joint）　包括两个**寰枢外侧关节**和一个**寰枢正中关节**。寰枢外侧关节由寰椎侧块的下关节面与枢椎的上关节面构成，寰枢正中关节由齿突与寰椎前弓后面的关节面和寰椎横韧带构成。寰椎横韧带张于寰椎两侧块的内侧面，将寰椎的椎孔分为前、后两部，前部容纳齿突，后部容纳脊髓及其被膜。寰椎横韧带中部向上、下各发出一纵行纤维束，分别附于枕骨大孔前缘和枢椎体后面，与寰椎横韧带合称为**寰椎十字韧带**（图 6-10），有限制齿突向后移位的作用。当暴力损伤此韧带时，齿突向后移位，可压迫脊髓导致生命危险。

（二）椎管

椎管（vertebral canal）由椎骨的椎孔、骶管及它们之间的骨连结而成的骨纤维管道，上经枕骨大孔通颅腔，下达骶管裂孔。其内容物有脊髓及其被膜、脊神经根、血管及结缔组织等。

1. 椎管壁的构成　椎管的前壁由椎体后面、椎间盘后缘和后纵韧带构成；后壁为椎弓板、黄韧带和关节突关节；两侧壁为椎弓根和椎间孔。椎管的骶段为骶管。

临床意义　若椎管壁的任何结构发生病变，如椎管骨质增生、椎间盘脱出及黄韧带肥厚等，均可导致椎管腔变形或变窄，压迫其内容物而引起一系列症状。

2. 椎管腔的形态　不同部位的椎管，其形态和大小不完全相同，颈段上端近似圆形，向下渐变为三角形，其矢径短，横径长；胸段椎管较小大致呈椭圆形；腰段上、中部呈三角形，下部呈三叶形；骶段呈扁三角形。椎管以第 4～6 胸椎处最狭窄，颈段以第 7 颈椎、腰段以第 4 腰椎较小。

（三）椎管内容物

1. 脊髓被膜和被膜间隙　脊髓表面被覆三层被膜，由外向内为硬脊膜、脊髓蛛网膜和软脊膜。各层被膜之间及硬脊膜与椎管管壁之间均存在潜在性间隙，由外向内依次为硬膜外隙、硬膜下隙和蛛网膜下隙（图 6-11）。

（1）**脊髓被膜**

1）硬脊膜（spinal dura mater）：由致密结缔组织构成，厚而坚韧，成一长筒状包裹脊髓，其上端附着于枕骨大孔边缘并与硬脑膜延续，向下达第 2 骶椎水平逐渐变细包裹终丝，末端附着于尾骨。硬脊膜向外延伸并包裹 31 对脊神经根，在椎间孔处移行为神经外膜，并与椎间孔周围的结缔组织相连，起固定作用。

2）脊髓蛛网膜（spinal arachnoid mater）：贴于硬脊膜内面，薄而半透明，向上与脑蛛网膜延续；向下平第 2 骶椎高度成一盲端。脊髓蛛网膜发出许多结缔组织小梁与软脊膜相连。

3）软脊膜（spinal pia mater）：柔软而富含血管，与脊髓表面紧密相贴，并深入前正中裂和后正中沟内。在脊髓两侧，于脊神经前、后根之间，软脊膜增厚外突，形成齿状韧带（denticulate ligament），附于硬脊膜，起固定脊髓的作用。

（2）**被膜间隙**

1）硬膜外隙（epidural space）：位于椎管骨膜与硬脊膜之间，内有脂肪、椎内静脉丛和淋巴管等，并有脊神经根及其伴行血管通过，正常时呈负压。其上端起自枕骨大孔，下端终于骶管裂孔。由于硬脊膜紧密附着于枕骨大孔边缘，故此隙与颅腔不相通。

硬膜外隙被脊神经根分为前、后两隙，其前隙窄小，后隙较大。在正中线上，前隙有疏松结缔组织连于硬脊膜与后纵韧带之间，后隙有纤维隔将硬脊膜连于椎管后壁。这些结构在颈段和上胸段出现率较高，有时十分致密，可导致硬膜外麻醉出现单侧麻醉或麻醉不全。

骶段硬膜外隙与其他部位不同，呈上大下小、前宽后窄的形态，在第2骶椎平面以上，硬脊膜紧靠骶管后壁（间距0.10～0.15 cm），故行骶管麻醉时应注意进针的角度。硬脊膜囊平第2骶椎高度变细，裹以终丝，其前、后方有纤维索将其连于骶管前、后壁上，结合紧密似有中隔作用，而且隙内充满脂肪，这可能是骶管麻醉有时出现单侧麻醉的原因。

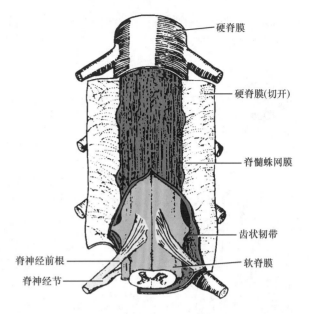

> **临床意义**　① 临床上行硬膜外麻醉即将药物注入硬膜外隙，以阻滞该隙内的脊神经根。② 经骶管裂孔穿刺骶管行硬膜外麻醉时，穿刺针不能超过第2骶椎平面，否则药物将注入终池而造成严重后果。③ 骶神经根外被覆有由硬脊膜形成的神经鞘，其中第1～3骶神经鞘较厚，周围脂肪常较多，可能会发生骶神经麻醉不全。

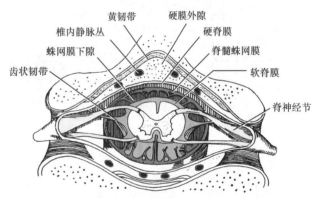

图6-11　脊髓的被膜及被膜间隙

椎静脉丛（vertebral venous plexus）：可分为椎内静脉丛和椎外静脉丛（图6-12）。**椎内静脉丛**位于椎管硬膜外隙内，上至枕骨大孔，下至骶骨尖端，贯穿椎管全长。**椎外静脉丛**围绕脊柱表面，在椎体前方和椎弓及其突起后方更为丰富。椎内、外静脉丛互相交通，收集脊柱、脊髓及其被膜以及邻近肌的静脉，

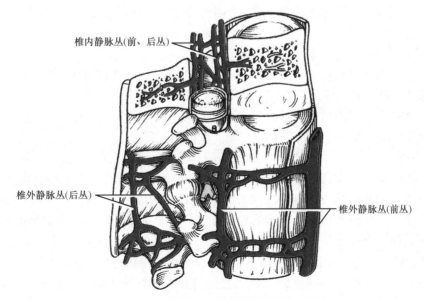

图6-12　椎静脉丛

分别汇入椎静脉、肋间后静脉、腰静脉和骶外侧静脉等。椎静脉丛上部经枕骨大孔与硬脑膜窦相交通，下部与盆腔静脉丛相交通。

临床意义　椎静脉丛无静脉瓣，故当胸、腹、盆腔等部位的器官发生感染或肿瘤时，可经椎静脉丛侵入颅内或其他远位器官。

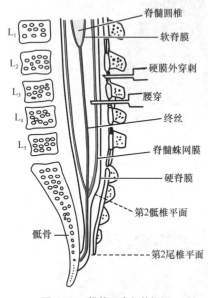

图 6-13　椎管正中矢状切面

（左侧标注，自上而下）L₁、L₂、L₃、L₄、L₅、骶骨

（右侧标注，自上而下）脊髓圆锥、软脊膜、硬膜外穿刺、腰穿、终丝、脊髓蛛网膜、硬脊膜、第2骶椎平面、第2尾椎平面

2）硬膜下隙（subdural space）：是位于硬脊膜与脊髓蛛网膜之间的潜在腔隙，内有少量液体，与脊神经周围的淋巴隙相通。

3）蛛网膜下隙（subarachnoid space）：位于脊髓蛛网膜与软脊膜之间，向上经枕骨大孔与脑蛛网膜下隙相通，向下达第2骶椎高度，两侧包裹脊神经根形成脊神经周围隙。蛛网膜下隙内充满脑脊液。此隙在第1腰椎至第2骶椎高度扩大成终池（terminal cistern），内有腰、骶神经根构成的马尾（cauda equina）和软脊膜向下延伸形成的终丝（filum terminale）（图 6-13）。

临床意义　临床上在第3、4或第4、5腰椎间进行穿刺或麻醉，而不会损伤脊髓和马尾。穿刺针经皮肤、浅筋膜、深筋膜、棘上韧带、棘间韧带、黄韧带、硬脊膜、脊髓蛛网膜到达终池。

（四）脊神经根

1. 行程和分段　脊神经根丝离开脊髓后，横行或斜行于蛛网膜下隙内，汇合成脊神经前根和后根，穿蛛网膜囊和硬脊膜囊，行于硬膜外隙中，到达其相应的椎间孔。因此，脊神经根可分为两段，在蛛网膜囊内的一段为蛛网膜下隙段，穿出硬脊膜囊以后的一段为硬脊膜外段。

2. 与椎间孔和椎间盘的关系　脊神经根的硬脊膜外段较短，借硬脊膜鞘紧密连于椎间孔周围，位置固定。脊神经根在椎间孔处最易受压，椎间孔的上、下壁为椎弓根上、下切迹，前壁为椎间盘和椎体，后壁为关节突关节和黄韧带。因此，椎间盘向后脱出、黄韧带肥厚或关节突骨质增生等都有可能压迫脊神经根。

3. 与脊髓被膜的关系　脊神经根在离开脊髓时被覆软脊膜，当脊神经根穿脊髓蛛网膜和硬脊膜时，带出此二层被膜，形成**蛛网膜鞘**和**硬脊膜鞘**。硬脊膜、蛛网膜和软脊膜向外达椎间孔处，逐渐与脊神经外膜、神经束膜和神经内膜相延续。

蛛网膜下隙可在神经根周围向外侧延伸至脊神经节近端附近即逐渐封闭消失，但有时亦可继续沿神经根延伸，故在脊柱旁注射时，药液就可能进入蛛网膜下隙内。

（五）脊髓的血管

1. 动脉　有两个来源，即起自椎动脉的脊髓前、后动脉和起自节段性动脉的根动脉（图 6-14）。

（1）脊髓前动脉（anterior spinal artery）：起自椎动脉的颅内段，分别向内下行一小段距离后即合并为一干，沿脊髓前正中裂下行至脊髓下端。沿途发出分支分布于除脊髓后角后部以外的灰质、外侧索和前索的深部。脊髓前动脉在脊髓下端变细，于脊髓圆锥水平向侧方发出**圆锥吻合动脉**，此动脉向后行与脊髓后动脉吻合。圆锥吻合动脉是脊髓动脉造影时确定脊髓圆锥平面的标志之一。

（2）脊髓后动脉（posterior spinal artery）：起自椎动脉的颅内段，斜向后内下沿脊髓后外侧沟下行，有时在下行中左、右脊髓后动脉合并为一干行走，沿途发出分支互相吻合成动脉网，分布于脊髓后角后

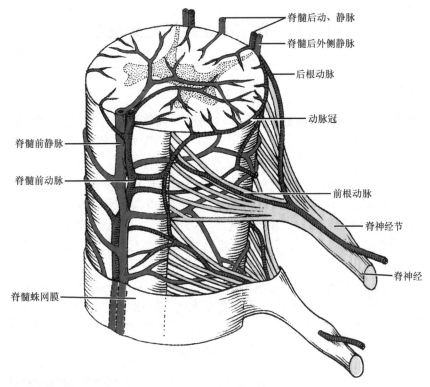

图 6-14　脊髓的血管

部和后索。

（3）根动脉（radicular artery）：指颈、胸、腰、骶部节段性动脉的脊髓支。颈段主要来自椎动脉和颈升动脉，胸段来自肋间后动脉和肋下动脉，腰段来自腰动脉，骶尾段来自骶外侧动脉。根动脉随脊神经穿椎间孔进入椎管，分为前、后根动脉和脊膜支。

前根动脉沿脊神经前根至脊髓，发出的分支与脊髓前动脉吻合，并分出升、降支与相邻的前根动脉相连。前根动脉主要供应下颈节段以下脊髓的腹侧 2/3 区域，其数量不等，少于后根动脉。其中有两支较粗大，一支出现在颈 5～8 和胸 1～6 节段，称**颈膨大动脉**，供应颈 1～胸 6 节段脊髓；另一支出现在胸8～12 和腰 1 节段（以胸 11 节段为多见），称**腰骶膨大动脉**，主要营养第 7 胸节以下的脊髓。

> **临床意义**　在暴露肾动脉以上的降主动脉或肋间后动脉起始部的手术时，应注意保护这些血管，以免影响脊髓的血供。在行主动脉造影时，如造影剂进入腰骶膨大动脉，可阻断该部脊髓的血液循环，有导致截瘫的可能。

后根动脉沿脊神经后根至脊髓，与脊髓后动脉吻合，其分支分布于脊髓外侧索后部。

在脊髓表面有连接脊髓前、后动脉，前、后根动脉和两条脊髓后动脉的环状动脉称**动脉冠**，其分支营养脊髓的周边部。

脊髓各动脉之间的吻合在第 4 胸节段和第 1 腰节段常不充分，为乏血管区，易发生血供障碍。

2. 静脉　脊髓表面有 6 条纵行静脉，行于前正中裂、后正中沟，以及前、后外侧沟内。这些纵行静脉间有许多交通支互相吻合，并穿硬脊膜注入椎内静脉丛。

（张军峰）

第三节　脊柱区断层影像解剖学

一、经第三颈椎椎间盘层面

在颈部水平断面上，颈椎椎体呈横椭圆形，每个椎体上面侧缘处均有向上的椎体钩，椎体钩与唇缘相接即构成钩椎关节，其后方为椎管，邻脊髓及其被膜、椎内静脉前丛（图6-15）；其后外侧构成椎间孔前壁，邻通过椎间孔的脊神经；其外侧邻椎动、静脉与交感神经丛。自椎体后面与侧面相交处向后外侧突出的为椎弓根，它同矢状面大致成45°的夹角，椎弓根向后内侧延续为椎弓板。在椎弓根与椎弓板互相延续处发出上、下关节突，其关节面接近水平方向，自椎弓根与椎弓板延续处向外侧突出的为横突，有椎动、静脉通过上6颈椎的横突孔。椎体与椎间盘后方有椎管，椎管后壁由椎弓板、黄韧带与关节突关节构成，椎管在水平断面上呈三角形，其内有脊髓及其被膜与脊神经根、椎内静脉丛、脂肪等；其中椭圆形硬脊膜与椎管管壁之间为硬膜外隙，间隙内有椎内静脉丛与脂肪。在介于钩椎关节后面、椎间盘及椎体下份后面与关节突关节之间的间隙为椎间孔，为一4～5 mm长的骨管，此管的方向从后内向前外，大约与冠状面成45°的夹角，有相应颈神经经椎间孔出椎管，规律是第2～7颈神经分别从同序数颈椎上方的椎间孔出椎管，第8颈神经从第7颈椎下方的椎间孔出椎管，第1颈神经则从寰椎上方出椎管。一般颈神经经椎间孔时贴近孔下壁，孔上份为血管、淋巴管通过。

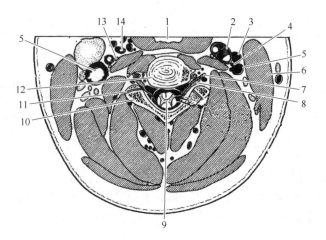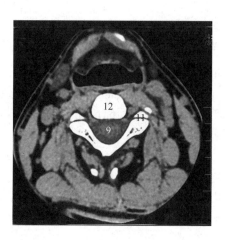

图6-15　经第三颈椎椎间盘横断层解剖及 CT 图

1. 咽　2. 左颈总动脉杈　3. 面静脉　4. 迷走神经　5. 左颈内静脉　6. 胸锁乳突肌　7. 第4颈神经前支　8. 脊神经节　9. 脊髓　10. 椎弓板
11. 关节突关节　12. 第3颈椎间盘　13. 交感干　14. 颈外动脉

二、经第四腰椎椎间盘层面

在腰椎水平断面上，可见椎体明显增大，呈肾形（图6-16）；关节突关节面近矢状方向（上位的与矢状面约成45°角）；上一椎骨的下关节突位于后内侧，其关节面向外侧，下一椎骨的上关节突位于前外侧，其关节面向内侧；腰椎的椎管呈三角形；椎管的侧隐窝介于椎体后外侧部、椎弓根内面与上关节突、黄韧带之间，腰神经根经此侧隐窝出椎间孔；椎管内脊髓仅存于第1腰椎节段，为脊髓圆锥的部分，第1腰椎以下变为终丝与马尾。腰骶神经根在断面上圆而致密，直径2～3 mm，两侧对称。

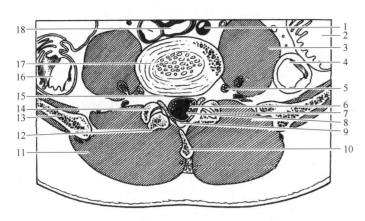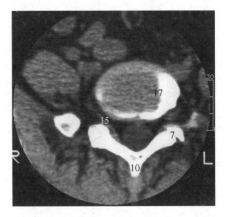

图 6-16　经第四腰椎椎间盘横断层解剖及 CT 图

1. 左髂总动脉　2. 空肠　3. 腰大肌　4. 降结肠　5. 第 4 腰神经　6. 蛛网膜下隙　7. 关节突关节　8. 马尾　9. 硬脊膜　10. 棘突　11. 竖脊肌
12. 下关节突（第 4 腰椎）　13. 髂嵴　14. 上关节突（第 5 腰椎）　15. 椎间孔　16. 升结肠　17. 第 4 腰椎椎间盘　18. 左、右髂总动脉

小　结

脊柱区由浅入深为皮肤、浅筋膜、深筋膜、背肌等软组织和脊柱、椎管及其内容物等。其深筋膜分浅、深两层，胸背区和腰区的深层为胸腰筋膜，包裹在竖脊肌和腰方肌周围，又分为前、中、后三层，其扭伤，为腰腿痛的病因之一；背肌可分为浅、深两群，肌间有枕下三角、听诊三角、腰上三角、腰下三角，其中听诊三角由斜方肌的外下缘、肩胛骨脊柱缘和背阔肌上缘围成，是背部听诊呼吸音最清晰的部位；腰上、下三角均为腹后壁的薄弱区，为腰疝的好发部位。脊柱区主要由枕动脉、肋间后动脉、腰动脉、臀上动脉、臀下动脉等供血。神经主要来自副神经、31 对脊神经后支、肩胛背神经及胸背神经。

椎管由椎孔、骶管及它们之间的骨连结形成，其内容物有脊髓及其被膜、脊神经根、血管及结缔组织等。脊髓表面被有三层被膜，由外向内为硬脊膜、脊髓蛛网膜和软脊膜，由外向内依次形成硬膜外隙、硬膜下隙和蛛网膜下隙，隙内有脊神经根通过，临床常将药物注入硬膜外隙和蛛网膜下隙，以阻滞该隙内的脊神经根。脊神经根分为蛛网膜下隙段和硬膜外段，硬膜外段较短，在椎间孔处，位置固定最易受压。脊髓的动脉有起自椎动脉的脊髓前、后动脉和起自节段性动脉的根动脉。

（许仕全）

第六章数字资源

第六章动画

第六章课件

第六章自测题

第七章

上　肢

学习要点

掌握：① 上肢浅静脉的起始、行程、注入及临床意义；② 腋窝、肘窝的境界、内容；③ 腕
管的构成及内容；④ 手掌中部和手背的层次结构及筋膜间隙；⑤ 上肢肌的配布及重要血管、神
经的位置、行程、主要分支分布。

第一节　概　　述

与下肢相比，上肢具有骨骼轻巧、关节囊薄而松弛、关节灵活、肌多、肌形较小而细长等特点。

一、境界与分区

上肢与颈、胸、背相连。以锁骨上缘外 1/3 段及肩峰至第 7 颈椎棘突连线与颈部分界，以三角肌前、后缘上部与腋前、后襞下缘中点的连线与胸、背部分界。上肢可分为肩、臂、肘、前臂、腕和手部，各部又分为若干区。

二、表面解剖

（一）体表标志

1. 肩部　**肩峰**位于肩关节上方，是肩部最高的骨性标志。沿肩峰向前内可触及锁骨全长，向后内可触及**肩胛冈**。在锁骨中、外 1/3 交界处下方的锁骨下窝内可触及**喙突**。肩峰的下外方为**肱骨大结节**。腋前、后襞为腋窝的前、后界。**肩胛下角**平第 7 胸椎棘突并与第 7 肋或第 7 肋间隙相对，是背部计数肋或肋间隙的重要标志。

2. 臂部　臂前区可见**肱二头肌**，其两侧为**肱二头肌内、外侧沟**。三角肌粗隆位于臂中部的外侧。

3. 肘部　屈肘时可触及紧张的**肱二头肌腱**。在肘的内、外侧和后方可分别触及**肱骨内、外上髁**和**尺骨鹰嘴**。外上髁的下方可触及桡骨头。在肱骨内上髁和尺骨鹰嘴之间可触及**尺神经沟**。

4. 腕部和手部　尺骨茎突和桡骨茎突可分别在腕的后内侧和外侧触及，尺骨茎突的近侧为**尺骨头**。腕前区皮肤有三条横纹，即**腕近侧纹、腕中间纹**和腕远侧纹。在腕远侧纹的稍下方，桡侧可触及**舟骨结节**和**大多角骨结节**，尺侧可触及**豌豆骨和钩骨钩**。用力握拳时，腕前区有三条纵行的肌腱隆起：居中线者为**掌长肌腱**，其深面有正中神经通过；该肌腱的桡侧为**桡侧腕屈肌腱**，桡动脉位于该肌腱的外侧，是临床上常用的切脉点；最尺侧为**尺侧腕屈肌腱**。指伸肌腱位于手背皮下。**鱼际**是手掌桡侧的肌性隆起，**小鱼际**是手掌尺侧的肌性隆起，两鱼际之间的凹陷为掌心。解剖学"**鼻烟窝**"为腕和手背外侧的三角形凹陷，当拇指伸和外展时最明显。窝的桡侧界为拇长展肌腱和拇短伸肌腱，尺侧界为拇长伸肌腱；窝底

为手舟骨和大多角骨，窝内有桡动脉通过，此处可摸到其搏动。

（二）对比关系

解剖学姿势时，在肩部，肩峰、肱骨大结节和喙突之间形成一等腰三角形。在肘部，屈肘呈直角时肱骨内上髁、外上髁和尺骨鹰嘴之间形成一等腰三角形。当肩、肘关节脱位时，这种正常比例关系即发生改变。

（三）提携角

正常时，臂轴与前臂轴的延长线构成向外开放的钝角，为165°～170°，其补角为10°～15°，称为**提携角**。提携角在0°～10°之间时为直肘，小于0°为**肘内翻**，大于15°为**肘外翻**（图7-1）。

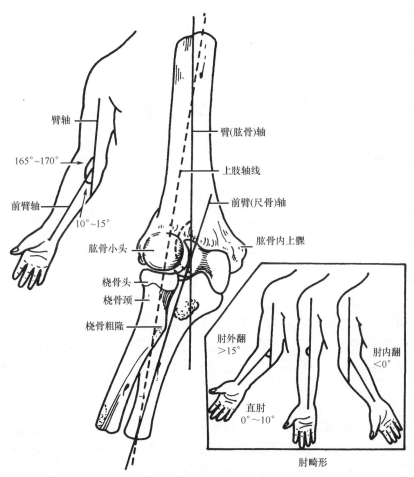

图7-1　上肢轴线及提携角

（四）体表投影

1. 上肢动脉（图7-2）

（1）**腋动脉和肱动脉**：上肢外展90°时，掌心向上，从锁骨中点至肘前横纹中点远侧2 cm处的连线为腋动脉和肱动脉的体表投影，两者以大圆肌下缘为界。

（2）**桡动脉和尺动脉**：肘前横纹中点远侧2 cm处至桡骨茎突的连线为桡动脉的投影，至豌豆骨桡侧的连线为尺动脉的投影。

2. 上肢神经干

（1）**正中神经**：在臂部与肱动脉一致，位于肱二头肌内侧沟内。在前臂为从肱骨内上髁与肱二头肌腱连线中点，向下至腕远侧纹中点稍外侧的连线。

（2）**尺神经**：从腋窝顶，经肱骨内上髁与尺骨鹰嘴之间至豌豆骨桡侧的连线。

（3）**桡神经**：自腋后襞下缘外侧端与臂交点处起，向下斜行经过肱骨后方至肱骨外上髁的连线。

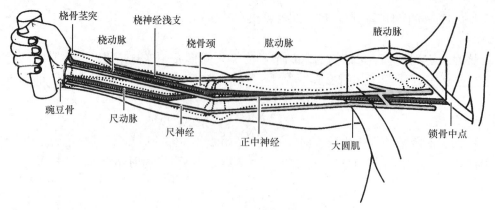

图 7-2　上肢动脉和神经干的体表投影

第二节　肩　　部

肩部包括腋区、三角肌区和肩胛区。

一、腋区

腋区位于肩关节下方、臂上段与胸外侧壁上部之间。上肢外展时，呈向上的穹隆状皮肤凹陷，其深面四棱锥形的腔隙称腋窝（axillary fossa），内有腋血管、臂丛、腋淋巴结和疏松结缔组织等结构，是颈、胸部与上肢血管神经的重要通道。

（一）腋窝的构成

腋窝由一顶、一底和四壁构成（图 7-3）。

1. **顶**　即腋窝的上口，由锁骨中 1/3 段、第 1 肋外缘和肩胛骨上缘围成，向上通颈根部。

2. **底**　由皮肤、浅筋膜和腋（深）筋膜共同构成。皮肤较薄，借纤维隔与腋筋膜相连，皮肤内含有大量的皮脂腺和汗腺。浅筋膜中央部较薄，因有皮神经、浅血管和浅淋巴管穿过而呈筛状，故又称**筛状筋膜**。

3. **四壁**　有前、后壁和内、外侧壁。

（1）**前壁**：由胸大肌、胸小肌、锁骨下肌和锁胸筋膜等构成。锁胸筋膜（clavipectoral fascia）是连于喙突、锁骨下肌和胸小肌上缘之间的深筋膜，有头静脉，胸肩峰动、静脉和胸外侧神经穿过（图 7-4）。

（2）**后壁**：由肩胛骨、肩胛下肌、大圆肌和背阔肌构成。由于肱三头肌长头在大圆肌后方和小圆肌前方之间穿过，在腋后壁形成 2 个肌间隙，即内侧的三边孔（trilateral foramen）和外侧的四边孔（quadrilateral foramen）。三边孔的上界为小圆肌、肩胛下肌，下界为大圆肌，外侧界为肱三头肌长头，内有旋肩胛动、静脉通过。四边孔的上、下界与三边孔相同，内侧界为肱三头肌长头，外侧界为肱骨外科颈，内有旋肱后动、静脉和腋神经通过（图 7-5）。

（3）**内侧壁**：由前锯肌、上 4 位肋及其肋间隙构成。

（4）**外侧壁**：由喙肱肌、肱二头肌以及肱骨的结节间沟构成。

（二）腋窝的内容

腋窝内有腋动脉及其分支、腋静脉及其属支、臂丛及其分支、淋巴管和淋巴结、腋鞘以及大量的脂肪和纤维结缔组织等（图 7-6）。

1. **腋动脉**（axillary artery）　以胸小肌为标志分为三段（图 7-4）。

（1）**第一段**：位于第 1 肋外缘与胸小肌上缘之间，位置较深。后方邻臂丛内侧束、胸长神经、前锯肌和第 1 肋间隙。内侧邻腋静脉和腋尖淋巴结。外侧紧邻臂丛后束和外侧束。此段动脉发出胸上动脉（superior thoracic artery）和胸肩峰动脉（thoracoacromial artery）。前者行向内侧，分布于第 1、2 肋间隙前

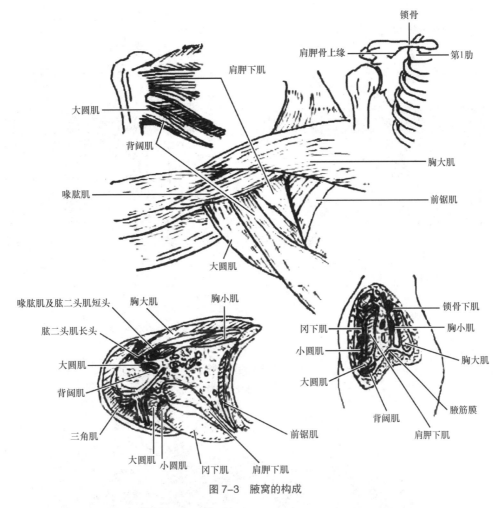

图 7-3　腋窝的构成

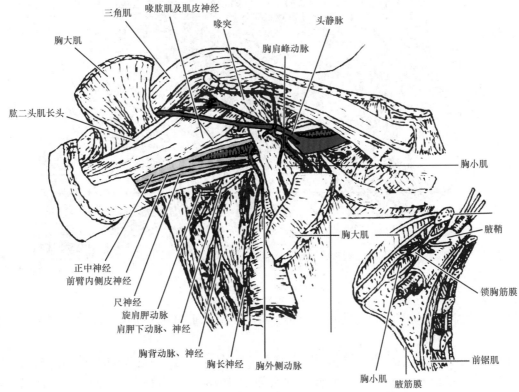

图 7-4　腋窝前壁的层次及内容

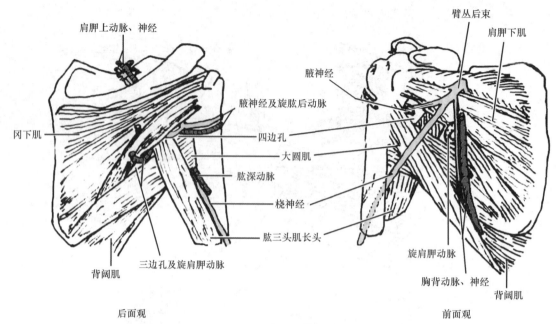

图 7-5　三边孔和四边孔

后面观　　　　　　　　　　　　　前面观

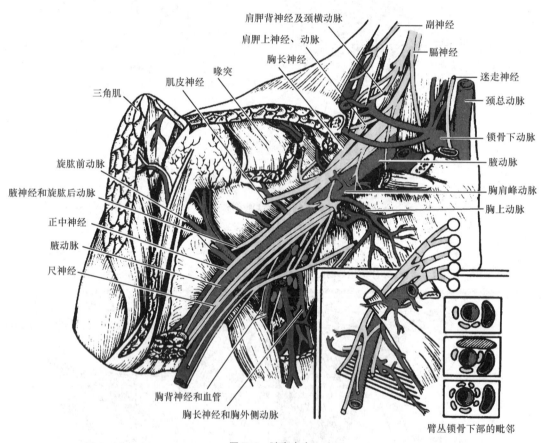

图 7-6　腋窝内容

部。后者以一短干穿锁胸筋膜，分支供应三角肌、肩峰、胸大肌和胸小肌等，此动脉也可发自腋动脉的第二段。

（2）第二段：位于胸小肌后方，臂丛后束和肩胛下肌前方，内侧为腋静脉和臂丛内侧束，外侧为臂丛外侧束。胸外侧动脉（lateral thoracic artery）从此段动脉发出后，沿胸小肌下缘附近行向前下，分支分布于前锯肌、胸大肌、胸小肌和女性乳房等。

（3）第三段：位于胸小肌下缘与大圆肌下缘之间，是三段动脉中最长的一段，其末端位置最表浅，仅覆盖皮肤及浅、深筋膜。此段动脉发出肩胛下动脉（subscapular artery）、旋肱前动脉（anterior humeral circumflex artery）和旋肱后动脉（posterior humeral circumflex artery）。肩胛下动脉为一较粗的短干，沿肩胛下肌下缘向后下方走行，分为旋肩胛动脉（circumflex scapular artery）和胸背动脉（thoracodorsal artery）。前者经三边孔入冈下窝，后者下行至背阔肌。旋肱前动脉和旋肱后动脉在肱骨外科颈水平发出，分别绕过肱骨外科颈的前、后方行向外侧，彼此吻合，分支至三角肌和肩关节等。

2. 腋静脉（axillary vein） 位于腋动脉的前内侧，两者之间夹有臂丛内侧束、胸内侧神经、前臂内侧皮神经和尺神经，内侧有臂内侧皮神经，远端有腋外侧淋巴结，近端有腋尖淋巴结。腋静脉管壁与腋鞘和锁胸筋膜相愈着，损伤后常处于开放状态，易发生空气栓塞。

3. 臂丛（brachial plexus） 位于腋窝内的部分为臂丛的锁骨下部，围绕在腋动脉周围，形成内、外侧束和后束。各束先位于腋动脉第一段的后外侧，后位于腋动脉第二段的内侧、外侧和后方。在腋动脉第三段周围的是臂丛各束发出的分支。外侧束发出胸外侧神经和肌皮神经。内侧束发出胸内侧神经、臂内侧皮神经、前臂内侧皮神经和尺神经。内、外侧束还分别发出正中神经内、外侧根。后束的分支有腋神经、桡神经、胸背神经和肩胛下神经。另外，还有起自锁骨上部的胸长神经，于腋中线后方沿前锯肌表面下降，并分布于该肌。

4. 腋淋巴结（axillary lymph node） 位于腋窝的疏松结缔组织中，沿腋血管排列，可分5群（图7-7）：① **外侧淋巴结**：沿腋静脉远端排列，收纳上肢的淋巴；② **胸肌淋巴结**：在胸小肌下缘，沿胸外侧血管排列，收纳胸前外侧壁、乳房外侧部的淋巴；③ **肩胛下淋巴结**：沿肩胛下血管和胸背神经排列，收纳背部、肩部及胸后壁的淋巴；④ **中央淋巴结**：位于腋窝中央的脂肪组织中，收纳上述3群淋巴结的输出淋巴管，其输出淋巴管注入尖淋巴结；⑤ **尖淋巴结**：沿腋静脉近端排列，收纳中央淋巴结及其他各群淋巴结的输出淋巴管，以及乳房上部的淋巴，其输出淋巴管汇合成锁骨下干，左侧注入胸导管，右侧注入右淋巴导管。

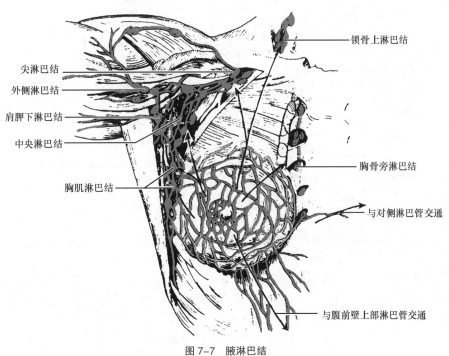

图 7-7 腋淋巴结

临床意义 乳腺癌根治术中清除腋淋巴结时，应注意保护胸长神经、胸背神经、腋静脉主干和头静脉末段。如胸长神经损伤可导致前锯肌瘫痪，出现"翼状肩"体征；胸背神经损伤可导致上肢后伸无力；腋静脉损伤易发生空气栓塞；当腋静脉或肱静脉回流受阻时，头静脉是上肢静脉血回流的唯一侧支循环途径。

5. 腋鞘及腋窝蜂窝组织　腋鞘（axillary sheath）包裹在臂丛、腋动脉和腋静脉周围的致密结缔组织膜，由颈部椎前筋膜延续而来。腋窝内，在臂丛、腋血管及腋淋巴结周围有大量疏松结缔组织，称腋窝蜂窝组织，并沿血管神经束延续至相邻各区。

临床意义　① 临床上做锁骨下臂丛麻醉时，可将药液注入腋鞘内，以麻醉上肢。② 腋窝内的感染沿蜂窝组织间隙和腋鞘向上可蔓延至颈根部，向下可达臂部，向后经三边孔和四边孔蔓延至肩胛区、三角肌区，向前可至胸大、小肌之间的胸肌间隙。

二、三角肌区和肩胛区

（一）三角肌区

三角肌区（deltoid region）是指三角肌所占据的区域。

1. 浅层结构　皮肤较厚，浅筋膜较致密，脂肪少。皮神经为腋神经的皮支，即臂外侧上皮神经，从三角肌后缘浅出，分布于三角肌表面的皮肤。

2. 深层结构　三角肌表面的深筋膜不发达。三角肌从前方、外侧和后方包绕肩关节，使肩部成圆隆状。三角肌前缘有头静脉走行，腋神经及旋肱后动、静脉穿四边孔后进入三角肌深面，腋神经分支支配三角肌和小圆肌，旋肱后血管绕肱骨外科颈向前与旋肱前血管吻合（图7-8）。

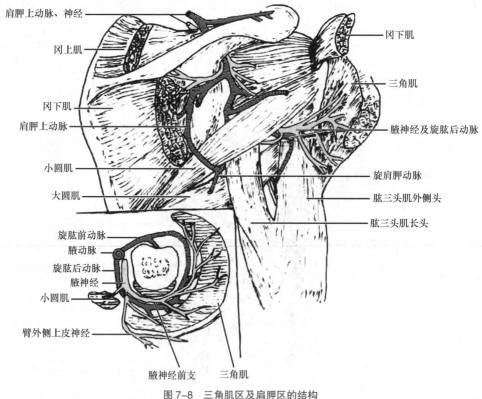

图7-8　三角肌区及肩胛区的结构

临床意义　肱骨外科颈骨折时，近侧端因受冈上肌、冈下肌和小圆肌的牵拉，呈外展外旋位；而远侧端由于受胸大肌、背阔肌和大圆肌的牵拉，呈内收内旋位。由于两骨折端严重错位，易损伤腋神经和旋肱前、后血管，造成三角肌瘫痪和深部血肿，肩不能外展，可出现方肩。

（二）肩胛区

肩胛区（scapular region）是指肩胛骨后面的区域。

1. 浅层结构 皮肤较厚，浅筋膜较致密，内有锁骨上神经分布。

2. 深层结构 深筋膜发达。肌层分浅、深层，浅层有斜方肌，深层有冈上肌、冈下肌、小圆肌和大圆肌，肌的深面有肩胛骨。肩胛上动脉经肩胛上横韧带的上方进入肩胛区，分布于冈上、下肌。肩胛上神经在该韧带的下方进入肩胛区，支配冈上、下肌等。旋肩胛动脉经三边孔穿出后与肩胛上动脉吻合。

（三）肌腱袖

肌腱袖（musculotendinous cuff）又称肩袖，由冈上肌、冈下肌、小圆肌和肩胛下肌的肌腱连成宽扁的腱板，围绕在肩关节的上、后和前方，并与肩关节囊愈合。前方为肩胛下肌腱，上方是冈上肌腱，后方为冈下肌腱和小圆肌腱（图7-9）。肌腱袖对肩关节起稳定作用，当肩关节扭伤或脱位时，肌腱袖常可被撕裂。

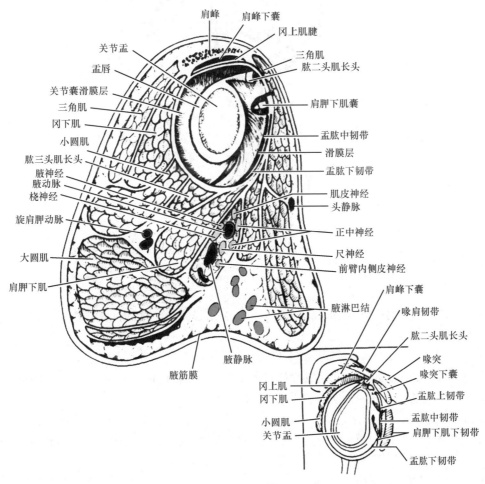

图7-9 肌腱袖

三、肩胛动脉网

肩胛动脉网位于肩胛骨周围，由三条动脉的分支相互吻合形成（图7-10）。**肩胛上动脉**多发自甲状颈干，经肩胛上横韧带的上方进入冈上窝，走行于冈上肌与骨面之间，再绕肩胛颈的背面至冈下窝。**肩胛背动脉**多发自颈横动脉，沿肩胛骨内侧缘下降，分支至冈下窝。**旋肩胛动脉**发自肩胛下动脉，穿三边孔向后进入冈下窝。肩胛动脉网是肩部血液的重要侧支循环途径，在肩胛下动脉发出点以上结扎腋动脉时，对上肢侧支循环的建立具有重要意义。

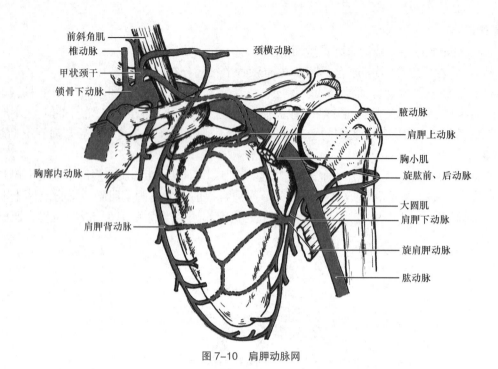

前斜角肌
椎动脉
甲状颈干
锁骨下动脉
颈横动脉
胸廓内动脉
腋动脉
肩胛上动脉
胸小肌
旋肱前、后动脉
大圆肌
肩胛下动脉
肩胛背动脉
旋肩胛动脉
肱动脉

图 7-10　肩胛动脉网

第三节　臂　部

臂部借肱骨和内、外侧肌间隔分为臂前区和臂后区。

一、臂前区

（一）浅层结构

1. 皮肤和浅筋膜　臂前区（anterior brachial region）皮肤较薄，移动性大。浅筋膜薄而松弛，内有浅静脉和皮神经等。

2. 浅静脉

（1）头静脉（cephalic vein）：起于手背静脉网的桡侧，在臂前区，沿肱二头肌外侧沟向上，经三角肌胸大肌间沟，穿锁胸筋膜注入腋静脉或锁骨下静脉。

（2）贵要静脉（basilic vein）：起于手背静脉网的尺侧，在肘部接受肘正中静脉后，沿肱二头肌内侧沟向上，至臂中点稍下方穿深筋膜汇入肱静脉，也可伴肱静脉向上，至大圆肌下缘处注入腋静脉。

3. 皮神经

（1）臂外侧上皮神经（superior lateral brachial cutaneous nerve）：为腋神经的皮支，自三角肌后缘浅出，分布于臂上部外侧皮肤。

（2）臂外侧下皮神经（inferior lateral brachial cutaneous nerve）：是桡神经的皮支，在三角肌止点的下方浅出，分布于三角肌止点以下的臂下部外侧皮肤。

（3）臂内侧皮神经（medial brachial cutaneous nerve）：发自臂丛内侧束，在臂内侧中点穿深筋膜浅出，分布于臂下部内侧皮肤。

（4）肋间臂神经（intercostobrachial nerve）：为第 2 肋间神经的外侧皮支，分布于臂上部内侧和腋窝底的皮肤。

（二）深层结构

1. 深筋膜　臂部深筋膜除包被臂肌外，还发出内、外侧肌间隔，伸入前、后肌群之间，附于肱骨两侧。臂前区深筋膜和内、外侧肌间隔及肱骨可围成**臂前骨筋膜鞘**，内有臂前群肌和穿经臂前区的血管、神经等（图7-11）。

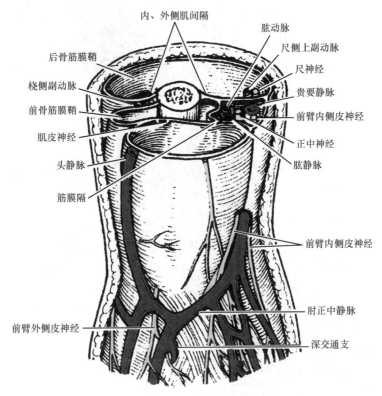

图7-11　臂前区骨筋膜鞘

2. 臂前区肌　有肱二头肌、喙肱肌和肱肌，均由肌皮神经支配。

3. 臂前区血管

（1）肱动脉（brachial artery）：为腋动脉在大圆肌下缘处的直接延续，在臂前份伴正中神经沿肱二头肌内侧下行至桡骨颈平面，分为桡动脉和尺动脉。肱动脉在臂上份居肱骨内侧，中份居其前内方，下份居其前方。肱动脉的分支有：起点附近发出肱深动脉（deep brachial artery），肱深动脉起点稍下方发出伴尺神经下行的**尺侧上副动脉**，在肱骨内上髁稍上方发出**尺侧下副动脉**（图7-12）。尺侧上、下副动脉均参与肘关节动脉网的组成。

临床意义　① 因肱动脉的下1/3段位于肱骨前方，故肱骨髁上骨折可能会损伤肱动脉。② 当前臂和手外伤出血时，可在臂中部将肱动脉压向肱骨以暂时止血。

（2）肱静脉（brachial vein）：两条，伴行于肱动脉的两侧。约在臂中点处，贵要静脉穿深筋膜注入内侧肱静脉，或沿肱静脉上行至于大圆肌下缘处，与肱静脉汇合成腋静脉。

4. 臂前区的神经

（1）肌皮神经（musculocutaneous nerve）：发自臂丛外侧束，斜穿喙肱肌，在肱二头肌和肱肌之间行向外下，发出肌支支配上述三肌，终支在肘关节稍上方穿深筋膜浅出续为前臂外侧皮神经，分布于前臂外侧部皮肤。

（2）尺神经（ulnar nerve）：发自臂丛内侧束，先伴肱动脉内侧下行，继而离开肱动脉行向后下，穿内侧肌间隔至臂后区。

（3）正中神经（median nerve）：以两根分别发自臂丛内、外侧束，先行于肱动脉外侧，在臂中点越过肱动脉前方，至其内侧下行至肘窝，在臂部一般无分支。

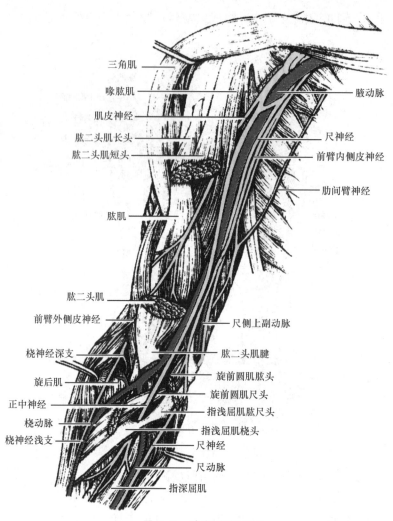

图 7-12　臂前区深层结构

（4）桡神经（radial nerve）：发自臂丛后束，在臂上部位于肱动脉后方，继而与肱深动脉伴行进入肱骨肌管至臂后区。

二、臂后区

臂后区（posterior brachial region）指肱骨和臂内、外侧肌间隔以后的部分。

（一）浅层结构

皮肤较臂前区活动性小，有由腋神经发出的**臂外侧上皮神经**分布于臂外侧上部皮肤；由桡神经发出的**臂外侧下皮神经**分布于臂外侧下部皮肤；由桡神经发出的臂后皮神经（posterior brachial cutaneous nerve）分布于臂后区中部皮肤；**肋间臂神经和臂内侧皮神经**分布于臂后区内侧上、下部皮肤。

（二）深层结构

1. 深筋膜　较厚，由臂后区深筋膜，臂内、外侧肌间隔和肱骨共同围成**臂后骨筋膜鞘**，内有肱三头肌和臂后区的血管、神经等。

2. 臂后区肌　只有肱三头肌，由桡神经支配。

3. 肱骨肌管（humeromuscular tunnel）　又称**桡神经管**，由肱三头肌与肱骨桡神经沟共同围成，管的下口约在肱骨中、下 1/3 交界处，内有桡神经及伴行的肱深血管。

4. 桡血管神经束　桡神经自臂丛后束分出后，在大圆肌下缘伴肱深动脉向外下进入桡神经沟，在肱骨中、下 1/3 交界处穿外侧肌间隔至肘窝外侧（图 7-13）。在行程中，发肌支支配肱三头肌。**肱深动脉**在肱骨肌管内分为前、后两支，前支称桡侧副动脉（radial collateral artery），与桡神经伴行穿外侧肌间隔；

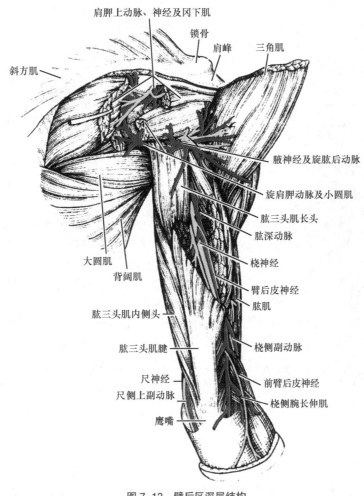

图 7-13 臂后区深层结构

后支称中副动脉（middle collateral artery），在臂后区下行。二者均参与肘关节动脉网的组成。**肱深静脉有两条**，伴行于肱深动脉的两侧。

> **临床意义**
>
> 　　由于桡神经在穿经肱骨肌管时，紧贴肱骨，故肱骨中段或中、下 1/3 交界处骨折时，容易损伤桡神经。桡神经损伤后主要表现为：前臂伸肌瘫痪，抬前臂时呈"垂腕"状态；不能伸腕、伸拇指和其余手指的近侧指间关节，外展拇指能力减弱；感觉障碍以手背面第 1、2 掌骨间隙的"虎口区"最为明显。

　　5. 尺神经　伴尺侧上副动脉下行，在臂中份以下，沿臂内侧肌间隔后方，肱三头肌内侧头前方下行，经尺神经沟至前臂前区。

第四节　肘　部

　　肘部介于臂与前臂之间，肱骨内、外上髁连线上、下各两横指的环行线分别为肘部的上、下界。通过肱骨内、外上髁的冠状面将肘部分为肘前区和肘后区。

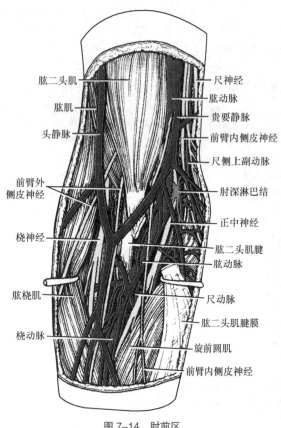

图 7-14　肘前区

图中标注（左侧，自上而下）：肱二头肌、肱肌、头静脉、前臂外侧皮神经、桡神经、肱桡肌、桡动脉

图中标注（右侧，自上而下）：尺神经、肱动脉、贵要静脉、前臂内侧皮神经、尺侧上副动脉、肘深淋巴结、正中神经、肱二头肌腱、肱动脉、尺动脉、肱二头肌腱膜、旋前圆肌、前臂内侧皮神经

一、肘前区

（一）浅层结构

肘前区（anterior cubital region）皮肤薄而柔软，浅筋膜疏松。头静脉和贵要静脉分别行于肱二头肌腱的外侧和内侧。肘正中静脉（median cubital vein）可由头静脉斜向上内，连于贵要静脉，或由前臂正中静脉（median antebrachial vein）至肘前区呈"Y"形分别注入头静脉和贵要静脉（图 7-14）。肘部浅静脉较粗大，位置表浅，临床上常用作静脉穿刺点。前臂内侧皮神经与贵要静脉伴行，**前臂外侧皮神经经肱二头肌的外侧穿出深筋膜**，伴行于头静脉的后内侧。在肱骨内上髁上方，贵要静脉附近有**肘浅淋巴结**（又称滑车上淋巴结），收纳手和前臂尺侧半浅部的淋巴，其输出淋巴管伴肱静脉注入腋淋巴结。

（二）深层结构

1. 深筋膜　上续臂前区深筋膜，向下续前臂前区深筋膜。**肱二头肌腱膜**是从肱二头肌腱内侧发出的部分纤维，向内下融入肘前区深筋膜形成，其深面有肱血管和正中神经通过。肱二头肌肌腱与腱膜交角处，是触及肱动脉搏动和测量血压的听诊部位。

2. 肘窝（cubital fossa）　是指肘前区尖向下、底朝上的三角形凹陷。

（1）境界：上界为肱骨内、外上髁的连线；下外侧界为肱桡肌；下内侧界为旋前圆肌；窝底由肱肌、旋后肌及肘关节囊构成；窝顶由深筋膜和肱二头肌腱膜覆盖。

（2）内容：以肱二头肌腱为标志，其内侧从外到内依次为肱动、静脉和正中神经。肱动脉在约平桡骨颈高度分为桡动脉和尺动脉。桡动脉越过肱二头肌腱表面斜向外下，至肱桡肌内侧继续下行。尺动脉经旋前圆肌深头深面至尺侧腕屈肌深面下行。正中神经越过尺动、静脉前方，穿旋前圆肌两头之间，进入指浅屈肌深面下行。肘深淋巴结位于肱动脉分叉处。

在肱二头肌腱外侧有前臂外侧皮神经穿出深筋膜，肱肌与肱桡肌之间有桡神经和桡侧副动脉下行。在肱骨外上髁处，桡神经分为浅、深两支。浅支在肱桡肌深面下行，深支穿旋后肌到前臂后区改名为骨间后神经。

二、肘后区

肘后区（posterior cubital region）皮肤薄而松弛，浅筋膜不发达，肱三头肌腱附着于尺骨鹰嘴。在内上髁与尺骨鹰嘴之间的尺神经沟内有尺神经通过，此处位置表浅，可在皮下扪及。肘关节脱位或内上髁骨折，均可损伤尺神经。

（1）**肘后三角**：肘关节屈曲呈直角时，肱骨内、外上髁和尺骨鹰嘴三点构成等腰三角形，称肘后三角。三角的尖指向远端。当肘关节伸直时，上述三点成一条直线。肘关节脱位或肱骨内、外上髁骨折时，三者的等腰三角形关系或直线关系发生改变。但肱骨其他部位的骨折，不会影响它们的三角形和直线关系。

（2）**肘外侧三角**：肘关节屈曲 90° 时，从桡侧观察肱骨外上髁、桡骨头与尺骨鹰嘴尖端构成一尖端指向前方的等腰三角形，称肘外侧三角，其中心点可作为肘关节穿刺的进针点。

（3）**肘后窝**：肘关节伸直时，在尺骨鹰嘴、桡骨头和肱骨小头之间形成一个小的凹陷称肘后窝。窝的深方恰对肱桡关节，并可触及桡骨头。可经此做肘关节穿刺，当肘关节积液时，此窝可因肿胀而消失。

三、肘关节动脉网

由桡侧副动脉，中副动脉，尺侧上、下副动脉，桡侧返动脉，尺侧返动脉前、后支和发自骨间总动脉的骨间返动脉在肘关节周围吻合而成。在肱深动脉发出点以下结扎肱动脉时，肘关节动脉网可起到侧支循环的作用（图7-15）。

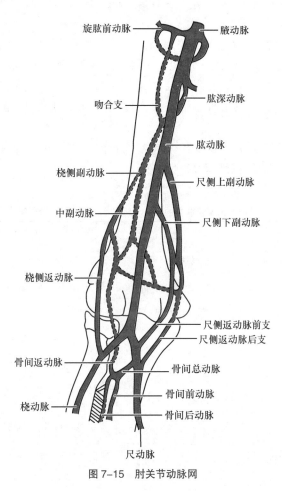

图7-15 肘关节动脉网

第五节 前 臂 部

前臂部介于肘部和手部之间，分为前臂前区和前臂后区。

一、前臂前区

前臂前区指位于尺、桡骨和前臂骨间膜以前的部分，包括前臂肌前群、血管和神经等结构。

（一）浅层结构

皮肤较薄，移动性大，浅筋膜较疏松，内有浅静脉和皮神经。

1. 浅静脉　头静脉从手背静脉网的桡侧起始后，逐渐转至前臂前面的桡侧上行，在肘窝处借肘正中静脉与贵要静脉交通。贵要静脉从手背静脉网的尺侧起始后，逐渐转至前臂前面的尺侧上行。**前臂正中静脉**行于前臂前面的正中，为一不恒定的细支，起于手掌静脉丛，向上注入肘正中静脉。

2. 皮神经　前臂内侧皮神经（medial antebrachial cutaneous nerve）发自臂丛内侧束，在臂内侧中点稍下方伴贵要静脉穿深筋膜浅出，分布于前臂内侧皮肤。前臂外侧皮神经（lateral antebrachial cutaneous

nerve）是肌皮神经的终支，在肘窝稍上方，肱二头肌外侧穿深筋膜浅出，沿前臂外侧下行，分布于前臂前外侧皮肤。

（二）深层结构

1. 深筋膜　前臂前区的深筋膜薄而柔韧，在肘部有肱二头肌腱膜加强，在腕前部前臂深筋膜增厚形成屈肌支持带。前臂前区的深筋膜还伸入前、后肌群之间，形成前臂内、外侧肌间隔，内侧肌间隔附于尺骨后缘和尺骨鹰嘴，外侧附于桡骨。

2. 前臂前骨筋膜鞘　由前臂前区的深筋膜、前臂内、外侧肌间隔、桡骨，尺骨和前臂骨间膜共同围成，内有前臂肌前群、桡、尺血管神经束，骨间前血管神经束和正中神经等。

（1）**前臂肌前群**：共9块，分4层。第一层从桡侧向尺侧依次为肱桡肌、旋前圆肌、桡侧腕屈肌、掌长肌和尺侧腕屈肌。第二层为指浅屈肌。第三层为桡侧的拇长屈肌和尺侧的指深屈肌。第四层为旋前方肌。

旋前圆肌起点有两个头，肱头（又称浅头）起自肱骨内上髁，尺头（又称深头）起自尺骨冠突，两头之间有正中神经穿过，深头的深面有尺动脉通过。

前臂肌前群的分层、起止点、作用和神经支配见表7-1。

表7-1　前臂肌前群的分层、起止点、作用和神经支配

分　层	名　称	起　点	止　点	作　用	神经支配
第一层	肱桡肌	肱骨外上髁上方	桡骨茎突	屈肘关节	桡神经
	旋前圆肌	肱骨内上髁、前臂深筋膜	桡骨外侧面中部	屈肘关节、使前臂旋前	正中神经
	桡侧腕屈肌		第2掌骨底	屈肘关节，屈、外展腕关节	
	掌长肌		掌腱膜	屈腕关节、紧张掌腱膜	
	尺侧腕屈肌		豌豆骨	屈腕关节、使腕关节内收	尺神经
第二层	指浅屈肌	肱骨内上髁，尺、桡骨前面	第2～5指中节指骨两侧	屈肘关节、屈腕关节、屈掌指关节和近侧指间关节	正中神经
第三层	拇长屈肌	桡、尺骨上端的前面和骨间膜	拇指远节指骨底	屈腕关节、屈拇指的掌指和指间关节	正中神经
	指深屈肌		第2～5指远节指骨底	屈腕关节、屈第2～5指间关节和掌指关节	正中神经和尺神经
第四层	旋前方肌	尺骨远侧端	桡骨远侧端	使前臂旋前	正中神经

（2）**血管神经束**：前臂前区有4个血管神经束（图7-16）。

1）**桡侧血管神经束**：由桡动脉及其2条伴行静脉和桡神经浅支组成，走行在肱桡肌深面。

A. 桡动脉（radial artery）：在前臂上部，位于肱桡肌与旋前圆肌之间，在前臂下部，位于肱桡肌腱与桡侧腕屈肌腱之间，此处位置表浅，仅覆以皮肤和浅、深筋膜，能扪及桡动脉的搏动，故为临床上切脉或触摸脉搏的部位。桡动脉在起始部发出**桡侧返动脉**，向上外返行，分支营养附近诸肌，并参与肘关节动脉网构成。在腕前区发出掌浅支，经鱼际表面或穿鱼际至手掌。桡动脉及其分支均有相应的静脉伴行。

B. 桡神经浅支（superficial branch of radial nerve）：为桡神经的皮支，在肱桡肌深面沿桡血管外侧下行。在前臂近侧1/3段，二者相距较远，中1/3段，二者伴行于肱桡肌与指深屈肌之间，远侧1/3段二者又分开。桡神经浅支经肱桡肌腱深面转至前臂后区，下行至手背，分布于腕及手背桡侧半皮肤以及桡侧两个半指近节指背面皮肤。

2）**尺侧血管神经束**：由尺动脉及其2条伴行静脉和尺神经组成，走行于前臂尺侧。

A. 尺动脉（ulnar artery）：经旋前圆肌深面下行至前臂前区，位置渐趋表浅，至腕部则位于尺侧腕屈肌腱的外侧，并经豌豆骨桡侧入手掌，终支参与构成掌浅弓。尺动脉除发肌支至前臂尺侧诸肌外，在桡骨粗隆平面发出骨间总动脉（common interosseous artery），粗而短，随即分为**骨间前动脉**和**骨间后动脉**，

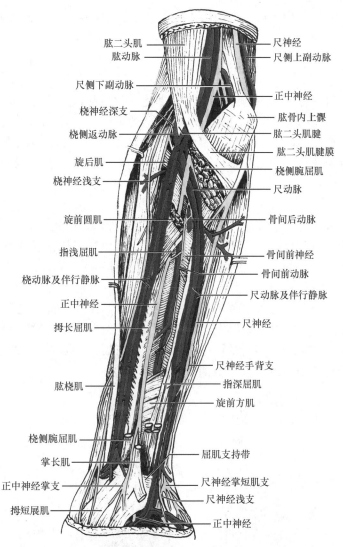

肱二头肌
肱动脉
尺侧下副动脉
桡神经深支
桡侧返动脉
旋后肌
桡神经浅支
旋前圆肌
指浅屈肌
桡动脉及伴行静脉
正中神经
拇长屈肌
肱桡肌
桡侧腕屈肌
掌长肌
正中神经掌支
拇短展肌

尺神经
尺侧上副动脉
正中神经
肱骨内上髁
肱二头肌腱
肱二头肌腱膜
桡侧腕屈肌
尺动脉
骨间后动脉
骨间前神经
骨间前动脉
尺动脉及伴行静脉
尺神经
尺神经手背支
指深屈肌
旋前方肌
屈肌支持带
尺神经掌短肌支
尺神经浅支
正中神经

图 7-16 前臂前区深层结构

分别行于前臂骨间膜的前、后方。此外，尺动脉在肘窝还分出尺侧返动脉，该动脉为前、后两支，返行向上，分支营养邻近诸肌，并参与肘关节动脉网构成。尺动脉及其分支均有相应的静脉伴行。

B. 尺神经：经尺神经沟下降入前臂，穿尺侧腕屈肌至前臂内侧，在尺侧腕屈肌与指深屈肌之间、尺动脉的内侧下行，并发肌支至尺侧腕屈肌和指深屈肌尺侧半。主干在桡腕关节上方约 5 cm 处发出细小的尺神经手背支，经尺侧腕屈肌的深面转至手背，分布于手背尺侧半皮肤。

3）**正中血管神经束**：由正中神经及其伴行血管组成。

A. **正中动脉**：为骨间前动脉发出的一细小分支，伴正中神经下降，有同名静脉伴行。

B. **正中神经**：在肱动脉内侧下行至肘窝，穿旋前圆肌的两头之间，于指浅、深屈肌之间下行，至腕部居掌长肌腱深面、桡侧腕屈肌腱和指浅屈肌腱之间，经腕管入手掌，正中神经在前臂发肌支支配旋前圆肌、桡侧腕屈肌、掌长肌和指浅屈肌。

4）**骨间前血管神经束**：由骨间前血管和神经组成。

A. **骨间前动脉**（anterior interosseous artery）：自骨间总动脉发出后，在指深屈肌和拇长屈肌之间沿前臂骨间膜前方下行，有同名静脉伴行。

B. **骨间前神经**（anterior interosseous nerve）：为正中神经穿旋前圆肌的两头之间处发出，伴骨间前动脉下行至旋前方肌深面，分支支配拇长屈肌、指深屈肌桡侧半和旋前方肌。

（3）**前臂屈肌后间隙**（posterior space of antebrachial flexor）：是前臂远侧 1/4 段的疏松结缔组织间隙，其前方为指深屈肌和拇长屈肌腱，后方为旋前方肌，内侧界为尺侧腕屈肌和前臂筋膜，外侧界为桡侧腕屈肌和前臂筋膜。此间隙向远侧经腕管通掌中间隙。当前臂远段或手掌筋膜间隙感染时，炎症可经此间隙互相蔓延。

二、前臂后区

前臂后区是指桡、尺骨和前臂骨间膜以后的部分，主要包括前臂肌后群、血管和神经等结构。

（一）浅层结构

皮肤较前臂前区稍厚，移动性小。浅筋膜内有头静脉和贵要静脉的远侧段及其属支。皮神经有前臂后皮神经，为桡神经的分支，分布于前臂后面皮肤。前臂内、外皮神经分别分布于前臂后面内、外侧皮肤。

（二）深层结构

1. 深筋膜　厚而坚韧，近侧部因有肱三头肌腱膜的加入而增厚，远侧在腕背侧增厚而形成**伸肌支持带**，以约束和保护伸肌腱，其内侧附于尺骨茎突和三角骨，外侧附于桡骨远端外侧缘。

2. 前臂后骨筋膜鞘　由前臂后区深筋膜，前臂内、外侧肌间隔，桡骨、尺骨和前臂骨间膜共同围成，内有前臂肌后群及骨间后血管神经束等。

（1）**前臂肌后群**：共10块，分浅、深两层，每层各5块。浅层自桡侧向尺侧依次为桡侧腕长伸肌、桡侧腕短伸肌、指伸肌、小指伸肌和尺侧腕伸肌。它们以一共同的伸肌总腱起自肱骨外上髁后面及深筋膜，向下均移行为长腱，经伸肌支持带深面至手背面。深层的旋后肌位于上外侧部，其余自桡侧向尺侧依次为拇长展肌、拇短伸肌、拇长伸肌和示指伸肌（图7-17）。

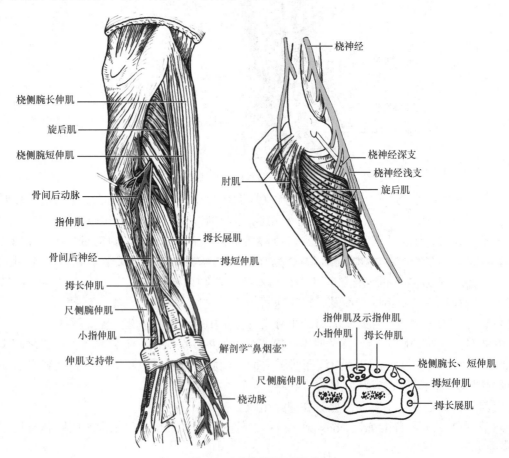

图7-17　前臂后区深层结构

由于拇长展肌、拇短伸肌、拇长伸肌从深层浅出，经桡侧腕长、短伸肌腱的浅面至拇指，故将浅层肌分为两组：外侧组为桡侧腕长、短伸肌，由桡神经支配；内侧组为指伸肌、小指伸肌和尺侧腕伸肌，由骨间后神经支配。两组肌之间的缝隙，因无神经走行，是前臂后区手术的安全入路。

前臂肌后群的分层、起止点、作用和神经支配见表7-2。

表7-2 前臂肌后群的分层、起止点、作用和神经支配

分层	名 称	起 点	止 点	作 用	神经支配
浅层	桡侧腕长伸肌	肱骨外上髁	第2掌骨底背面	伸腕关节、使腕关节外展	桡神经
	桡侧腕短伸肌		第3掌骨底背面		
	指伸肌		第2~5指的中、远节指骨底背面	伸肘关节、伸腕关节、伸第2~5指	
	小指伸肌		小指中、远节指骨底	伸小指	
	尺侧腕伸肌		第5掌骨底	伸腕关节、使腕关节内收	
深层	旋后肌	肱骨外上髁和尺骨外侧缘的上部	桡骨上1/3前面	使前臂旋后	
	拇长展肌	桡、尺骨及骨间膜的背面	第1掌骨底	外展拇指和手	
	拇短伸肌		拇指近节指骨底	伸拇指助手外展	
	拇长伸肌		拇指远节指骨底		
	示指伸肌		示指的指背腱膜	伸腕关节、伸示指掌指关节及指间关节	

（2）**骨间后血管神经束**：由骨间后血管、神经组成，走行在前臂肌后群的浅、深层之间。

1）骨间后动脉（posterior interosseous artery）：是骨间总动脉的终支之一，穿前臂骨间膜上缘至前臂后区，在前臂肌后群浅、深两层之间伴骨间后神经下行并分支营养邻近诸肌，同时发出分支参与肘关节动脉网和腕背动脉网的构成。骨间后动脉及其分支均有同名静脉伴行。

2）桡神经深支和骨间后神经（posterior interosseous nerve）：桡神经在肘窝外侧、肱骨外上髁前方分为浅支和深支。深支行向后下穿入旋后肌，在桡骨头下方5~7 cm处穿出该肌，改名**骨间后神经**。

第六节　腕 和 手

腕（wrist）的上界为尺、桡骨茎突近侧2横指的环行线，下界相当于屈肌支持带的下缘水平。手分为手掌、手背和手指三部分。

一、腕

腕是前臂的屈、伸肌腱，血管和神经到达手的通路，可分为腕前区和腕后区。

（一）腕前区

1. 浅层结构　皮肤和浅筋膜薄而松弛，浅筋膜内有前臂内、外侧皮神经，并有较多的浅静脉及浅淋巴管。

2. 深层结构

（1）腕掌侧韧带（palmar carpal ligament）：由前臂深筋膜在腕前区增厚形成，对前臂屈肌腱有固定、保护和支持作用。

（2）屈肌支持带（flexor retinaculum）：位于腕掌侧韧带远侧的深面，又名**腕横韧带**，是厚而坚韧的结缔组织带，其尺侧端附于豌豆骨和钩骨钩，桡侧端附于手舟骨和大多角骨结节。

（3）腕桡侧管（radial carpal canal）：屈肌支持带桡侧端分为两层，分别附于手舟骨结节和大多角骨结节，其间的间隙为腕桡侧管，内有桡侧腕屈肌腱及其腱鞘通过。

（4）腕尺侧管（ulnar carpal canal）：屈肌支持带尺侧端与腕掌侧韧带的远侧部分之间的间隙为腕尺侧

管，内有尺神经和尺动、静脉通过。尺神经在腕部位置表浅，易受损伤。

（5）腕管（carpal canal）：由屈肌支持带和腕骨沟共同围成，腕管内有指浅、深屈肌腱及**屈肌总腱鞘**（又称**尺侧囊**）、拇长屈肌腱及**拇长屈肌腱鞘**（又称**桡侧囊**）和正中神经通过。两腱鞘均超过屈肌支持带近侧和远侧 2.5 cm，屈肌总腱鞘常与小指的指滑膜鞘相通。由于拇长屈肌腱鞘一直延续到拇指的末节，故拇长屈肌腱鞘与拇指的指滑膜鞘相连（图 7-18）。

> **临床意义**　正中神经在腕部位置表浅，表面仅被以皮肤和浅、深筋膜，易受损伤。正中神经在腕管内居屈肌总腱鞘与拇长屈肌腱鞘之间，紧贴屈肌支持带深面，故当腕骨骨折时可压迫正中神经，导致腕管综合征。

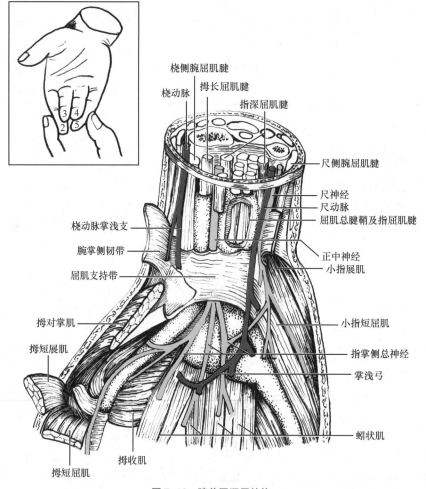

图 7-18　腕前区深层结构

（二）腕后区

1. **浅层结构**　腕后区皮肤比腕前区厚，浅筋膜薄，头静脉和贵要静脉分别行于腕后区桡侧和尺侧的浅筋膜内。桡神经浅支与头静脉伴行，经伸肌支持带浅面下行至手背。尺神经手背支在腕关节上方自尺神经发出后，经尺侧腕屈肌腱和尺骨之间转入腕后区，分支至手背皮肤。在腕后区正中部位，有前臂后皮神经的末支分布。

2. **深层结构**　伸肌支持带（extensor retinaculum）（又名**腕背侧韧带**）由腕后区深筋膜增厚形成，其内侧附于尺骨和三角骨，外侧附于桡骨。伸肌支持带向深方发出 5 个纤维隔，附于尺、桡骨的背面，形成 6 个骨纤维性管道，9 块前臂后群肌的肌腱及腱鞘在管内通过。从桡侧向尺侧依次为：① 拇长展肌腱和拇

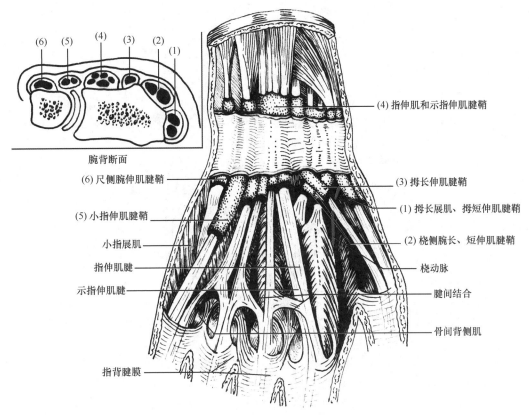

图中标注（左上腕背断面）：(6) (5) (4) (3) (2) (1)

腕背断面

左侧标注：
- (6) 尺侧腕伸肌腱鞘
- (5) 小指伸肌腱鞘
- 小指展肌
- 指伸肌腱
- 示指伸肌腱
- 指背腱膜

右侧标注：
- (4) 指伸肌和示指伸肌腱鞘
- (3) 拇长伸肌腱鞘
- (1) 拇长展肌、拇短伸肌腱鞘
- (2) 桡侧腕长、短伸肌腱鞘
- 桡动脉
- 腱间结合
- 骨间背侧肌

图 7-19 腕后区及手背深层结构

短伸肌腱及腱鞘；② 桡侧腕长、短伸肌腱及腱鞘；③ 拇长伸肌腱及腱鞘；④ 指伸肌腱和示指伸肌腱及腱鞘；⑤ 小指伸肌腱及腱鞘；⑥ 尺侧腕伸肌腱及腱鞘（图 7-19）。

二、手掌

手掌（palm of hand）是腕和指的过渡区，其中央部凹陷称掌心。

（一）浅层结构

皮肤厚而坚韧，无毛和皮脂腺，但汗腺丰富。浅筋膜在鱼际和小鱼际处较疏松，在掌心处非常致密，有许多纤维束紧连皮肤和深筋膜，使皮肤移动性小，有利于握持。纤维束将浅筋膜分隔成许多小格，内有浅血管、浅淋巴管及皮神经走行。

（1）皮神经：正中神经掌支在屈肌支持带上缘穿出深筋膜，经掌腱膜表面进入手掌，分布于手掌桡侧 2/3 皮肤；尺神经掌支经腕掌侧韧带浅面进入手掌，分布于手掌尺侧 1/3 皮肤。第 1 指背神经是桡神经浅支的分支，分布于鱼际外侧皮肤。

（2）掌短肌：属于退化的皮肌，位于小鱼际近侧部的浅筋膜内，该肌收缩可使小鱼际皮肤产生皱纹，对浅筋膜有固定作用，并可保护其深面的尺神经和血管。

（二）深层结构

1. 深筋膜　分为浅、深两层。

（1）浅层：厚薄不一，分为两侧的鱼际筋膜（thenar fascia）、小鱼际筋膜（hypothenar fascia）和掌心部的掌腱膜（palmar aponeurosis）三部分。鱼际和小鱼际筋膜较薄，在掌心部的掌腱膜厚而坚韧，呈尖端向近侧的三角形。掌腱膜由纵、横纤维构成，其尖向近侧，与掌长肌腱相连，其远侧部达掌骨头平面分为 4 束，走向第 2～5 指近节指骨底，续为指腱纤维鞘。在掌骨头处，掌腱膜深层的横行纤维与其远侧 4 束纵行纤维之间，围成 3 个纤维间隙称**指蹼间隙**，内有大量脂肪、指血管、神经及蚓状肌腱，是手掌、手背及手指掌、背侧之间的通道（图 7-20）。

（2）深层：较薄，其中覆盖于骨间掌侧肌及掌骨表面的为骨间掌侧筋膜，覆盖于拇收肌表面的为拇

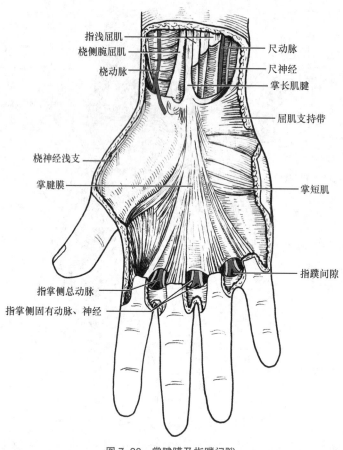

指浅屈肌
桡侧腕屈肌
桡动脉

尺动脉
尺神经
掌长肌腱
屈肌支持带

桡神经浅支
掌腱膜

掌短肌

指蹼间隙

指掌侧总动脉
指掌侧固有动脉、神经

图 7-20　掌腱膜及指蹼间隙

收肌筋膜。

2. 骨筋膜鞘　从掌腱膜的外侧缘发出掌外侧肌间隔，向深面伸入附于第 1 掌骨；从掌腱膜的内侧缘
发出掌内侧肌间隔，向深面伸入附于第 5 掌骨。如此，在手掌形成 3 个骨筋膜鞘，即外侧鞘、中间鞘和
内侧鞘（图 7-21）。

（1）**外侧鞘**：又名鱼际鞘，位于掌外侧肌间隔的外侧。由鱼际筋膜、掌外侧肌间隔和第 1 掌骨围成。
内有拇短展肌、拇短屈肌、拇对掌肌和拇长屈肌腱及腱鞘，以及至拇指的血管、神经等。

（2）**中间鞘**：位于掌内、外侧肌间隔之间。由掌腱膜，掌内、外侧肌间隔，骨间掌侧筋膜内侧半及
拇收肌筋膜共同围成，内有指浅、深屈肌的 8 条肌腱、4 块蚓状肌、屈肌总腱鞘、掌浅弓及其分支和神
经等。

（3）**内侧鞘**：又名小鱼际鞘，位于掌内侧肌间隔的内侧。由小鱼际筋膜、掌内侧肌间隔和第 5 掌骨
围成。内有小指展肌、小指短屈肌、小指对掌肌和至小指的血管、神经等。

除以上 3 个骨筋膜鞘外，在中间鞘的后方外侧半还有拇收肌鞘，由拇收肌筋膜、骨间掌侧筋膜、第 1
掌骨和第 3 掌骨共同围成，内有拇收肌。

3. 手部肌　分三群，即外侧群、中间群和内侧群。外侧群和内侧群各在手掌的拇指侧和小指侧形成
一隆起，分别称**鱼际**和**小鱼际**。鱼际包括浅、深两层 4 块肌：即浅层外侧的拇短展肌和内侧的拇短屈肌，
深层外侧的拇对掌肌和内侧的拇收肌。小鱼际有 3 块肌：浅层内侧的小指展肌、外侧的小指短屈肌及浅
层深面的小指对掌肌。中间群位于掌心，包括 4 块蚓状肌、3 块骨间掌侧肌和 4 块骨间背侧肌。

4. 筋膜间隙　为位于掌中间鞘深部的潜在筋膜间隙，分为外侧的鱼际间隙和内侧的掌中间隙。两间
隙被掌中隔分开，**掌中隔**是连结于掌腱膜外侧缘与第 3 掌骨前缘之间的纤维组织（图 7-22）。

（1）**掌中间隙**（midpalmar space）：位于掌中间鞘内侧半的深方。其前界为第 3～5 指屈肌腱和第
2～4 蚓状肌；后界为掌中隔后部，第 3、4 掌骨，骨间肌及其表面的骨间掌侧筋膜；内侧界为掌内侧肌间

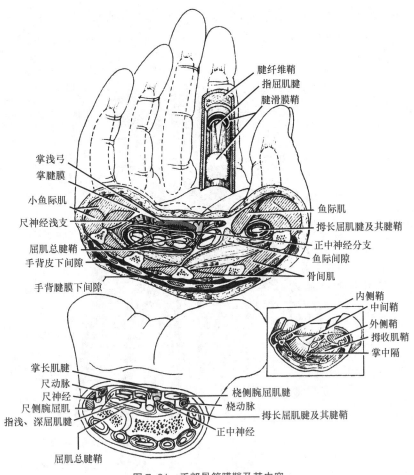

腱纤维鞘
指屈肌腱
腱滑膜鞘

掌浅弓
掌腱膜
小鱼际肌
尺神经浅支
屈肌总腱鞘
手背皮下间隙
手背腱膜下间隙

鱼际肌
拇长屈肌腱及其腱鞘
正中神经分支
鱼际间隙
骨间肌

内侧鞘
中间鞘
外侧鞘
拇收肌鞘
掌中隔

掌长肌腱
尺动脉
尺神经
尺侧腕屈肌
指浅、深屈肌腱
屈肌总腱鞘

桡侧腕屈肌腱
桡动脉
拇长屈肌腱及其腱鞘
正中神经

图 7-21 手部骨筋膜鞘及其内容

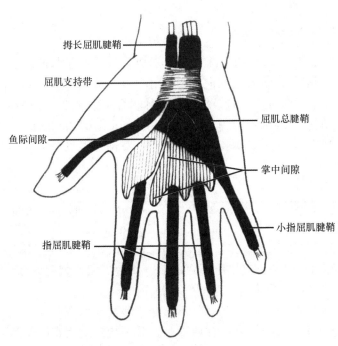

拇长屈肌腱鞘
屈肌支持带
鱼际间隙
指屈肌腱鞘

屈肌总腱鞘
掌中间隙
小指屈肌腱鞘

图 7-22 手掌腱鞘及筋膜间隙

隔；外侧界为掌中隔。掌中间隙向远侧可沿第 2～4 蚓状肌鞘和第 2～4 指蹼间隙通向第 3～5 指背和手背，近侧经腕管通前臂屈肌后间隙。因此，掌中间隙感染时，可经上述途径向远侧和近侧蔓延。

（2）鱼际间隙（thenar space）：位于掌中间鞘外侧半深部。其前界为掌中隔前部、示指屈肌腱和第 1 蚓状肌；后界为拇收肌筋膜；内侧界为掌中隔后部；外侧界为掌外侧肌间隔。鱼际间隙的近端为盲端，远端经第 1 蚓状肌鞘通向示指背侧。

拇收肌与骨间掌侧筋膜之间的潜在间隙称**拇收肌后间隙**。

5. 血管 手掌血液来自尺动脉和桡动脉的分支，两动脉的分支吻合形成掌浅弓和掌深弓。

（1）掌浅弓（superficial palmar arch）：由尺动脉的终支和桡动脉的掌浅支吻合形成，位于掌腱膜深面，指屈肌腱及蚓状肌浅面。自掌浅弓的凸缘发出 4 条分支：一支为小指尺掌侧动脉（ulnar palmar artery of digitus minimus），至小指尺侧缘；其余 3 支为指掌侧总动脉（common palmar digital artery），行向指蹼间隙，在掌指关节附近各分为 2 支指掌侧固有动脉（proper palmar digital artery），分别至第 2～5 指相对缘（图 7-23）。掌浅弓及其分支有同名静脉伴行。尺动脉主干经屈肌支持带浅面入手掌时，在豌豆骨外下方发出掌深支穿小鱼际至掌深部，与桡动脉末端吻合形成掌深弓。

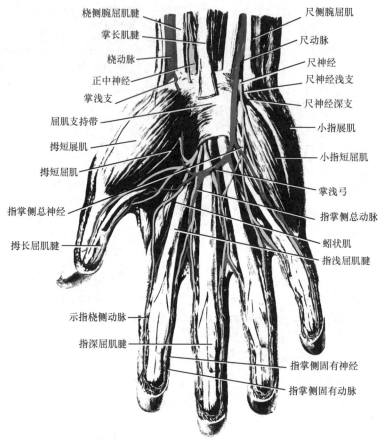

图 7-23　掌浅弓、正中神经及其分支

（2）掌深弓（deep palmar arch）：由桡动脉的终支与尺动脉的掌深支吻合形成，该弓位于骨间掌侧肌与骨间掌侧筋膜之间，掌浅弓近侧 1～2 cm 处。从掌深弓的凸侧向远侧发出 3 条掌心动脉（palmar metacarpal artery），沿骨间掌侧肌下行至掌指关节处，分别与相应的指掌侧总动脉吻合（图 7-24）。桡动脉主干从手背穿第 1 骨间背侧肌入手掌时，在拇收肌深面发出拇主要动脉（principal artery of thumb），分别供应拇指两侧和示指桡侧缘。桡动脉继续行向内侧，与尺动脉深支构成掌深弓。掌深弓及其分支有同名静脉伴行。

6. 神经　手掌面有尺神经、正中神经及其分支分布。

（1）**正中神经**：经腕管入手掌，在屈肌支持带的深面发出 3 条指掌侧总神经（common palmar digital nerve），行于掌浅弓的深面。每条又各分为 2 条指掌侧固有神经（proper palmar digital nerve），分布于拇指、示指、中指和环指相对缘的皮肤，并发出肌支至第 1、2 蚓状肌。返支（recurrent branch）是由第 1 指掌侧总神经约在屈肌支持带下缘处发出，进入鱼际肌内，分支支配拇短屈肌、拇短展肌和拇对掌肌。返支在手部位置表浅，易受损伤，损伤后出现拇指不能对掌等功能障碍。

（2）**尺神经**：在屈肌支持带浅面，沿尺动脉内侧入手掌。在豌豆骨外下方分为浅、深两个终支。尺神经浅支（superficial branch of ulnar nerve）发出分支至掌短肌，并在该肌深面又分为**指掌侧固有神经**和**指掌侧总神经**。指掌侧固有神经分布于小指掌面尺侧缘，指掌侧总神经至指蹼间隙处又分为 2 条指掌侧固有神经，分布于小指、环指相对缘的皮肤。尺神经深支（deep branch of ulnar nerve）主要为肌支，与尺动脉深支伴行，穿小鱼际肌至手掌深部，行于掌深弓的近侧，发出分支至小鱼际诸肌、骨间肌，第 3、4 蚓状肌和拇收肌。

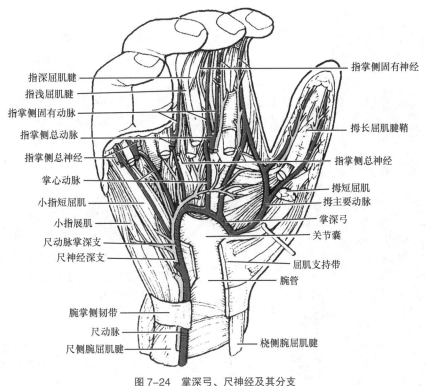

指深屈肌腱
指浅屈肌腱
指掌侧固有动脉
指掌侧总动脉
指掌侧总神经
掌心动脉
小指短肌
小指展肌
尺动脉掌深支
尺神经深支
腕掌侧韧带
尺动脉
尺侧腕屈肌腱

指掌侧固有神经
拇长屈肌腱鞘
指掌侧总神经
拇短屈肌
拇主要动脉
掌深弓
关节囊
屈肌支持带
腕管
桡侧腕屈肌腱

图 7-24 掌深弓、尺神经及其分支

临床意义 尺神经损伤：尺神经在豌豆骨外侧易受损伤，表现为因小鱼际萎缩而显平坦，第 4、5 指掌指关节过伸、指间关节屈曲，拇指不能内收，骨间肌萎缩，各指不能互相靠拢和分开，呈现为"爪形手"。感觉障碍以手内侧缘皮肤最明显。

三、手背

手背（dorsum of hand）主要结构为从前臂延伸而来的伸指和外展拇指的肌腱，以及包绕它们的滑膜腱鞘，除一段桡动脉外，其血管、神经都直接位于皮下。

（一）浅层结构

皮肤薄而柔软，富有弹性，移动性大。浅筋膜薄而疏松，内有浅静脉、浅淋巴管和皮神经。

1. 手背静脉网　手背浅筋膜内有丰富的浅静脉，彼此吻合成手背静脉网。手背静脉网的桡侧半与拇指的静脉汇合成头静脉，手背静脉网的尺侧半与小指的静脉汇合成贵要静脉。

2. 浅淋巴管　手背的淋巴回流与静脉相似，也形成丰富的淋巴管网。手掌远端的浅淋巴管网在指蹼间隙处流向手背淋巴管网，因此，当手部感染时，手背较手掌肿胀明显。

3. 皮神经　手背的皮神经主要有桡神经浅支和尺神经手背支。桡神经浅支在桡骨茎突上方约 5 cm 处浅出，继转至背侧，分布于手背桡侧半和桡侧两个半指近节指背皮肤。尺神经手背支在前臂下部从尺神经发出后，在腕的尺侧稍上方穿深筋膜浅出，转向背侧下行，分布于手背尺侧半，小指、环指尺侧半背面的皮肤以及环指桡侧半和中指尺侧半近节指背皮肤（图 7-25）。

（二）深层结构

1. 深筋膜　手背的深筋膜分浅、深两层。浅层是腕后区伸肌支持带的延续，深层为**骨间背侧筋膜**。指伸肌腱与深筋膜浅层结合形成**手背腱膜**。腱膜的两侧分别附于第 2 掌骨和第 5 掌骨。**骨间背侧筋膜**覆盖在第 2～5 掌骨及第 2～4 骨间背侧肌表面，在掌骨近端以纤维隔与手背腱膜相连结，远端在指蹼处两层筋膜彼此结合。

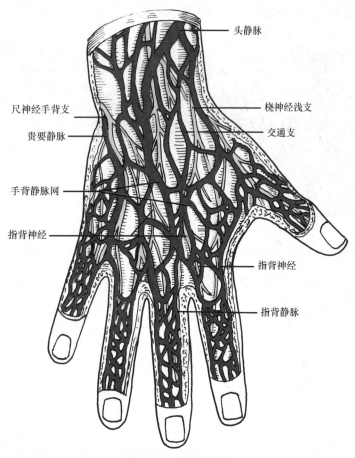

尺神经手背支
贵要静脉
手背静脉网
指背神经

头静脉
桡神经浅支
交通支

指背神经
指背静脉

图 7-25 手背浅层结构

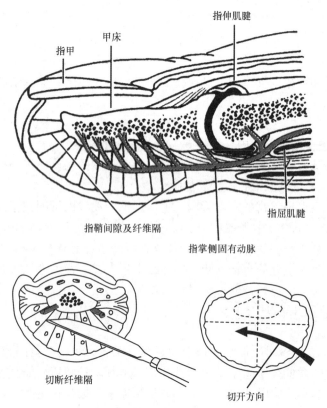

指甲
甲床
指伸肌腱

指鞘间隙及纤维隔
指掌侧固有动脉
指屈肌腱

切断纤维隔
切开方向

图 7-26 指端结构和切开引流术

2. 筋膜间隙　由于手背的筋膜在掌骨的近、远端彼此结合，因此在浅筋膜、手背腱膜和骨间背侧筋膜之间形成 2 个筋膜间隙。

（1）**手背皮下间隙**：为浅筋膜与手背腱膜之间的间隙。

（2）**腱膜下间隙**：为手背腱膜与骨间背侧筋膜之间的间隙。

> **临床意义**
>
> 手背皮下间隙和腱膜下间隙比较疏松，且常有交通。因此，当手背感染时，炎症可互相扩散，致使整个手背肿胀。

3. 指伸肌腱　在手背有 4 条，分别走向第 2～5 指，越过掌骨头后向两侧扩展，包绕掌骨头和近节指骨背面形成指背腱膜。

四、手指

（一）浅层结构

1. 皮肤和浅筋膜　手指掌侧皮肤较背侧厚，富有汗腺和指纹，但无皮脂腺。**指甲**位于末节指的背面，是指背皮肤的表皮角化增厚形成。指甲深面的真皮构成**甲床**。指甲的近侧缘潜在皮下的部分称**甲根**，围绕指甲两侧和甲根的皮肤皱襞是**甲廓**，甲廓与甲床之间为**甲沟**，两侧的甲沟较易刺伤感染而形成甲沟炎。手指掌侧的浅筋膜较厚，在指端许多疏松结缔组织常集积成球状，许多纤维隔介于其间，将皮肤连于屈指肌腱鞘。

2. 指髓间隙（pulp space）　又称指髓（pulp of finger），是位于远节指骨的骨膜与皮肤之间的密闭间隙，约占其远侧的 4/5 部。在指远侧横纹处，有纤维隔连于指深屈肌腱末端和皮下，形成指髓的近侧边界，其两侧、前面和末端均被坚韧的皮肤封闭。指髓内有许多纤维隔连于皮肤与骨膜之间，将指腹的脂肪分成许多小叶，内有血管和神经末梢（图 7-26）。

　　当指髓感染时，由于渗出、肿胀，指髓间隙内压力升高，压迫感觉神经末梢和血管，引起剧烈疼痛，手下垂时加重，应及时从指端侧方切开减压，以免指骨坏死。切开时必须切断纤维隔，直达骨膜，才能保证引流通畅。

　　3. 血管和神经　各个手指均有 2 条指掌侧固有动脉和两条指背动脉，并与同名神经伴行。指掌侧固有动脉行于各指的两侧面，在指端相吻合。指背动脉较短小，仅达近侧指关节，行于各指背面的两侧缘。手指的静脉主要位于手指背侧。浅淋巴管与指腱鞘、指骨骨膜的淋巴管相交通，一旦有感染可互相蔓延。

　　（二）深层结构

　　1. 指浅、深屈肌腱　拇指有一条拇长屈肌腱，其余 4 指均有指浅、深两条屈肌腱。拇长屈肌腱经拇短屈肌和拇收肌之间，向远侧进入拇指腱纤维鞘，止于拇指远节指骨底掌面。指浅、深屈肌腱经掌浅弓及正中、尺神经在手掌分支的深面，向远侧进入第 2～5 指腱纤维鞘。指浅屈肌腱在近节指骨中部分为两股，止于中节指骨的两侧缘，其中间形成腱裂孔。指深屈肌腱穿经腱裂孔后，止于远节指骨底掌面。

　　2. 指腱鞘（tendinous sheath of finger）　包绕指浅、深屈肌腱，由腱纤维鞘和腱滑膜鞘两部分构成。

　　（1）腱纤维鞘（tendinous fibrous sheath）：为手指掌面的深筋膜增厚，附于指骨及指间关节囊的两侧，形成骨纤维鞘，内含指浅、深屈肌腱及其腱滑膜鞘。腱纤维鞘对肌腱起约束、支持和滑车作用。

　　（2）腱滑膜鞘（tendinous synovial sheath）：为包绕肌腱的双层滑膜结构，位于腱纤维鞘内。分脏、壁两层：脏层包绕肌腱表面，壁层贴于腱纤维鞘的内面和骨面，两层间有滑液，可减少肌腱活动时的摩擦。腱滑膜鞘的两端封闭，从骨面移行到肌腱的双层滑膜称腱系膜（mesotendon），内有出入肌腱的血管和神经。由于肌腱经常活动，腱系膜的大部分消失，仅在血管出入处保留称腱纽（vincula tendinum）。拇指与小指的腱滑膜鞘分别与桡侧囊和尺侧囊相连续，第 2～4 指的腱滑膜鞘从远节指骨底向近侧延伸，直达掌指关节处（图 7-27）。

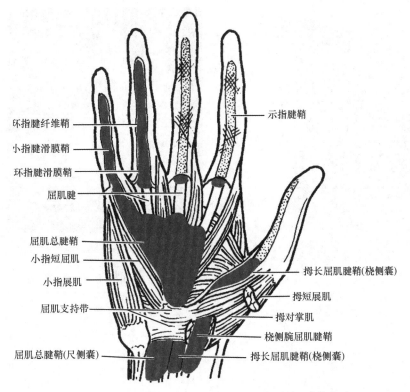
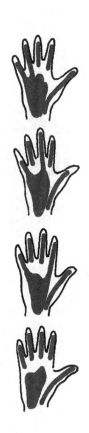

环指腱纤维鞘
小指腱滑膜鞘
环指腱滑膜鞘
屈肌腱
屈肌总腱鞘
小指短屈肌
小指展肌
屈肌支持带
屈肌总腱鞘（尺侧囊）

示指腱鞘

拇长屈肌腱鞘（桡侧囊）
拇短展肌
拇对掌肌
桡侧腕屈肌腱鞘
拇长屈肌腱鞘（桡侧囊）

图 7-27　手部的腱滑膜鞘类型

由于拇指与小指的腱滑膜鞘分别与桡侧囊和尺侧囊相通，故拇指和小指的腱鞘炎，早期即可蔓延到整个拇长屈肌腱鞘或屈肌总腱鞘，而中间三指的腱鞘炎，早期常局限于本手指。

3. 伸指肌腱　越过掌骨头后向两侧扩展，包绕掌骨头和近节指骨背面，形成指背腱膜（dorsal sponeurosis），又称**腱帽**。指背腱膜向远侧分为三束，中间束止于中节指骨底，两侧束在中节指骨背面合并后，止于远节指骨底。

（周鸿鹰）

第七节　上肢断层影像解剖学

一、经肩关节中份层面

此断面切及肩关节，肱骨头与肩胛骨的关节盂构成肩关节（图 7-28）。肩胛下肌腱越过肩关节前方并附着于肱骨小结节，肱二头肌长头腱行于结节间沟，小圆肌越过肩关节后方并止于肱骨大结节。三角肌呈 "C" 形向前、后、外三面包裹肩关节。在肩关节与胸壁之间为腋窝，其前壁为胸大、小肌，后壁为肩胛下肌，外侧壁为喙肱肌、三角肌，内侧壁为前锯肌及胸壁。腋窝内，由外向内排列着腋淋巴结、臂丛、腋动脉、腋静脉。

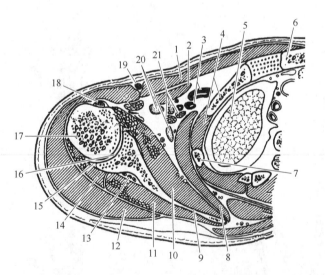
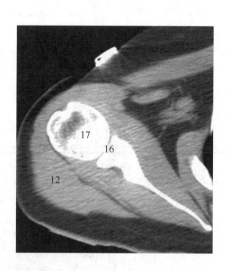

图 7-28　经肩关节中份横断层解剖及 CT 图

1. 胸大肌　2. 胸小肌　3. 腋动、静脉　4. 第 1 肋和肋间肌　5. 肺　6. 胸骨柄　7. 第 2 肋　8. 前锯肌　9. 肩胛骨　10. 肩胛下肌　11. 冈下肌　12. 三角肌　13. 肩胛上动、静脉　14. 小圆肌　15. 盂唇　16. 关节盂　17. 肱骨头　18. 肱二头肌长头腱　19. 头静脉　20. 腋淋巴结　21. 臂丛各束

二、经臂中份层面

此断面切经臂部中点附近，肱二头肌两头已合为一个肌腹（图 7-29）；出现肱肌的断面，后者位于肱二头肌深面，紧贴于肱骨前面；肱骨后面为肱三头肌，但此肌同肱肌、肱二头肌之间出现内、外侧肌间隔，将其分隔；在内侧肌间隔内有正中神经、肱动脉、肱静脉、尺神经与贵要静脉，正中神经已移至肱动脉前内侧，尺神经已移至贵要静脉后方；在外侧肌间隔内有桡神经与肱深动、静脉，其位置已移至肱骨外侧，头静脉位于肱二头肌外侧缘的皮下。

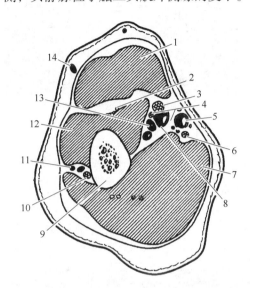
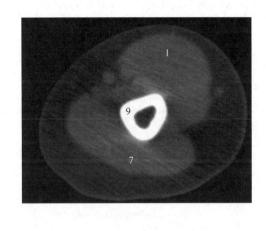

图 7-29　经臂中份横断层解剖及 CT 图

1. 肱二头肌　2. 前臂外侧皮神经　3. 正中神经　4. 肌皮神经、臂内侧肌间隔　5. 贵要静脉　6. 尺神经　7. 肱三头肌　8. 肱静脉　9. 肱骨
10. 桡神经　11. 桡侧副动脉　12. 肱肌　13. 肱动脉　14. 头静脉

三、经肘部中份层面

此断面切经肘关节，平肱骨内、外上髁，显露肱尺关节（图 7-30）。在肱骨前面有肱肌，肱肌外侧有肱桡肌与桡侧腕伸肌，肱肌内侧有旋前圆肌，肱肌前面有肱二头肌肌腱与腱膜，桡侧腕长伸肌后方出现桡侧腕短伸肌，旋前圆肌断面增大、肱二头肌肌腹已变为肌腱及腱膜。旋前圆肌、肱桡肌之间的部位为肘窝，肱肌为此窝的底；窝内的结构由外至内依次为：前臂外侧皮神经、肱二头肌肌腱、肱血管和正中神经。在肱骨后面有尺骨鹰嘴和肱尺关节的关节腔；在鹰嘴表面有肱三头肌腱，在鹰嘴内外侧有肘关节囊与肘肌；在肱骨内上髁后方有尺神经。

四、经前臂中份层面

此断面切经前臂中点高度，尺骨与桡骨干平行排列，其骨间缘相对，有前臂骨间膜附着（图 7-31）。尺、桡骨与前臂骨间膜将此断面分为前、后两部，前部由前臂屈肌群占据，后部则配布前臂伸肌群。前臂屈肌群（前群），各肌排列为三层，其浅层由桡侧至尺侧依次为肱桡肌、桡侧腕屈肌、掌长肌与尺侧腕屈肌；其中层有两块肌，桡侧者为旋前圆肌，尺侧者为指浅屈肌；其深层也为两块肌，即桡侧的拇长屈肌与尺侧的指深屈肌。前臂伸肌群（后群），分为浅、深两层，浅层由桡侧向尺侧依次是桡侧腕长伸肌、桡侧腕短伸肌、指伸肌、小指伸肌与尺侧腕伸肌；深层则为旋后肌、拇长展肌与拇长伸肌。前臂前群肌间有四个血管神经束，即肱桡肌、桡侧腕屈肌深面的桡血管、桡神经浅支构成的桡血管神经束，尺侧腕屈肌、指浅屈肌、指深屈肌间的尺血管神经束，指浅屈肌与拇长屈肌之间的正中血管神经束，拇长屈肌、指深屈肌同前臂骨间膜之间的骨间前血管神经束。前臂后群肌间的骨间后血管神经束，位于后群肌浅、深两层之间。

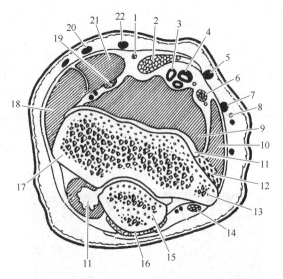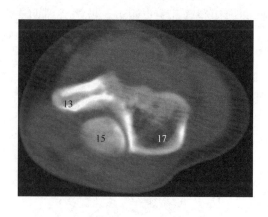

图 7-30　经肘部中份横断层解剖及 CT 图

1. 前臂外侧皮神经　2. 肱二头肌肌腱　3. 肱动脉　4. 肱静脉　5. 贵要正中静脉　6. 正中神经　7. 贵要静脉　8. 前臂内侧皮神经　9. 肱肌　10. 旋前圆肌
11. 肘关节腔　12. 尺侧副韧带　13. 肱骨内上髁　14. 尺神经　15. 尺骨鹰嘴　16. 肱三头肌腱　17. 肱骨外上髁　18. 桡侧腕长、短伸肌　19. 桡神经
20. 头静脉　21. 肱桡肌　22. 头正中静脉

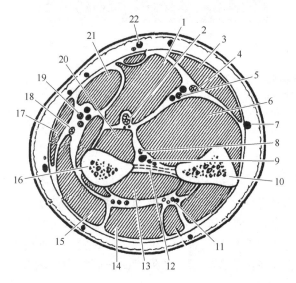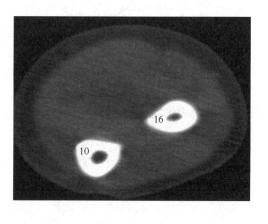

图 7-31　经前臂中份横断层解剖及 CT 图

1. 指浅屈肌　2. 正中神经　3. 尺侧腕屈肌　4. 尺神经　5. 尺动脉　6. 指深屈肌　7. 贵要静脉　8. 骨间前神经　9. 骨间前动脉　10. 尺骨
11. 骨间后动脉　12. 前臂骨间膜　13. 拇长展肌　14. 指伸肌　15. 桡侧腕长、短伸肌　16. 桡骨　17. 肱桡肌　18. 桡神经浅支　19. 桡动脉
20. 拇长屈肌　21. 桡侧腕屈肌　22. 前臂正中静脉

五、经腕管层面

此断面切及第 1 掌骨底、大多角骨、第 2、3 掌骨底、头状骨、钩骨与第 5 掌骨底（图 7-32）。拇长展肌腱止于第 2 掌骨底背面桡侧，而尺侧腕伸肌腱则止于第 5 掌骨底尺侧面。桡动脉走行于拇长伸肌腱、桡侧腕长伸肌腱与第 1 掌骨底之间。尺动脉与尺神经相伴居于钩骨钩的浅面，分出尺动脉掌深支和尺神经深支。尺动脉掌深支位于尺神经深支的尺侧，二者相伴走行于钩骨钩与小指展肌之间，向下便绕钩骨钩弯向下外，进入手掌。在屈肌支持带浅面近中线处有掌长肌腱，屈肌支持带与深面腕骨沟构成腕管，内有正中神经与 9 条肌腱，正中神经的断面位居拇长屈肌腱与示、中指指浅屈肌腱之间的浅面。在腕骨的外侧和背侧自桡侧到尺侧依次为拇长展肌腱、拇短伸肌腱、拇长伸肌腱、桡侧腕长伸肌腱、桡侧腕短伸肌腱、指伸肌与示指伸肌腱、小指伸肌腱及尺侧腕伸肌腱。

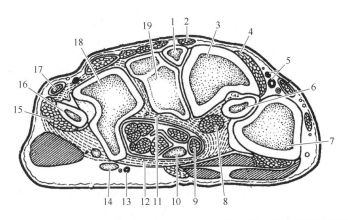
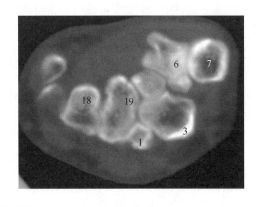

图 7-32 经腕管横断层解剖及 CT 图

1. 第 3 掌骨底　2. 桡侧腕短伸肌腱　3. 第 2 掌骨底　4. 桡侧腕长伸肌腱　5. 桡动、静脉　6. 大多角骨　7. 第 1 掌骨底　8. 桡侧腕屈肌腱　9. 拇长屈肌腱
10. 正中神经　11. 腕骨间掌侧韧带　12. 腕横韧带　13. 尺动脉　14. 尺神经　15. 尺侧腕伸肌腱　16. 第 5 掌骨底　17. 小指伸肌腱　18. 钩骨　19. 头状骨

六、经掌骨中份层面

此断面通过各掌骨中份（图 7-33）。有 5 个掌骨的断面从桡侧向尺侧为第 1～5 掌骨，各掌骨断面基本上为圆或卵圆形，第 1 掌骨断面最大。各掌骨之间的间隙内为骨间肌所占据，包括背侧的 4 块骨间背侧肌与掌侧的 3 块骨间掌侧肌。第 1～3 掌骨前面的鱼际肌群，即浅层的拇短展肌与拇短屈肌，深层桡侧份的拇对掌肌与尺侧份的拇收肌，在拇短屈肌与拇收肌之间有拇长屈肌的肌腱。在第 5 掌骨前面分辨小鱼际肌的小指展肌与小指对掌肌，位于浅层的是小指展肌。在大、小鱼际之间有掌腱膜及其深面的 8 条屈指肌腱和起于指深屈肌腱的 4 条蚓状肌。手背的肌腱，从桡侧向尺侧可见拇短伸肌、拇长伸肌、指伸肌与示指伸肌及小指伸肌的肌腱。

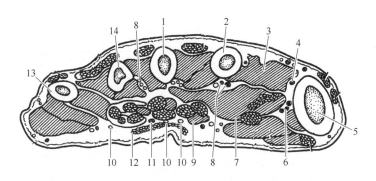
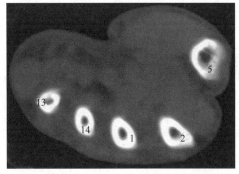

图 7-33 经掌骨中份横断层解剖及 CT 图

1. 第 3 掌骨　2. 第 2 掌骨　3. 第 1 骨间背侧肌　4. 拇主要动脉　5. 第 1 掌骨　6. 拇指桡掌侧动脉　7. 拇收肌　8. 掌心动、静脉　9. 蚓状肌
10. 指掌侧总神经　11. 掌浅弓　12. 掌腱膜　13. 第 5 掌骨　14. 第 4 掌骨

小 结

上肢分为肩、臂、肘、前臂、腕和手部，各局部有许多重要的结构。在浅筋膜内，有贵要静脉、头静脉和肘正中静脉。在肩部，臂上段与胸外侧壁上部之间有腋窝，由一顶、一底和四壁构成，其中前壁由胸大肌、胸小肌、锁骨下肌和锁胸筋膜等构成，后壁有三边孔和四边孔，分别通过旋肩胛血管，腋神经和旋肱后血管；内有腋动脉及其分支、腋静脉及其属支、臂丛及其分支和淋巴结等。在臂部，肱三头肌与肱骨桡神经沟围成肱骨肌管，内有桡神经及伴行的肱深血管。在肘部，位于肱桡肌、旋前圆肌和肱骨内、外上髁的连线之间的区域为肘窝，其内以肱二头肌腱为标志，内侧有肱血管和正中神经，外侧有前臂外侧皮神经、桡神经和桡侧副动脉。在腕部，屈肌支持带和腕骨沟围成腕管，内有指浅、深屈肌腱

及尺侧囊、拇长屈肌腱及桡侧囊和正中神经通过。在手掌，中部由浅入深由皮肤，浅筋膜，掌腱膜，掌浅弓及其分支、正中神经和尺神经浅支及其分支，屈指肌腱和蚓状肌，掌中间隙，骨间掌侧筋膜，掌深弓及其分支和尺神经深支及其分支，骨间肌和掌骨。在掌中间鞘深部有鱼际间隙和掌中间隙。在手背，深筋膜分浅、深两层，浅层为手背腱膜，深层为骨间背侧筋膜，位于浅筋膜与手背腱膜之间的间隙为手背皮下间隙，位于手背腱膜与骨间背侧筋膜之间的为腱膜下间隙，两者相通。

（许仕全）

第七章数字资源

第七章动画

第七章课件

第七章自测题

第八章

下　肢

■■■■■■■■■■■■■■■ 学习要点 ■■■■■■■■■■■■■■■

掌握：① 大、小隐静脉的行程、属支及临床意义，腹股沟浅淋巴结的位置及引流范围；② 梨状肌上、下孔及坐骨小孔的构成及通过的结构；③ 下肢肌的配布及主要血管、神经的分支分布；④ 股三角、收肌管及腘窝的境界、内容及位置关系；⑤ 踝管的构成及通过结构的位置关系。

第一节　概　　述

下肢（lower limb）除具有行走、运动的功能外，还具有维持身体直立、支持体重的功能。故下肢骨骼比上肢粗壮，骨连结形式较上肢复杂，稳固性大于灵活性，还具有富有弹性的足弓。下肢肌较上肢肌发达。

一、境界与分区

下肢与躯干直接相连，前方以腹股沟与腹部分界，后方以髂嵴与腰、骶区分界，上端内侧为会阴部。按部位下肢可分为臀部、股部、膝部、小腿部、踝部和足部。除臀部外，股部又分为股前内侧区和股后区；膝部分为膝前区和膝后区；小腿部分为前外侧区和后区；踝部分为踝前区和踝后区；足部分为足背和足底。

二、表面解剖

（一）体表标志

1. 臀部与股部　髂嵴位于腰区和臀部之间，其前、后端分别为**髂前上棘**和**髂后上棘**。在髂前上棘后外上方可扪及**髂结节**，髂结节后下方约 10 cm 可摸及**大转子**。屈髋时，在臀下部内侧可触及**坐骨结节**。在耻骨联合上缘外侧 2.5 cm 处可扪及**耻骨结节**，向内延续为**耻骨嵴**。髂前上棘与耻骨结节之间为腹股沟韧带。

2. 膝部　伸膝时，明显可见并能扪及股四头肌腱、**髌骨**及**髌韧带**。髌骨下方可扪及**胫骨粗隆**。髌骨两侧可分别扪及上方的**股骨内**、**外侧髁**和下方的**胫骨内**、**外侧髁**。股骨内、外侧髁的突出部分为**股骨内**、**外上髁**，股骨内上髁的上方可触及**收肌结节**。

3. 小腿部　在小腿前面皮下可摸及纵行锐利的**胫骨前缘**，在胫骨粗隆后外方可扪及**腓骨头**及其下方的腓骨颈。

4. 踝部与足部　在踝的内、外侧可扪及**内**、**外踝**，后方可扪及**跟腱**及其下方的**跟骨结节**。足内侧缘中部稍后可摸及**舟骨粗隆**，外侧缘中部可触及**第 5 跖骨粗隆**。

（二）体表投影

1. 臀上动、静脉与神经　出入盆腔的投影点在髂后上棘与大转子尖连线的中、内 1/3 交点。

2. 臀下动、静脉与神经　出入盆腔的投影点在髂后上棘与坐骨结节连线的中点。

3. 坐骨神经　出盆腔的投影点在髂后上棘与坐骨结节连线的中点的外侧2～3 cm处；坐骨神经干的体表投影位置为大转子与坐骨结节连线的中、内1/3交点至股骨内、外侧髁连线的中点。

4. 股动脉　大腿微屈并外展、外旋，自腹股沟中点与收肌结节连线的上2/3段。

5. 胫前和足背动脉　自胫骨粗隆与腓骨头连线中点起，经足背内、外踝中点至第1跖骨间隙近侧部的连线，此线在踝关节以上为胫前动脉，以下为足背动脉的投影。

6. 胫后动脉　腘窝下角至内踝与跟腱内缘中点的连线。

（三）对比关系

下肢骨折或关节脱位时，骨性标志间的正常位置关系可能发生变化，掌握这些变化将有助于临床诊断和治疗，常用的对比关系有：

1. Nelaton线　侧卧，髋关节屈90°～120°，自坐骨结节至髂前上棘的连线称Nelaton线，正常情况下恰通过股骨大转子尖。如髋关节脱位或股骨颈骨折时，大转子尖可移位于此线上方（图8-1）。

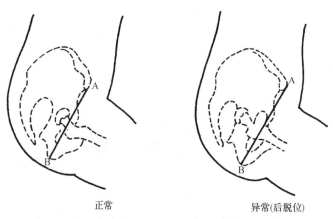

正常　　　　　　　异常(后脱位)

图8-1　Nelaton线

2. Kaplan点　卧仰位，两下肢并拢伸直，两髂前上棘处于同一水平面。由两侧大转子尖至同侧髂前上棘作延长线，正常情况下两侧延长线相交于脐或脐以上，其相交点称Kaplan点。髋关节脱位或股骨颈骨折时，此点偏移至脐下并偏向健侧（图8-2）。

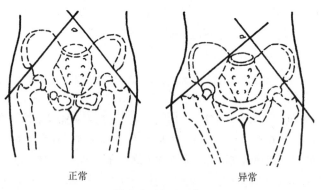

正常　　　　　　　异常

图8-2　Kaplan点

（四）颈干角和膝外翻角

1. 颈干角　为股骨颈与股骨体长轴之间向内的夹角，正常成人125°～130°（图8-3）。若大于此角为髋外翻，小于此角者为髋内翻。

2. 膝外翻角　股骨体长轴的轴线与胫骨长轴的轴线，在膝关节处相交形成向外的夹角，正常约为170°（图8-4），其补角叫膝外翻角，男性略小于女性。若外侧夹角小于170°为膝外翻（"X"形腿），大于170°为膝内翻，呈"O"形腿或"弓"形腿。

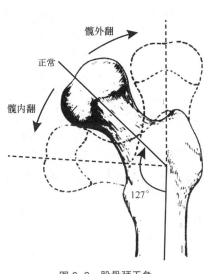

图 8-3 股骨颈干角

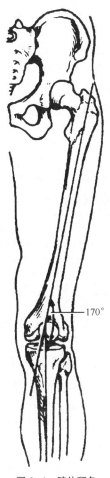

图 8-4 膝外翻角

第二节 臀 部

臀部位于骨盆后方，上界为髂嵴，外侧界为髂前上棘至大转子间的连线，内侧界为骶、尾骨外侧缘，下界为臀沟，向下续股后区。

一、浅层结构

臀部皮肤较厚，富含皮脂腺和汗腺，浅筋膜内脂肪组织较多，以髂嵴和臀下部脂肪垫较厚。臀部皮神经主要分三组：臀上皮神经（superior clunial nerve）是臀区皮神经中最大的一组，来自第 1～3 腰神经后支的外侧支，越过髂嵴后部向下分布于臀上半部皮肤。臀中皮神经（middle clunial nerve）为第 1～3 骶神经后支，较细小，在髂后上棘与尾骨尖连线的中段穿出，分布于骶骨后面和臀内侧皮肤。臀下皮神经（inferior clunial nerve）发自股后皮神经，绕臀大肌下缘上行，分布于臀下部皮肤（图 8-5）。此外，臀部外上方还有髂腹下神经的外侧支分布，臀部下外侧有股外侧皮神经分布。

二、深层结构

（一）深筋膜

臀区深筋膜又称臀筋膜（gluteal fascia），向上附着于髂嵴，分两层包裹臀大肌，向内附着于骶骨背面骨膜，向外移行为阔筋膜，并参与组成髂胫束，向下延续为股后部深筋膜。臀筋膜损伤是腰腿痛的病因之一。

（二）肌层

臀肌可分为三层：浅层为臀大肌（gluteus maximus）和阔筋膜张肌（tensor fasciae latae）。中层由上而下依次是臀中肌（gluteus medius）、梨状肌（piriformis）、上孖肌、闭孔内肌腱、下孖肌和股方肌。深层有臀小肌（gluteus minimus）和闭孔外肌。

> **临床意义**　在臀肌之间，由于血管神经的穿行和疏松结缔组织的填充，形成许多互相连通的间隙，感染时可互相蔓延。其中臀大肌深面的间隙交通较为广泛，可经梨状肌上、下孔通盆腔，经坐骨小孔通坐骨肛门窝，沿坐骨神经到达股后区。

（三）梨状肌上、下孔及其穿过结构

梨状肌与坐骨大孔的上、下缘之间各有一间隙，分别称梨状肌上孔和梨状肌下孔，分别有重要的血管神经穿过。

1. 梨状肌上孔　穿过梨状肌上孔的结构由外向内依次为臀上神经（superior gluteal nerve）、臀上动脉（superior gluteal artery）和臀上静脉（superior gluteal vein）。

臀上神经分上、下两支支配臀中肌、臀小肌和阔筋膜张肌。臀上动脉分浅、深支，浅支行于臀大肌和臀中肌之间，营养臀大肌；深支行于臀中肌和臀小肌之间，营养臀中、小肌和髋关节。臀上静脉与动脉伴行（图 8-6）。

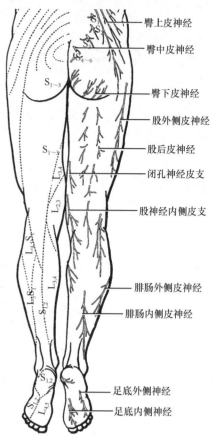

图 8-5　下肢后面的皮神经

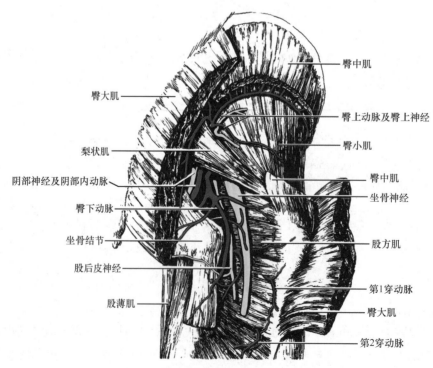

图 8-6　臀部的血管神经

2. 梨状肌下孔　穿过梨状肌下孔的结构由外向内依次为坐骨神经（sciatic nerve），股后皮神经（posterior femoral cutaneous nerve），臀下神经（inferior gluteal nerve），臀下动、静脉（inferior gluteal artery and vein），阴部内动、静脉（internal pudendal artery and vein）和阴部神经（pudendal nerve）。

臀下动、静脉主要分布于臀大肌，并分别与臀上血管吻合。阴部内动、静脉从梨状肌下孔穿出后，越过骶棘韧带后面，经坐骨小孔至坐骨肛门窝，分布于会阴部各结构。臀下神经支配臀大肌。股后皮神经出梨状肌下孔后伴坐骨神经下降至股后区皮肤。坐骨神经是人体最粗大的神经，出梨状肌下孔后，在臀大肌和股方肌之间，经坐骨节结与大转子之间下行至股后区，在腘窝上角分为胫神经和腓总神经两终支。

3. 坐骨神经与梨状肌的关系　坐骨神经出盆腔时与梨状肌的位置关系并不恒定，常见类型有：以一神经总干出梨状肌下孔者约占66.3%；坐骨神经在盆内分为两支，胫神经出梨状肌下孔、腓总神经穿梨状肌肌腹出盆腔者约占27.3%；其他变异型约占6.4%（图8-7）。

> **临床意义**　① 盆部的血管神经多经梨状肌上、下孔出入盆腔，并经臀大肌深面的内侧和下部通过，因此臀部肌内注射时，一般选择外上方较为安全。② 因坐骨神经与梨状肌关系密切，当梨状肌损伤、出血肿胀或痉挛时，易压迫坐骨神经引起腰腿痛，称为梨状肌损伤综合征。

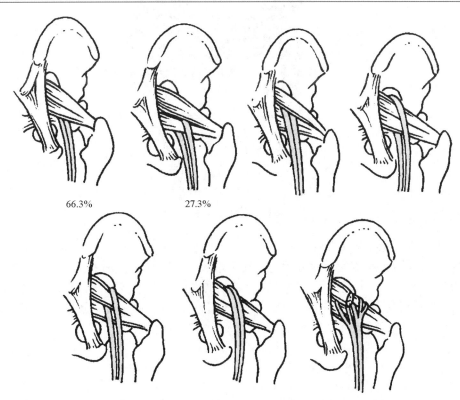

图8-7　坐骨神经与梨状肌的关系

（四）坐骨小孔及其穿行结构

坐骨小孔（lesser sciatic foramen）由骶棘韧带、骶结节韧带和坐骨小切迹围成，其间通过的结构由外向内依次为：阴部内动、静脉和阴部神经。这些结构由坐骨小孔进入坐骨肛门窝，分布于会阴部诸结构。

（五）髋关节及髋周围动脉网

1. 髋关节囊和韧带　髋关节囊紧张而坚韧，周围有许多韧带加强。关节囊前壁有髂股韧带，前下壁有耻股韧带，后部有坐股韧带。关节囊内有股骨头韧带，内有血管通过，对股骨头有一定的营养作用。股骨头及股骨颈的前面全部被包在关节囊内，股骨颈后面仅上 2/3 包在关节囊内，而下 1/3 则在关节囊外。

　　股骨颈骨折可分为囊内、囊外和混合性骨折三型。囊内骨折，完全切断了来自股骨干的血液供应，同时股骨头韧带也可能被撕断，因此，股骨头可能会发生缺血性坏死。骨折愈接近股骨头，来自股骨头韧带的血液供应就愈少，股骨头发生缺血性坏死的可能就越大。而囊外骨折，由于股骨头韧带没有被破坏，因而不会发生股骨头缺血性坏死（图8-8）。

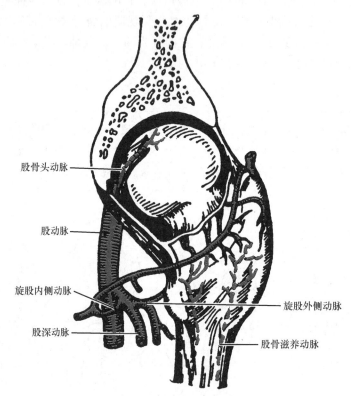

股骨头动脉

股动脉

旋股内侧动脉

旋股外侧动脉

股深动脉

股骨滋养动脉

图8-8　股骨头的血液供应

　　2. 髋周围动脉网　髋关节周围有髂内、外动脉及股动脉的分支分布，组成吻合丰富的动脉网。所谓"**臀部十字吻合**"位于臀大肌深面，股方肌与大转子附近。十字吻合分别由两侧的旋股内、外侧动脉，上部的臀上动脉及臀下动脉，下部的第1穿动脉等组成的动脉吻合网。其次，在近髋关节的盆侧壁处，还有旋髂深动脉、髂腰动脉、骶外侧动脉、骶正中动脉等及其间的吻合支。故结扎一侧的髂内动脉时，可借髋周围动脉网建立侧支循环，以代偿髂内动脉分布区的血液供应。

第三节　股　　部

　　股部前上方以腹股沟与腹部分界，后方以臀沟与臀部为界，上端内侧邻会阴部，下端以髌骨上方两横指处的水平线与膝分界。沿股骨内、外侧髁作两条垂线，可将股部分为股前内侧区和股后区。

一、股前内侧区

（一）浅层结构

1. 皮肤　厚薄不一，内侧部薄而柔软，外侧部较厚。

2. 浅筋膜　浅筋膜在近腹股沟处分为浅、深两层。浅层为脂肪层，深层为膜性层，分别与腹前壁下部的脂肪层（Camper 筋膜）和膜性层（Scarpa 筋膜）相续。其中膜性层在腹股沟韧带下方约 1 cm 处与股部深筋膜相融合。浅筋膜内有浅动脉、浅静脉、浅淋巴管、浅淋巴结及皮神经。

（1）**浅动脉**：主要有：旋髂浅动脉（superficial iliac circumflex artery），多起自股动脉，沿腹股沟韧带向外上至髂前上棘，供应腹前壁下外侧部皮肤和浅筋膜。腹壁浅动脉（superficial epigastric artery），起自股动脉，于腹股沟韧带内侧半下方约 1 cm 处穿阔筋膜，分布于腹前壁下部皮肤和浅筋膜。阴部外动脉（external pudendal artery），起自股动脉，向内侧分布于外生殖器。腹壁浅动脉和阴部外动脉可单独起自股动脉，也可共干起自股动脉，临床上常将这两条动脉及其分布区作为带蒂皮瓣移植的供皮区。

（2）**大隐静脉**（great saphenous vein）：是全身最长的浅静脉，起自足背静脉弓的内侧端，经足内侧缘、内踝前方沿小腿内侧伴隐神经上行，经股骨内侧髁后方 2 cm 处上行至大腿内侧部与股神经内侧皮支伴行向前上，在耻骨结节外下方穿隐静脉裂孔注入股静脉（图 8-9），其注入点称**隐股点**。在注入股静脉之前收纳了 5 条属支：阴部外静脉（external pudendal vein）来自外生殖器；腹壁浅静脉（superficial epigastric vein）来自脐以下腹壁浅层；旋髂浅静脉（superficial iliac circumflex vein）来自腹壁外下部及大腿外侧上端；股内侧浅静脉（medial superficial femoral vein）来自股内侧部；股外侧浅静脉（lateral superficial femoral vein）来自股外侧部。上述 5 条静脉注入大隐静脉的形式有不同的类型，相互之间有侧支吻合。大隐静脉曲张需进行高位结扎术时，必须分别结扎切断各属支，以防复发。

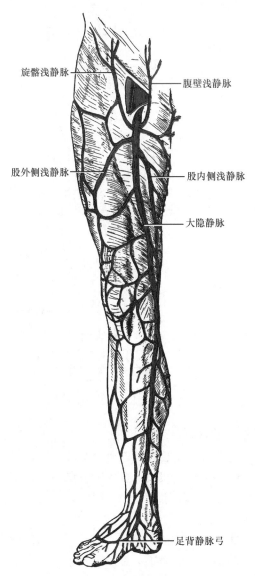

图 8-9　大隐静脉及其属支

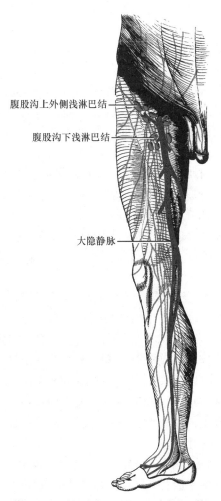

图 8-10　腹股沟浅淋巴结和下肢浅淋巴管

此外，大隐静脉还接受若干小的属支汇入，并通过许多交通支与深筋膜深面的深静脉相吻合，以小腿中 1/3、上 1/3 和大腿下 1/3 处为最多。大隐静脉全长的管腔内有 9～10 对静脉瓣，通常两瓣相对，呈袋状，可保证血液向心回流。

（3）浅淋巴结：腹股沟浅淋巴结（superficial inguinal lymph node）按位置可分为上、下两群（图 8-10）。上群斜行排列于腹股沟韧带下方，有 2～6 个淋巴结，主要收纳腹前外侧壁下部、会阴、外生殖器、臀部及肛管、女性子宫的部分淋巴。下群有 2～7 个淋巴结，沿大隐静脉末段纵行排列，主要收纳下肢大部的浅淋巴和会阴、外生殖器的部分淋巴。腹股沟浅淋巴结的输出淋巴管注入腹股沟深淋巴结或髂外淋巴结。

临床意义
下肢感染、外生殖器恶性肿瘤和会阴脓肿可导致腹股沟淋巴结肿大，临床常切取腹股沟浅淋巴结做活检。

（4）**皮神经**：分布于股前内侧区的皮神经有：股外侧皮神经（lateral femoral cutaneous nerve）发自腰丛，在髂前上棘下方 5～10 cm 处穿出阔筋膜，分前、后两支，分别分布于大腿外侧皮肤和臀外侧皮肤。股神经前皮支（anterior cutaneous branch of femoral nerve）发自股神经，有数支，在大腿前面穿出阔筋膜，分布于大腿前面中、下部皮肤，向下可达膝部皮肤。股神经内侧皮支（medial cutaneous branch of femoral nerve）来自股神经，于大腿下 1/3 穿缝匠肌内侧缘和深筋膜，分布于大腿中、下部内侧份皮肤。**闭孔神经皮支**（cutaneous branch of obturator nerve）在股内侧上 1/3 部穿出阔筋膜，分布于股内侧中、上部皮肤（图 8-11）。

（二）深层结构

1. 深筋膜　大腿的深筋膜又称阔筋膜（fascia lata）或大腿固有筋膜，坚韧致密，为全身最厚的筋膜。上方附于腹股沟韧带及髂嵴，与臀筋膜和会阴筋膜相续，下方与小腿筋膜和腘筋膜相续。在大腿外侧，阔筋膜明显增厚形成一扁带状结构称髂胫束。

（1）髂胫束（iliobial tract）：起自髂嵴前份，上部分为二层包裹阔筋膜张肌并供其附着，下端附于胫骨外侧髁、腓骨头和膝关节囊下部。临床上常用髂胫束作为体壁缺损、薄弱部或膝关节交叉韧带修补重建的材料。

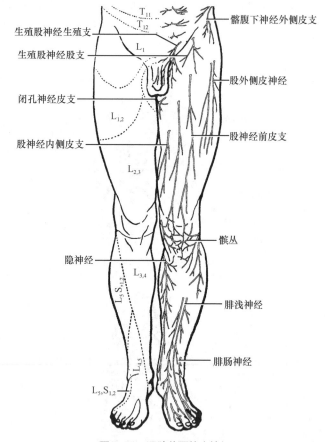

图 8-11　下肢前面的皮神经

（2）隐静脉裂孔（saphenous hiatus）：又称卵圆窝，为阔筋膜在耻骨结节外下方 3～4 cm 处形成的一卵圆形薄弱区。表面覆盖一层疏松结缔组织称筛筋膜（cribriform fascia），有大隐静脉及其属支穿过。隐静脉裂孔的外缘锐利而明显称**镰状缘** falciform margin，上端止于耻骨结节并与腹股沟韧带相续，下端与耻骨肌筋膜相续。

2. 骨筋膜鞘　阔筋膜向大腿深部发出 3 个肌间隔，即内侧肌间隔、外侧肌间隔和后肌间隔，伸入肌群之间并附于股骨粗线，形成 3 个骨筋膜鞘（图 8-12），容纳相应的肌群、血管和神经。**前骨筋膜鞘**：容纳股前群肌，股动、静脉，股神经及腹股沟深淋巴结。**内侧骨筋膜鞘**：容纳股内侧群肌，闭孔动、静脉和闭孔神经。**后骨筋膜鞘**：容纳股后群肌、坐骨神经等。

3.肌腔隙和血管腔隙 腹股沟韧带与髋骨之间的间隙被髂耻弓（iliopectineal arch）（连于腹股沟韧带与髂耻隆起之间的韧带）分为外侧的肌腔隙和内侧的血管腔隙，二者是腹、盆腔与股前区之间的重要通道（图8-13）。

（1）肌腔隙（lacuna musculorum）：前界为腹股沟韧带外侧部，后外界为髂骨，内侧界为髂耻弓。肌腔隙内有髂腰肌、股神经和股外侧皮神经通过。

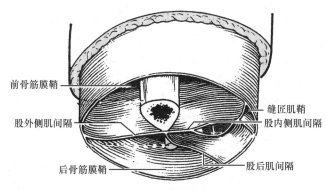

图 8-12 股骨中段骨筋膜鞘

临床意义

当腰椎结核时，脓液可沿腰大肌及其筋膜流经此腔隙而扩散至大腿根部，并有可能刺激股神经产生相应的症状。

（2）血管腔隙（lacuna vasorum）：前界为腹股沟韧带内侧部，后内界为耻骨肌筋膜及耻骨梳韧带，内侧界为腔隙韧带（陷窝韧带），后外界为髂耻弓。血管腔隙内有股鞘、股动脉、股静脉、生殖股神经股支和淋巴管通过。

4.股三角（femoral triangle） 位于股前内侧区上 1/3 部，为一底向上、尖向下的倒三角形凹陷，向下续收肌管。

（1）境界：上界为腹股沟韧带，外下界为缝匠肌内侧缘，内下界为长收肌内侧缘，前壁为阔筋膜，后壁凹陷，由外向内依次为髂腰肌、耻骨肌和长收肌及其筋膜。

（2）内容：股三角的内容由外向内依次为股神经，股鞘及其包含的股动脉、股静脉、股管及腹股沟深淋巴结和脂肪组织等。

1）股鞘（femoral sheath）：为腹横筋膜及髂筋膜向下包绕股动脉和股静脉上段形成的筋膜鞘，呈漏斗形，长 3~4 cm，向下与股血管的外膜融合。股鞘内有两条纵行的纤维隔将股鞘分为三个腔，外侧腔容纳股动脉，中间腔容纳股静脉，内侧腔形成股管（图 8-14）。

2）股管（femoral canal）：为股鞘内侧份漏斗状的筋膜间隙，长约 1.3 cm。股管前

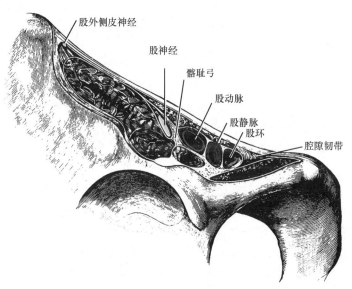

图 8-13 肌腔隙与血管腔隙

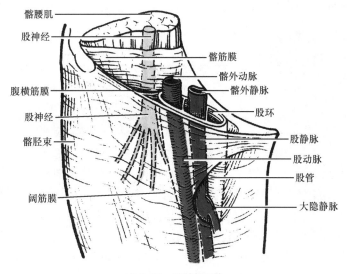

图 8-14 股鞘与股管

界主要为腹股沟韧带、腹横筋膜、隐静脉裂孔镰状缘的上端和筛筋膜；后界为耻骨梳韧带、耻骨肌及其筋膜；内侧界为腔隙韧带；外侧界为股静脉内侧的纤维隔。股管的下端为盲端，称**股管下角**，正对着隐静脉裂孔。股管的上口称股环（femoral ring），其外侧为股静脉内侧的纤维隔，后界为耻骨梳韧带，内侧为腔隙韧带，前界为腹股沟韧带的内侧部。股环被一薄层疏松结缔组织所覆盖称股环隔或内筛板，股环隔上面盖有壁腹膜。股管内除含有1～2个腹股沟深淋巴结外，尚有脂肪组织填充。

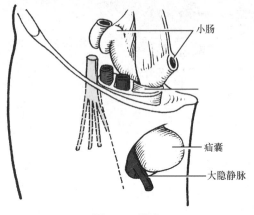

图 8-15　股疝

股环是股管上端通腹腔的通道，当腹压增高时，腹腔脏器（主要为肠管）可经股环至股管，最后经隐静脉裂孔处突出而形成股疝（图8-15）。股疝以女性较为多见。在股环上方常有腹壁下动脉的闭孔支或异常闭孔动脉经过腔隙韧带附近，故行股疝修补手术时，应注意避免损伤此动脉。因股环前、后、内三面均为韧带结构，不易延伸，所以股疝易发生嵌顿绞窄。

3）股动脉（femoral artery）：为髂外动脉的延续，于腹股沟韧带中点的深面进入股三角，向下依次穿经收肌管和收肌腱裂孔至腘窝移行为腘动脉。在股三角内，股动脉先位于股静脉外侧，下降至收肌管上口时，转至股静脉前方。股动脉起始处发出三条浅动脉（腹壁浅动脉、旋髂浅动脉和阴部外动脉），均有同名静脉伴行。股动脉最大的分支为股深动脉（deep femoral artery），于腹股沟韧带下方3～5 cm处从股动脉后外侧壁发出，在长收肌与短收肌、大收肌之间下行，末端穿过大收肌到股后部。沿途发出旋股外侧动脉（lateral femoral circumflex artery）、旋股内侧动脉（medial femoral circumflex artery）、数条穿动脉（perforating artery）和肌支（图8-16），同时参与髋关节和膝关节动脉网的组成。

股动脉在腹股沟中点下方位置表浅，仅有阔筋膜覆盖，故体表可摸到其搏动，临床上常在此进行股动脉穿刺和急救时压迫止血。

4）股静脉（femoral vein）：在收肌腱裂孔处由腘静脉延续而来，与股动脉伴行，经收肌管至股三角尖时位于股动脉后方，逐渐转至股动脉内侧，继而穿血管腔隙移行为髂外静脉。股静脉除收纳大腿深部静脉外，还收纳大隐静脉的血液。

5）腹股沟深淋巴结（deep inguinal lymph node）：在股静脉近侧端附近及股管内有3～4个淋

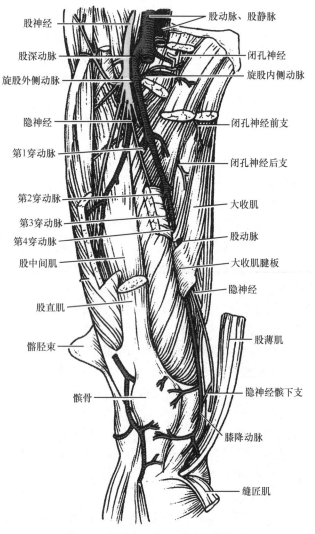

图 8-16　股前内侧区深层肌及血管神经

巴结，主要收纳下肢的深淋巴、会阴的淋巴和腹股沟浅淋巴结的输出淋巴管。其输出淋巴管注入髂外淋巴结。

6）股神经（femoral nerve）：为腰丛的最大的分支，经腹股沟韧带深面由肌腔隙进入股三角，位于股动脉外侧。主干粗短，随即发出许多皮支、肌支和关节支。皮支有股神经前皮支和内侧皮支，分布于股前内侧区皮肤。其中最长的皮支为隐神经（saphenous nerve），自股神经发出后，在股三角内伴股动脉外侧下行进入收肌管，在缝匠肌与股薄肌之间浅出，分支分布于髌骨下方、小腿内侧和足内侧缘的皮肤。肌支分布至股四头肌、缝匠肌和耻骨肌。关节支至髋关节和膝关节。股神经受损伤时，屈髋无力，不能伸小腿，股前部及小腿前内侧缘皮肤感觉障碍。

5. 收肌管（adductor canal） 又称 Hunter 管，为位于股部中 1/3 段的前内侧，缝匠肌深面，大收肌和股内侧肌之间的间隙。断面呈三角形，长约 15 cm。其前壁为连于股内侧肌与长收肌、大收肌间的收肌腱板，浅面覆以缝匠肌；外侧壁为股内侧肌；后壁为长收肌和大收肌。管的上口与股三角尖相通，下口为收肌腱裂孔，通腘窝上角，故收肌管又称**股腘管**。股三角或腘窝的炎症或脓肿可借此互相蔓延。通过收肌管的结构：前方为股神经的股内侧肌支和隐神经，中间为股动脉，后方为股静脉以及周围的淋巴管和疏松组织。股动脉在收肌管下端发出与隐神经伴行的膝降动脉，参与组成膝关节动脉网。

6. 股内侧区的血管和神经

（1）闭孔动脉：起自髂内动脉，穿闭膜管出骨盆至股内侧区，分前、后两支，分别行于短收肌的前、后方，营养内收肌群、髋关节和股方肌，并与旋股内侧动脉吻合。闭孔静脉与闭孔动脉伴行，回流至髂内静脉。

（2）闭孔神经：是腰丛的分支，与闭孔血管伴行从闭膜管穿出后，立即分为前、后两支，分别下降于短收肌前面和后面，前支支配内收肌群大部及膝关节，后支支配闭孔外肌和大收肌。皮支分布于股内侧中、上部皮肤。

二、股后区

（一）浅层结构

皮肤较薄，浅筋膜较厚。股后皮神经位于阔筋膜与股二头肌之间，沿股后区正中线下行至腘窝上角，沿途分支分布于股后区、腘窝及小腿后区上部的皮肤。

（二）深层结构

1. 后骨筋膜鞘 容纳股后肌群（股二头肌、半腱肌和半膜肌）、坐骨神经及深淋巴结、深淋巴管。该鞘内的结缔组织间隙上通臀大肌间隙，下通腘窝，炎症可沿此间隙内的血管神经束互相蔓延。

2. 坐骨神经（sciatic nerve） 起于骶丛，是全身最粗大的神经。多数以单干形式出梨状肌下孔，在臀大肌深面，经坐骨结节与大转子之间进入股

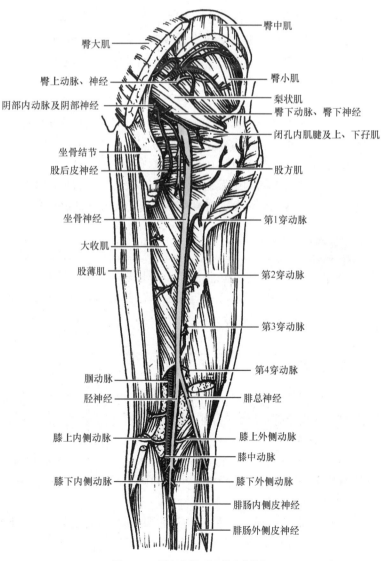

臀大肌
臀中肌
臀上动脉、神经
臀小肌
梨状肌
阴部内动脉及阴部神经
臀下动脉、臀下神经
闭孔内肌腱及上、下孖肌
坐骨结节
股后皮神经
股方肌
坐骨神经
第1穿动脉
大收肌
股薄肌
第2穿动脉
第3穿动脉
第4穿动脉
腘动脉
胫神经
腓总神经
膝上内侧动脉
膝上外侧动脉
膝中动脉
膝下内侧动脉
膝下外侧动脉
腓肠内侧皮神经
腓肠外侧皮神经

图 8-17 臀部和股后区的血管神经

后区，行于大收肌与股二头肌长头之间，下降至腘窝上角分为胫神经和腓总神经两终支（图 8-17）。坐骨神经在股后区的行程中，主要从内侧发出肌支，支配股二头肌长头、半腱肌、半膜肌和大收肌。支配股二头肌短头的神经由腓总神经发出。

临床意义　① 由于坐骨神经的分支主要从其内侧发出，故临床上手术分离坐骨神经时，沿其外侧分离较为安全，不易损伤其分支。② 坐骨神经在臀大肌下缘和股二头肌长头外侧缘的夹角处，位置表浅，是检查坐骨神经压痛点的常用部位。

第四节　膝　　部

膝部是从髌骨上缘上方 2 横指到胫骨粗隆高度的范围，分为膝前区和膝后区。

一、膝前区

（一）浅层结构

皮肤薄而松弛，皮下脂肪少，移动性大。皮肤与髌韧带之间有髌前皮下囊，慢性劳损时易发生炎症。在膝的外上方和内上方有股外侧皮神经、股神经前皮支和内侧皮支的终末支；内侧有隐神经自深筋膜穿出并发髌下支；外侧有腓肠外侧皮神经分布。

（二）深层结构

膝前区的深筋膜是阔筋膜的直接延续，并与其深面的肌腱融合。膝外侧部有髂胫束，内侧部有缝匠肌腱及股薄肌腱，中间部有股四头肌腱附着于髌骨底及两侧缘，继而向下延为髌韧带（patellar ligament），止于胫骨粗隆。股四头肌腱在髌骨两侧有纤维向下与阔筋膜一起形成髌支持带（patellar retinaculum），附着于髌骨、髌韧带的两侧及胫骨内、外侧髁，具有防止髌骨移位和加强膝关节囊前部的作用。在股四头肌腱与股骨之间，有一大滑液囊称髌上囊（superapatellar bursa），多与关节腔相通。

临床意义　① 当膝关节腔积液时，髌上囊可出现浮髌感，此时可在髌骨两侧中点，进行关节腔穿刺抽液检查。② 髌韧带是膝反射的叩击部位，沿髌韧带两侧的浅凹向后可扣到膝关节间隙，此处适对半月板前端，当半月板损伤时，膝关节间隙处可有压痛。

二、膝后区

膝后区主要为腘窝（popliteal fossa）。伸膝时，腘窝的深筋膜紧张，使腘窝的界限不明显。屈膝时，腘窝的深筋膜松弛，腘窝的界限清晰可见。

（一）浅层结构

膝后区的皮肤薄而松弛，移动性较大。皮神经为股后皮神经的终末支、隐神经以及腓肠外侧皮神经。小隐静脉穿深筋膜汇入腘静脉，小隐静脉末段的周围有腘浅淋巴结。

（二）深层结构

1. 深筋膜　膝后区的深筋膜又称腘筋膜，厚而致密，向上续阔筋膜，向下连于小腿深筋膜。腘窝脓肿可沿血管神经束向上扩散至股后部，向下至小腿后部。

2. 腘窝　是膝后区的菱形凹陷。

（1）境界：外上界为股二头肌，内上界为半膜肌和半腱肌，内下界和外下界分别为腓肠肌内侧头和外侧头，窝顶为腘筋膜，窝底由上而下依次为股骨腘面、膝关节囊后部及腘斜韧带、腘肌及其筋膜。

（2）内容：腘窝内有血管、神经、淋巴结和脂肪组织等。在腘窝中部由浅入深为胫神经、腘静脉、腘动脉，腘窝外上界有腓总神经（图 8-18）。血管周围有腘深淋巴结。

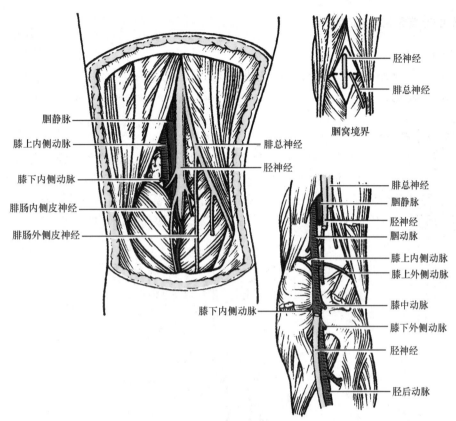

图 8-18　腘窝及其内容物

1）胫神经（tibial nerve）：为坐骨神经两终末支之一，位于腘窝的最浅面，在腘窝上角由坐骨神经发出后，沿腘窝中线下行，经腓肠肌二头间下行至腘肌下缘，穿比目鱼肌腱弓进入小腿后区。在腘窝内发出肌支和关节支，分别至附近的肌和膝关节。其皮支为**腓肠内侧皮神经**，伴小隐静脉沿小腿后面中线下行加入腓肠神经（sural nerve），分布于小腿后面的皮肤。

2）腓总神经（common peroneal nerve）：为坐骨神经的另一终末支。自腘窝外上界沿股二头肌腱内侧缘下行，至腓骨头下方绕腓骨颈，在此分为腓浅神经和腓深神经两终末支。腓总神经在腘窝内发出关节支和皮支（腓肠外侧皮神经、腓肠神经交通支）。

> **临床意义**
> 因腓总神经与腓骨颈紧贴，位置表浅，表面无肌组织覆盖。当腓骨颈骨折时易损伤腓总神经，使小腿前群和外侧群肌瘫痪，足不能背屈和伸趾，不能外翻，导致足下垂，并伴有小腿前外侧区和足背皮肤感觉障碍。

3）腘动脉（popliteal artery）：为股动脉在腘窝的延续，位置最深，与股骨腘面及膝关节囊后部紧贴，故发生股骨髁上骨折易损伤腘动脉。腘动脉上部位于胫神经的内侧，中部位于胫神经的前方，下部转至胫神经外侧。腘动脉在腘窝的分支有肌支和 5 条关节支。肌支营养膝部的肌。5 条关节支为膝上内、外侧动脉，膝中动脉和膝下内、外侧动脉，它们供应膝关节并参与膝关节动脉网的组成（图 8-19）。在腘肌下缘，腘动脉分为胫前动脉和胫后动脉两终末支。

4）腘静脉（popliteal vein）：由胫前静脉和胫后静脉在腘窝下角汇合而成，并接受小隐静脉的注入。在腘窝内位于胫神经与腘动脉之间上行，并与腘动脉包在同一血管鞘内，穿收肌腱裂孔续为股静脉。

5）腘深淋巴结（deep popliteal lymph node）：排列于腘血管两侧，有4～5个，主要收纳小腿、足部的深淋巴管，小腿后外侧和足外侧部的浅淋巴管，其输出淋巴管注入腹股沟深淋巴结。

三、膝关节的韧带及膝关节动脉网

（一）膝关节的韧带

膝关节的韧带分为囊外韧带及囊内韧带，主要作用为加强关节的稳固性。囊外韧带包括内侧的胫侧副韧带，外侧的腓侧副韧带，前方的髌韧带、髌支持带和后方的腘斜韧带。囊内韧带主要为前、后交叉韧带和膝横韧带等。

（二）膝关节动脉网

膝关节的血供十分丰富，由股动脉、腘动脉、胫前动脉和股深动脉的多条分支在膝关节周围互相吻合形成动脉网。主要有旋股外侧动脉降支、股动脉发出的膝降动脉、腘动脉发出的5条关节支、股深动脉的第3穿动脉和胫前返动脉等（图8-19）。膝关节动脉网不仅保证了膝关节的营养，而且当腘动脉损伤或栓塞时，可成为下肢远端侧支循环的重要途径，以保证下肢远端的血液供应。

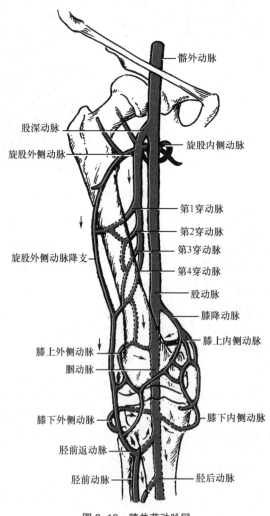

图 8-19　膝关节动脉网

第五节　小　腿　部

小腿上界为平胫骨粗隆的环形线，下界为内、外踝基部的环形连线。经内、外踝中点所作的垂线，可将小腿分为小腿前外侧区和小腿后区。

一、小腿前外侧区

（一）浅层结构

皮肤较厚而紧，多毛发，血供较差，损伤后愈合较慢。浅筋膜疏松，脂肪组织少，轻度水肿时，在内踝上方易出现压痕。**大隐静脉**起于足背静脉弓的内侧端，经内踝前方约 1 cm 处（为临床上行静脉穿刺和切开的常用部位）上行于小腿前内侧，大隐静脉及其属支在此区与小隐静脉和深静脉有广泛的交通和吻合。

小腿前外侧区的皮神经主要有两条：隐神经（saphenous nerve）在膝部穿出深筋膜后，伴大隐静脉行至足内侧缘。在小腿上部，隐神经位于静脉后方，在小腿下部则绕至静脉前方。腓浅神经（superficial peroneal nerve）由腓总神经在腓骨颈处分出，在小腿外侧中、下 1/3 的交界处穿深筋膜浅出至皮下，分为内、外侧支行至足背。

（二）深层结构

小腿前外侧区的深筋膜较致密，与胫骨体内侧面的骨膜紧密融合，在腓侧，发出前、后肌间隔止于腓骨骨膜。这样，小腿前区深筋膜，小腿前、后肌间隔，胫、腓骨骨膜及骨间膜，共同围成小腿前骨筋膜鞘和外侧骨筋膜鞘，容纳相应肌群及血管、神经（图 8-20）。

1. 前骨筋膜鞘　内有小腿前群肌（胫骨前肌、趾长伸肌和踇长伸肌）、腓深神经和胫前血管。

（1）胫前动脉（anterior tibial artery）：由腘动脉分出后即向前穿骨间膜上端进入小腿前区，伴腓深神经紧贴骨间膜下行。上 1/3 段位于胫骨前肌和趾长伸肌之间，下 2/3 段位于胫骨前肌和踇长伸肌之间。下行至伸肌上支持带下缘处移行为足背动脉（图 8-21）。胫前动脉在其起始部发出胫前返动脉加入膝关节动脉网；中部发肌支营养小腿前群肌及胫、腓骨；下部在踝关节附近发出内、外踝前动脉，参与构成踝关节动脉网。

（2）胫前静脉（anterior tibial vein）：有 2 条，与同名动脉伴行，上行注入腘静脉。

（3）腓深神经（deep peroneal nerve）：于腓骨

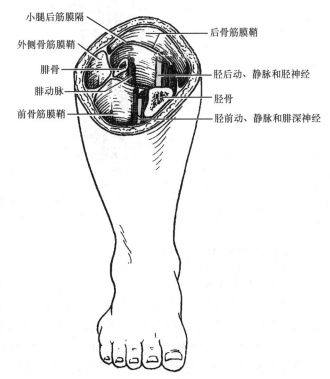

图 8-20　小腿中部骨筋膜鞘

（图中标注：小腿后筋膜隔、后骨筋膜鞘、外侧骨筋膜隔、腓骨、胫后动、静脉和胫神经、腓动脉、胫骨、前骨筋膜鞘、胫前动、静脉和腓深神经）

颈高度起自腓总神经，穿腓骨长肌起始部及前肌间隔进入前骨筋膜鞘与胫前血管伴行。分布于小腿前群肌、足背肌及第 1、2 趾背面相对缘皮肤。腓深神经损伤可导致足下垂及不能伸趾。

2. 外侧骨筋膜鞘　内有小腿外侧肌群（腓骨长、短肌）、腓浅血管及腓浅神经等。腓浅神经于腓骨颈高度由腓总神经发出，下行于腓骨长、短肌之间，发肌支支配此二肌。于小腿外侧中、下 1/3 交点处穿出深筋膜至皮下，分布于小腿外侧及足背皮肤。腓浅神经损伤常导致足不能外翻。

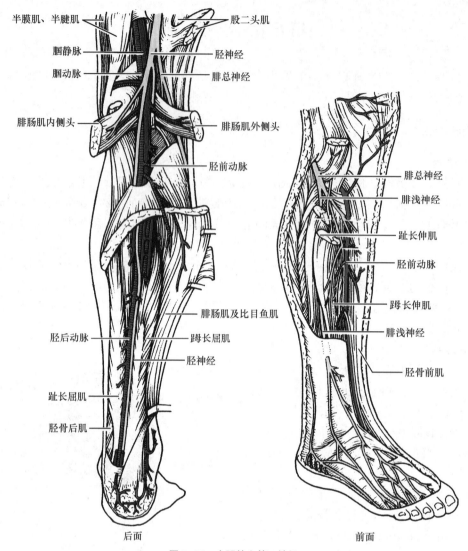

半膜肌、半腱肌
腘静脉
腘动脉
腓肠肌内侧头
胫后动脉
趾长屈肌
胫骨后肌

股二头肌
胫神经
腓总神经
腓肠肌外侧头
胫前动脉
腓肠肌及比目鱼肌
跨长屈肌
胫神经

腓总神经
腓浅神经
趾长伸肌
胫前动脉
跨长伸肌
腓浅神经
胫骨前肌

后面

前面

图 8-21　小腿的血管、神经

二、小腿后区

（一）浅层结构

皮肤薄而柔软，弹性好，血供丰富，是临床上常用的带血管蒂皮瓣移植的供皮区。浅筋膜较薄，内有小隐静脉及其属支、腓肠内、外侧皮神经和腓肠神经等。

1. **小隐静脉**（small saphenous vein）　起自足背静脉弓外侧端，经外踝后方转到小腿后面，沿正中线上行至腘窝下角处，穿腘筋膜进入腘窝注入腘静脉。小隐静脉有 7～8 个静脉瓣，并与大隐静脉和深静脉有许多吻合。

2. **腓肠神经**（sural nerve）　多由腓肠内侧皮神经与腓肠外侧皮神经发出的交通支于小腿后区下部吻合形成，伴小隐静脉经外踝后方绕到足背外侧缘，称**足背外侧皮神经**，分布于小腿后外侧和足背外侧的皮肤。

（二）深层结构

小腿后区深筋膜较致密，与胫、腓骨骨膜、骨间膜及后肌间隔共同围成小腿后骨筋膜鞘，容纳小腿后群肌及血管神经束。

1. **后骨筋膜鞘**　借筋膜隔分为浅、深两部。浅部容纳小腿三头肌（腓肠肌及比目鱼肌），向下逐渐变窄，仅包绕跟腱及周围脂肪。深部容纳小腿深层肌及腘肌。在小腿上部，由外侧向内侧依次为跨长屈肌、胫骨后肌和趾长屈肌。在内踝后上方，趾长屈肌腱越过胫骨后肌腱的浅面斜向外侧，形成"腱交叉"。

2. 血管神经束

（1）胫后动脉（posterior tibial artery）：在小腿后群肌浅、深两层之间下行，沿途分支营养邻近的肌。主干经内踝后方进入足底。胫后动脉起始处发出腓动脉（peroneal artery），紧贴腓骨后内侧，行走于腓骨与踇长屈肌之间，向下至外踝后方浅出。腓动脉主要分支营养附近肌和胫、腓骨。

（2）胫后静脉（posterior tibial vein）：2条，与同名动脉伴行，上行与胫前静脉汇合形成腘静脉。

（3）胫神经（tibial nerve）：在小腿经比目鱼肌深面伴胫后动脉下行，经内踝后方进入足底。胫神经主要发出肌支支配小腿后群肌，其皮支为腓肠内侧皮神经，伴小隐静脉，分布于小腿后面的皮肤。

第六节　踝 与 足 部

踝部上界平内、外踝基底的环线，下界为经内、外踝尖的环线，其远侧端为足部。踝部以内、外踝连线分为踝前区和踝后区。足部又可分为足背和足底。

一、踝前区和足背

（一）浅层结构

踝前区和足背皮肤较薄，移动性大。浅筋膜较疏松，缺少脂肪，浅静脉和肌腱等结构清晰可见。浅静脉有足背静脉弓及其属支，足背静脉弓横居足背远侧，其内、外侧端向后分别与大、小隐静脉相续。皮神经有位于足背内侧的隐神经和外侧的腓肠神经终支，足背中央的腓浅神经终支，第1、2趾相对面背侧的腓深神经。

（二）深层结构

踝前区深筋膜为小腿深筋膜的延续，增厚形成两个支持带（图8-22）。

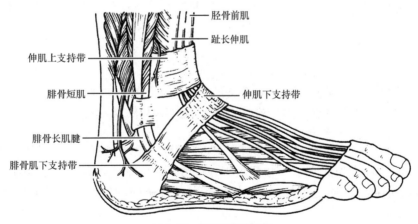

图 8-22　踝与足背外侧面

1. 伸肌上支持带（superior extensor retinaculum）　又称**小腿横韧带**，由小腿下部的深筋膜增厚而成，位于踝关节上方，连于胫、腓骨下端之间，可固定小腿前区的肌腱。其深面有两个间隙，内侧者通过胫骨前肌腱、胫前血管和腓深神经；外侧者通过踇长伸肌腱、趾长伸肌腱及腱鞘和第3腓骨肌。

2. 伸肌下支持带（inferior extensor retinaculum）　又称**小腿十字韧带**，多呈横置的"Y"形，位于踝关节前方的足背区，外侧端附于跟骨外侧面，内侧端分叉附于内踝和足内侧缘。伸肌下支持带向深面发出2个纤维隔，形成3个骨纤维管：内侧者通过胫骨前肌腱，中间者通过踇长伸肌腱、足背动脉和腓深神经，外侧者通过趾长伸肌腱和第3腓骨肌腱。各肌腱表面均有腱滑膜鞘包绕。

3. 足背动脉（dorsal artery of foot）　是胫前动脉在踝关节远端的直接延续，起于内、外踝连线的中

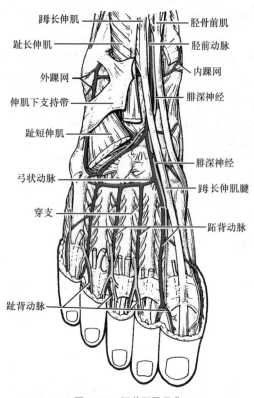

蹈长伸肌
趾长伸肌
外踝网
伸肌下支持带
趾短伸肌
弓状动脉
穿支

胫骨前肌
胫前动脉
内踝网
腓深神经
腓深神经
蹈长伸肌腱
跖背动脉
趾背动脉

图 8-23 踝前区及足背

点，向前内行于伸肌下支持带深面，行走在踇长伸肌腱与趾长伸肌腱之间，位置表浅，体表易于摸到其搏动。主干沿途发出跗内、外侧动脉、弓状动脉、足底深支和第 1 跖背动脉。**跗外侧动脉**行向足背外侧，**跗内侧动脉**行向足背内侧及足底。**足底深支**向深处穿过第一跖骨间隙至足底，与足底外侧动脉吻合构成足底弓。**弓状动脉**弓形向外与跗外侧动脉吻合，并发出第 2、3、4 跖背动脉，分布于第 2~5 趾的相对缘，第 1 跖背动脉分布于踇趾和第 2 趾背面的内侧（图 8-23）。足背动脉及其分支均有静脉伴行。

4. **腓深神经** 在踇长伸肌腱与踇短伸肌之间行于足背动脉内侧，分为内、外侧两终支，分布于足背肌、足关节及第 1、2 趾相对面背侧的皮肤。

5. **足背筋膜间隙** 足背的深筋膜可分浅、深两层。浅层为伸肌下支持带的延续，深层紧贴于骨间背侧肌表面及跖骨。两层间为足背筋膜间隙，容纳有趾长伸肌腱及腱鞘、趾短伸肌及腱鞘、足背动脉及分支和伴行静脉、腓深神经。

二、踝后区

（一）浅层结构

此区皮肤移动性大，浅筋膜较疏松，跟腱两侧有较多脂肪，足跟处的皮肤角化层较厚。

（二）深层结构

1. **踝管 malleolar canal** 踝后区的深筋膜在内踝与跟骨内侧面之间增厚形成**屈肌支持带**，它与内踝、跟骨内侧面之间共同构成踝管。屈肌支持带向深面发出 3 个纤维隔，将踝管分隔成 4 个通道，其内通过的结构由前向后依次为：① 胫骨后肌腱；② 趾长屈肌腱；③ 胫后动、静脉及胫神经；④ 踇长屈肌腱（图 8-24）。

> **临床意义** 踝管是小腿后区与足底之间的重要交通，小腿或足底感染时，可经踝管相互蔓延。踝后区外伤、出血或肿胀均可使踝管变狭窄、压迫踝管内容物，引起踝管综合征。

2. **腓骨肌上、下支持带（图 8-22）** 为外踝下外侧的深筋膜增厚而成。腓骨肌上支持带附于外踝后缘与跟骨外侧面上部之间，固定腓骨长、短肌腱于外踝后下方；腓骨肌下支持带前端续于伸肌下支持带，后端止于跟骨外侧面前部，有固定腓骨长、短肌腱于跟骨外侧面的作用。两肌腱在穿经支持带深面时，共同包于一个总腱鞘内。

3. **踝关节的韧带** 踝关节内、外侧各有一些韧带加强，主要有内侧韧带（medial ligment）和外侧韧带（lateral ligament）（图 8-25）。内侧韧带呈三角形，又称**三角韧带**，起自内踝下缘，呈扇形向下，止于足舟骨、距骨和跟骨的前内侧面。外侧韧带由三条韧带组成，即附于外踝前缘与距骨前外侧面之间的**距腓前韧带**，外踝后缘与距骨后突之间的**距腓后韧带**，以及外踝尖与跟骨外侧面中部的**跟腓韧带**。因外侧韧带较内侧韧带薄弱，故损伤机会较多。

三、足底

（一）浅层结构

足底皮肤尤其是足跟处厚而致密，汗腺多，角化层厚易因摩擦或压迫而形成胼胝。浅筋膜较致密，

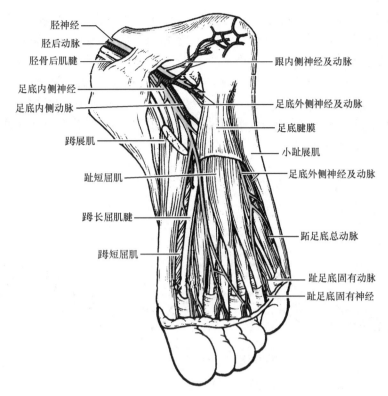

图 8-24 踝后区内侧面及足底

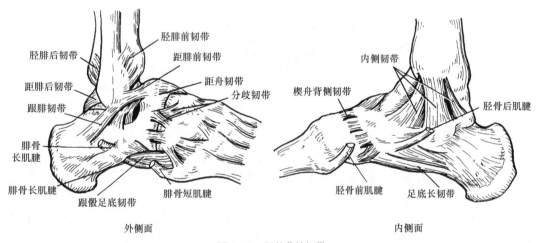

外侧面　　　　　　　　　　　内侧面

图 8-25 踝关节的韧带

富有脂肪，并有致密结缔组织束将皮肤与足底深筋膜相连，使三者不易分开，构成既不滑动又有弹性能够抗压抗磨的足垫。

（二）深层结构

1. 足底深筋膜　足底深筋膜分浅、深两层。浅层覆盖于足底表面，又可分为内侧部、外侧部和中间部。内、外侧部较薄，相当于手掌鱼际和小鱼际部位的深筋膜，中间部增厚称**跖腱膜（足底腱膜）**，相当于手的掌腱膜。深层覆盖于骨间肌的跖侧，又称**骨间跖侧筋膜**。

跖腱膜呈三角形，含有较多的纵行纤维，后端附于跟结节前缘，其两侧缘向深部发出内、外侧肌间隔，分别止于第 1、5 跖骨，将足底分成 3 个骨筋膜鞘：**内侧骨筋膜鞘**容纳跗展肌、跗短屈肌、跗长屈肌腱及血管、神经。**外侧骨筋膜鞘**容纳小趾展肌、小趾短屈肌及血管、神经。**中间骨筋膜鞘**容纳趾短屈肌、足底方肌、跗收肌、趾长屈肌腱、蚓状肌、足底动脉弓及其分支，足底外侧神经及分支等。

2. 足底的血管与神经　胫后动脉及胫神经穿踝管至足底后，随即分为足底内、外侧动脉和足底内、外侧神经。足底内侧动脉（medial plantar artery）伴同名静脉和神经沿足底内侧姆展肌及趾短肌之间前行，分布于邻近组织，末端与第 1～3 跖足底动脉吻合。足底外侧动脉（lateral plantar artery）较粗，伴同名静脉和神经斜向前外，穿趾短屈肌深面至足底外侧缘，分支分布于邻近组织。终支向内弯行至第 1 趾骨间隙处与足背动脉的足底深支吻合成足底弓，再由足底弓发出 4 条跖足底动脉分布于各趾。足底内侧神经（medial plantar nerve）与足底内侧动脉伴行，分布于足内侧部的肌、关节、足底内侧半及内侧三个半趾底面皮肤。足底外侧神经（lateral plantar nerve）与足底外侧动脉伴行，分支分布于足底外侧部的肌、关节、足底外侧半及外侧一个半趾底面皮肤。

（三）足弓

足弓（arch of foot）由跗骨与跖骨借韧带和关节连接而成，可分内、外侧纵弓及横弓（图 8-26）。功能上，纵弓与横弓联合作用，将重量分散至各个方向。

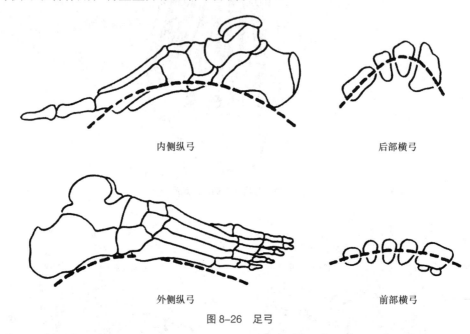

内侧纵弓　　　　　　　　　后部横弓

外侧纵弓　　　　　　　　　前部横弓

图 8-26　足弓

1. 内侧纵弓　较高，由跟骨、距骨、足舟骨、3 块楔骨和第 1～3 跖骨及其连结共同组成，主要由胫骨后肌腱、趾长屈肌腱、姆长屈肌腱、足底方肌、足底腱膜及跟舟足底韧带等结构维持。

2. 外侧纵弓　较低，由跟骨、骰骨、第 4、5 跖骨及其连结构成，主要由腓骨长肌腱、足底长韧带及跟骰足底韧带等结构维持。

3. 横弓　跨越足的两侧，由骰骨、3 块楔骨、第 1～5 跖骨基部及其连结构成，主要由腓骨长肌腱、胫骨前肌腱及姆收肌横头等结构维持。

足弓是人体直立、行走或负重的装置，具有支持、缓冲震荡和保护足底血管、神经免受压迫的作用。当足弓的结构发育不良或受损时，可引起足弓塌陷，导致扁平足。

（李　华）

第七节　下肢断层影像解剖学

一、经髋关节中份层面

此断面切经股骨头、股骨颈，髋骨由前方的耻骨和后方的坐骨构成（图 8-27）。髋臼的前、后端有髋臼唇，中部为髋臼切迹及连于其前、后缘的髋臼横韧带。股骨头、股骨颈及大转子被切及。关节囊的前壁有外侧份的髂股韧带和内侧份的耻股韧带；后壁可见坐股韧带。闭孔内肌紧贴髋骨的内侧，两者之间可见闭膜管，内有闭孔血管、神经。

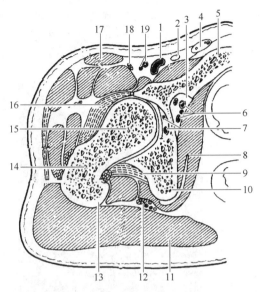
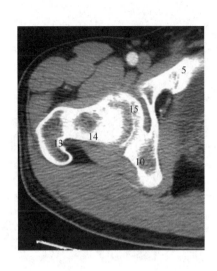

图 8-27 经髋关节中份横断层解剖及 CT 图

1. 股静脉 2. 腹股沟淋巴结 3. 闭膜管 4. 精索 5. 耻骨上支 6. 闭孔动、静脉 7. 股骨头凹动、静脉 8. 闭孔内肌 9. 坐骨韧带 10. 坐骨体 11. 臀大肌 12. 坐骨神经 13. 股骨大转子 14. 股骨颈 15. 股骨头 16. 髂股韧带 17. 缝匠肌 18. 股神经 19. 股动脉和股深动脉

二、经股部中份层面

此断面通过股部中点高度（图 8-28）。在断面近中央处有股骨断面，有附于股骨粗线的内、外侧肌间隔与后肌间隔，共三个骨筋膜鞘；在三个骨筋膜鞘内有相应的前群肌、内侧群肌与后群肌，在内侧群肌中有长收肌、大收肌与股薄肌，耻骨肌与短收肌均已消失；在后群肌中股二头肌仅见长头；缝匠肌、股内侧肌与长收肌之间的间隙为收肌管，管内有血管神经通过；在股二头肌长头深面有坐骨神经；在大腿内侧面前份皮下有大隐静脉。

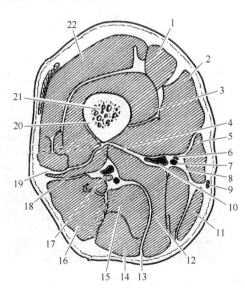
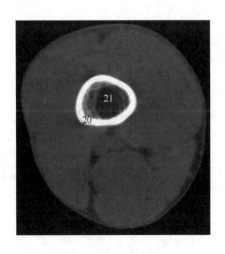

图 8-28 经股部中份横断层解剖及 CT 图

1. 股直肌 2. 股内侧肌 3. 股中间肌 4. 内侧肌间隔 5. 缝匠肌 6. 隐神经 7. 股动脉 8. 收肌管 9. 大隐静脉 10. 股静脉 11. 股薄肌 12. 大收肌 13. 后肌间隔 14. 半腱肌 15. 半膜肌 16. 股二头肌（长头）17. 坐骨神经 18. 股二头肌（短头）19. 外侧肌间隔 20. 股骨密质 21. 骨髓腔 22. 股外侧肌

三、经膝部中份层面

此断面已切及股骨内、外侧髁，两髁之间为髁间窝（图 8-29）。髌骨与股骨之间可见膝关节腔，大腿前群肌已变为肌腱，后群肌亦变小。腓肠肌内、外侧头出现，两头之间由浅入深可见胫神经、腘静脉和腘动脉，血管周围有淋巴结，腘窝内侧壁为半腱肌与半膜肌肌腱，内侧浅筋膜内有大隐静脉；腘窝外侧壁为股二头肌，腓总神经位于其后内侧。

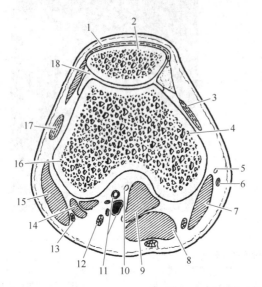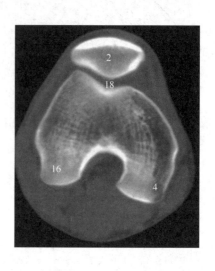

图 8-29 经膝部中份横断层解剖及 CT 图

1. 股四头肌腱　2. 髌骨　3. 胫侧副韧带　4. 股骨内侧髁　5. 隐神经　6. 大隐静脉　7. 缝匠肌　8. 半膜肌　9. 腓肠肌内侧头　10. 腘淋巴结
11. 腘动、静脉　12. 胫神经　13. 腓总神经　14. 腓肠肌外侧头　15. 股二头肌　16. 股骨外侧髁　17. 腓侧副韧带　18. 关节腔

四、经小腿中份层面

此断面切经小腿中点高度（图 8-30）。在断面中线的前份有胫骨的断面，在其后外侧有腓骨的断面，胫骨的断面比上一断面明显缩小；小腿骨间膜与前、后肌间隔，形成小腿的三个骨筋膜鞘；三个骨筋膜鞘内有肌与血管神经；确认大隐静脉与隐神经以及小隐静脉、腓肠内侧皮神经、腓神经交通支。

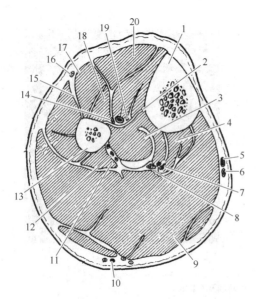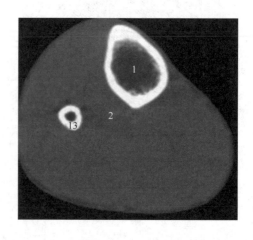

图 8-30 经小腿中份横断层解剖及 CT 图

1. 胫骨　2. 小腿骨间膜　3. 胫骨后肌　4. 趾长屈肌　5. 大隐静脉　6. 隐神经　7. 胫后血管　8. 胫神经　9. 比目鱼肌　10. 小隐静脉　11. 踇长屈肌
12. 腓血管　13. 腓骨　14. 腓深神经　15. 前肌间隔　16. 腓浅神经　17. 趾长伸肌　18. 踇长伸肌　19. 胫前血管　20. 胫骨前肌

五、经踝关节中份层面

此断面切经内踝与外踝中份水平（图8-31）。在断面中央有距骨断面，在其内、外侧有内踝和外踝，三者之间有关节腔，其周围有关节囊与距腓前韧带、距腓后韧带与内侧韧带；在距骨前方有胫骨前肌腱、姆长伸肌腱和趾长伸肌腱（第三腓骨肌腱），在肌腱与踝关节关节囊之间有胫前血管与腓深神经；在内踝前面浅筋膜内有大隐静脉与隐神经；在距骨正后方有跟骨与跟腱；在跟腱内侧缘与内踝之间有通过踝管的4个骨纤维管的结构，从前向后依次是胫骨后肌腱、趾长屈肌腱、胫后血管与胫神经、姆长屈肌腱；在外踝后方有腓骨长肌与腓骨短肌的肌腱；在外踝后方浅筋膜内有小隐静脉与腓肠神经。

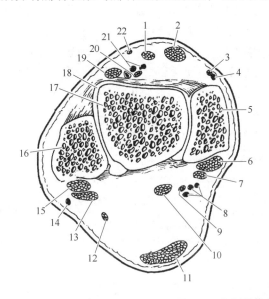
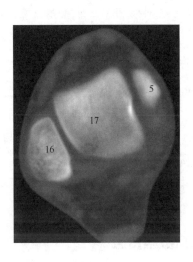

图8-31 经踝关节中份横断层解剖及CT图

1. 姆长伸肌腱 2. 胫骨前肌腱 3. 隐神经 4. 大隐静脉 5. 内踝 6. 胫骨前肌腱 7. 趾长屈肌腱 8. 胫后动、静脉 9. 胫神经 10. 姆长屈肌腱
11. 跟腱 12. 腓肠神经 13. 腓骨短肌腱 14. 小隐静脉 15. 腓骨长肌 16. 外踝 17. 距骨 18. 踝关节腔 19. 趾长伸肌腱 20. 腓深神经
21. 足背动、静脉 22. 足背内侧皮神经

六、经足中份层面

此断面由内向外为第1～5跖骨依次排列（图8-32）。各跖骨密质较厚，跖骨间隙内充填骨间背侧肌。足背面已全为姆及趾伸肌的肌腱。于足底部，骨间足底肌位于第3～5跖骨下方。

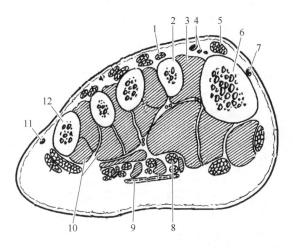
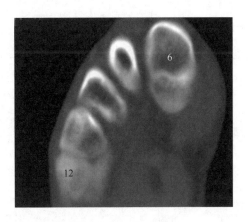

图8-32 经足中份层面横断层解剖及CT图

1. 趾长伸肌腱 2. 第2跖骨 3. 第1骨间背侧肌 4. 足背动、静脉 5. 姆长伸肌腱 6. 第1跖骨 7. 大隐静脉 8. 趾长屈肌腱 9. 足底腱膜
10. 骨间足底肌 11. 足背静脉 12. 第5跖骨

小 结

下肢分为臀、股、膝、小腿、踝和足部。在浅筋膜内有大、小隐静脉和腹股沟浅淋巴结，后者沿大隐静脉末端和腹股沟韧带排列，收纳下肢大部分的浅淋巴以及腹前外侧壁下部、臀部、会阴、外生殖器等的淋巴。由髂耻弓分隔形成的肌腔隙及血管腔隙，构成腹、盆部及股前内侧区的重要交通。下肢有以下重要局部区域：① 梨状肌上、下孔：由梨状肌穿坐骨大孔所形成，是盆部与臀部的主要通道。由外侧向内侧有臀上神经、臀上动脉、臀上静脉通过梨状肌上孔，由外侧向内侧有坐骨神经，股后皮神经，臀下神经，臀下动、静脉，阴部内动、静脉和阴部神经通过梨状肌下孔。② 股三角：位于股前内侧区上 1/3 部，上界为腹股沟韧带，外侧界为缝匠肌内侧缘，内侧界为长收肌内侧缘，前壁为阔筋膜，后壁为髂腰肌、耻骨肌和长收肌及其筋膜；内有股神经、股鞘等，由外向内依次为股神经、股动脉、股静脉和股管。③ 收肌管：位于股部中 1/3 段的前内侧，前壁为缝匠肌和收肌腱板，外侧壁为股内侧肌，后壁为长收肌和大收肌，上通股三角，下续腘窝，管内由前向后排列有：隐神经、股动脉、股静脉。④ 腘窝：膝后区的菱形凹陷，由股二头肌、半膜肌、半腱肌及腓肠肌内、外侧头围成，顶为腘筋膜，底由上而下依次为股骨的腘面、膝关节囊和腘肌等，中部由浅入深为胫神经、腘静脉、腘动脉，外上方有腓总神经通过。⑤ 踝管：由内踝、跟骨和屈肌支持带构成，由前向后依次有胫骨后肌腱，趾长屈肌腱，胫后动、静脉及胫神经，拇长屈肌腱通过。

（许仕全）

第八章数字资源

第八章动画

第八章课件

第八章自测题

索 引

Y

主要参考文献

陈国熙，邹宁生，邱治民，1982. 腹部外科的形态学基础［M］. 福州：福建科学技术出版社.

顾晓松，2006. 人体解剖学［M］. 第 2 版. 北京：科学出版社.

何欣，龙大宏，刘学政，2007. 局部解剖学（案例版）［M］. 北京：科学出版社.

胡兴宇，何平，2004. 局部解剖学［M］. 成都：四川大学出版社.

基思·L. 莫尔，阿瑟·F. 达利，2006. 临床应用解剖学［M］. 第 4 版. 李云庆，等译. 郑州：河南科学技术出版社.

康健，2010. 局部解剖学［M］. 北京：科学出版社.

刘树伟，2004. 断层解剖学［M］. 北京：高等教育出版社.

雒树东，高振平，2008. 医用局部解剖学［M］. 北京：人民卫生出版社.

彭裕文，2008. 局部解剖学［M］. 第 7 版. 北京：人民卫生出版社.

全国自然科学名词审定委员会，1991. 人体解剖学名词［M］. 北京：科学出版社.

孙善全，张绍祥，2009. 人体大体形态学实验［M］. 北京：科学出版社.

王怀经，2005. 局部解剖学［M］. 北京：人民卫生出版社.

王永贵，1994. 解剖学［M］. 第 1 版. 北京：人民卫生出版社.

王振宇，徐文坚，段菊如，2010. 人体断面与影像解剖学［M］. 北京：科学出版社.

Peter L.Williams, Lawrence H.Bannister, Martin M.Berry, et al., 1999. 格氏解剖学［M］. 第 38 版. 杨琳，高英茂，等译. 沈阳：辽宁教育出版社.

羊惠君，刘德明，应大君，2011. 实地解剖学［M］. 第 2 版. 北京：人民卫生出版社.

钟世镇，1998. 临床应用解剖学［M］. 北京：人民军医出版社.